PERI-IMPLANTITIS

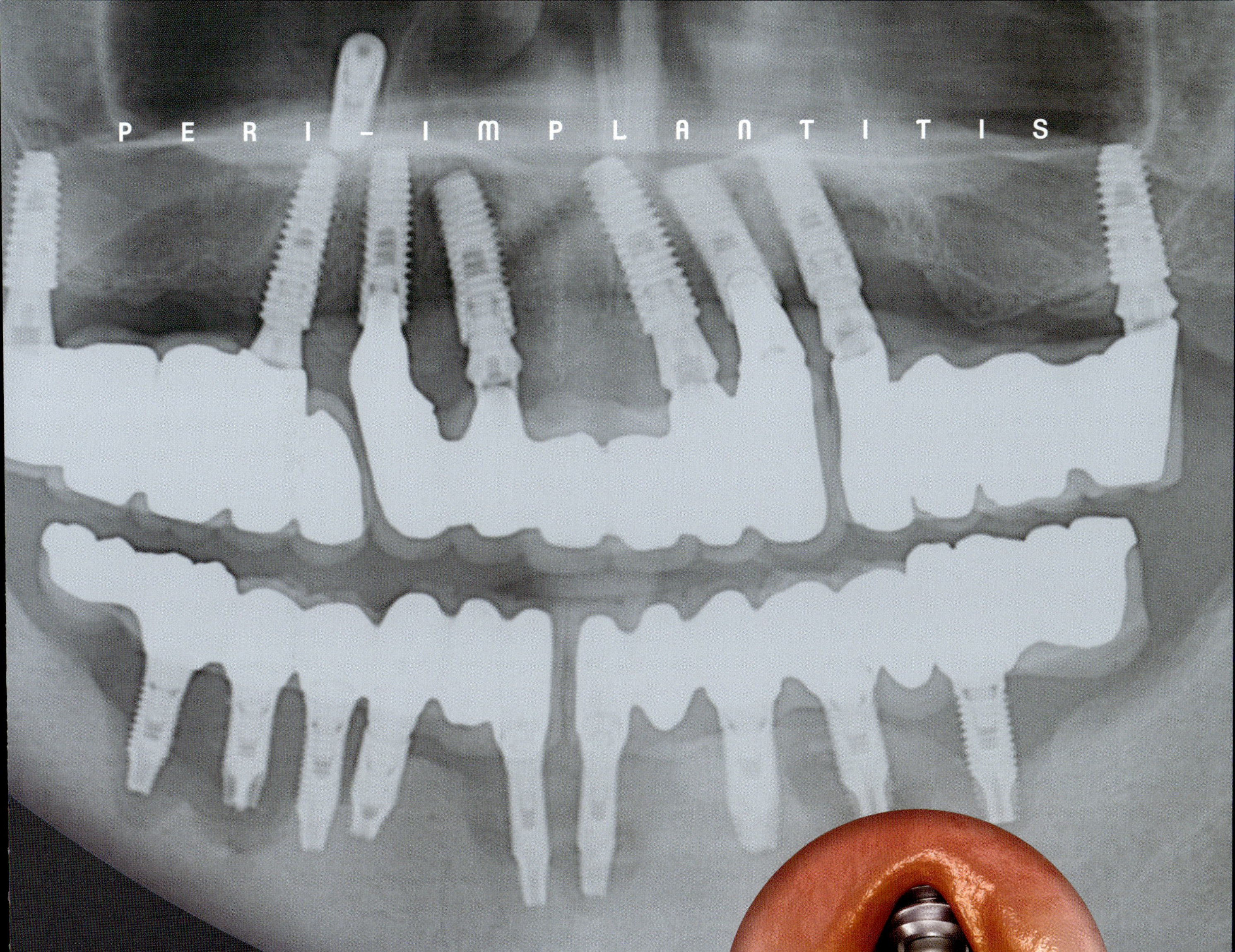

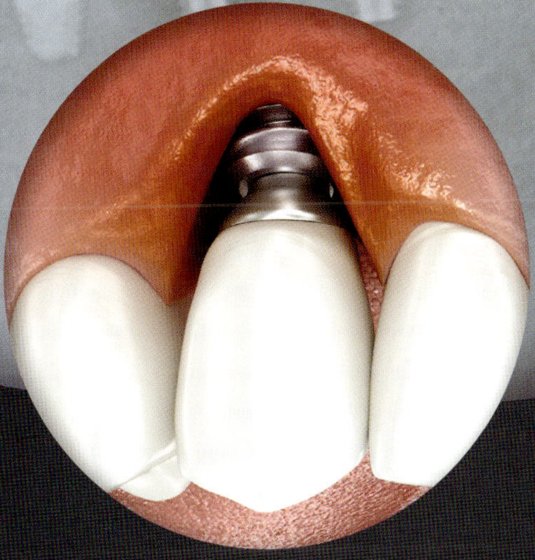

교과서에서
가르쳐주지 않는

임플란트주위염

김정찬 | 여인성 | 김정주 저

군자출판사

교과서에서 가르쳐주지 않는

임플란트주위염

첫째판 1쇄 인쇄 | 2024년 06월 10일
첫째판 1쇄 발행 | 2024년 06월 17일
2쇄 발행 | 2024년 08월 20일

지 은 이 김정찬, 여인성, 김정주
발 행 인 장주연
출 판 기 획 한수인
책 임 편 집 김민수
표지디자인 신지원
편집디자인 유현숙
일 러 스 트 김정주, 신윤지
제 작 황인우
발 행 처 군자출판사
등록 제4-139호(1991.6.24)
(10881) 파주출판단지 경기도 파주시 회동길 338(서패동 474-1)
전화 (031)943-1888 팩스 (031)955-9545
www.koonja.co.kr

ISBN 979-11-7068-131-1

정가 70,000원

교과서에서 가르쳐주지 않는

임플란트주위염

서문

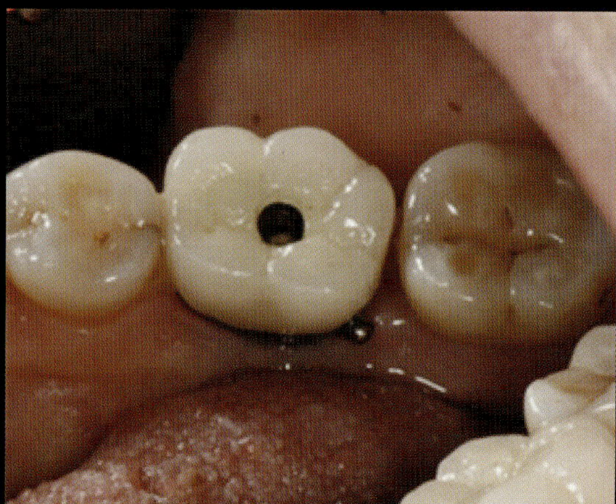

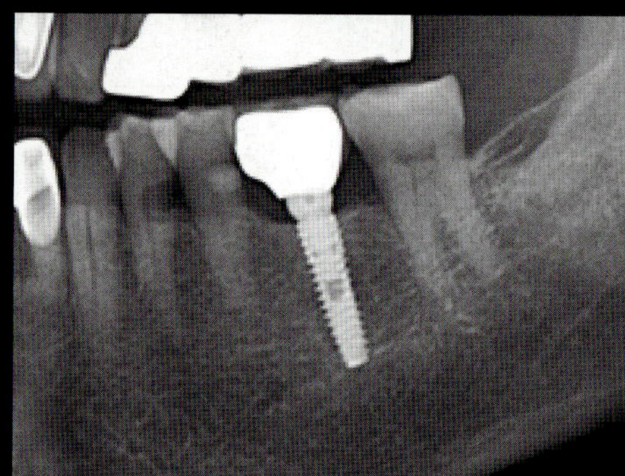

임플란트 보철 이후, 식편압입(food impaction)은 임플란트는 이동하지 않지만 자연치는 근심 이동하기 때문이라고 우리는 배워왔다. 그러나 때로는 진리라고 믿는 이러한 믿음에 정면으로 반박하는 증례들을 보게 된다.

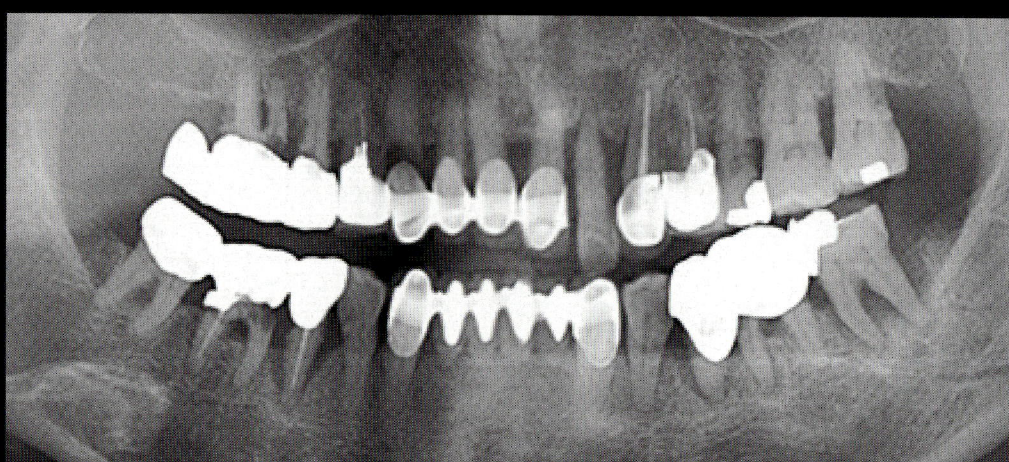

2014-02-24

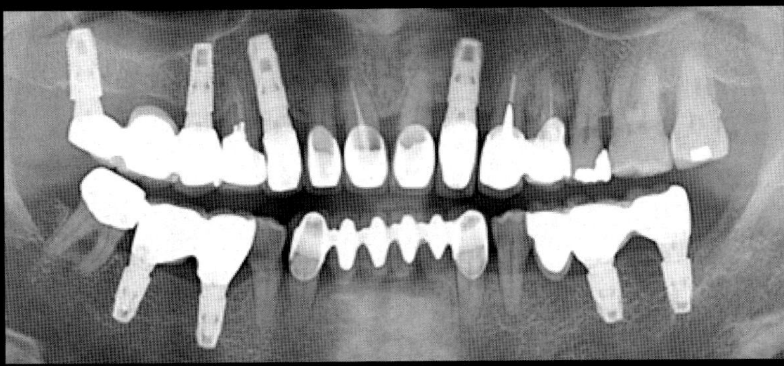

2015-09-11

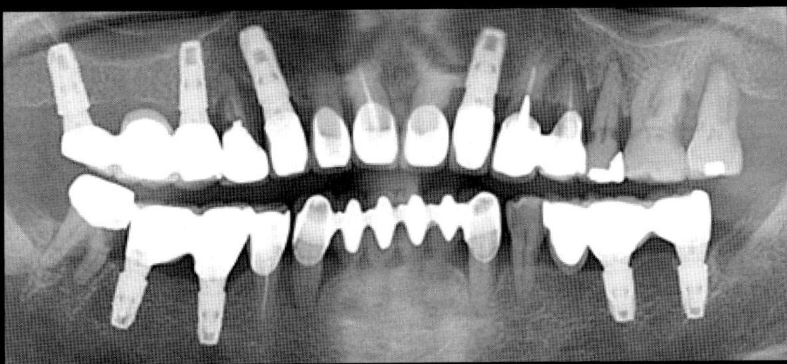

2022-01-08

치주염이 심환 환자가 내원하여 발치 및 임플란트 시술을 받았다. 임플란트 시술 이후 7년의 세월이 흐르면서 자연치는 치아우식증 및 치주염이 악화되었지만 임플란트에는 전혀 문제가 발생하지 않았다.

임플란트주위염이 세균에 의하여 발생하고 임플란트의 장기적 예후는 환자의 구강위생 관리에 좌우된다고 배워왔다. 그것이 진실이라면 환자는 임플란트 부위만 양치질을 하고 자연치 부위는 양치질을 하지 않았다는 추측이 가능한데, 이는 비현실적이다.

자연과학이란 존재하는 자연을 관찰하고 그 법칙을 발견하는 것이다. 또한 그 법칙은 자연에서 일어나는 모든 현상을 설명할 수 있어야 한다. 그러나 필자가 보여준 두 임상증례를 통하여 우리가 아는 치의학과 환자의 입에서 벌어지는 자연 현상은 일치하지 않는다. 치의학이라는 자연과학이 잘못됐든지, 아니면 환자의 현상이 잘못된 것이다. 자연과학과 자연현상 중에서 자연현상이 더 우선되므로 인간이 정의한 자연과학에 문제가 있다고 생각된다. 즉 치의학이라는 자연과학에 오류가 있을 가능성이 농후하다. 이에 필자는 25년 이상을 고민하고 끊임없이 환자 구강내의 자연을 관찰하였다. 그리고 새로운 자연법칙을 발견하려고 애를 썼다. 이제 때가 되어서 필자가 발견한 새로운 자연과학을 발표하고자 한다.

기존 지식, 권위, 그리고 관습을 뛰어넘어 사고할 수 있는 인간을 우리는 천재라고 부른다. 그러한 천재들에 의하여 인간의 많은 학문이 발달한다. 필자가 주장하는 새로운 자연과학에 오류가 있을 가능성도 있다. 이에 필자는 동료 치과의사들과 활발한 토의를 하고 필자보다 뛰어나 필자의 오류를 바로 잡아줄 천재를 기다린다.

2024년 봄에 동대문에서

추천사

치과 임플란트의 발전 속도는 너무나 빨라서 미처 한 세대가 지나기 전에 치의학의 가장 중요한 분야로 자리 잡았습니다. 임플란트는 치과의 여러 임상 분야 중에서도 매우 예후가 좋고 환자 만족도가 높은 치료입니다. 하지만 모든 임플란트가 완벽할 수는 없으며 통계적으로 볼 때 식립된 임플란트 중 일부는 병발증을 일으키기 마련입니다.

임플란트 수술과 보철이 완료된 이후에 발생하는 병발증은 임플란트 주위 점막염, 임플란트주위염, 보철적 혹은 기계적 병발증 등이 있으며, 매년 임플란트 시술 환자가 증가하는 만큼 이러한 문제도 크게 늘어나서 우리 임상가들에게 어려움을 주고 있습니다.

이러한 상황에서 김정찬 원장님께서 저서 '교과서에서 가르쳐주지 않는 임플란트주위염'을 출간하신다는 소식을 들었습니다. 김정찬 원장님은 저와 오랜 인연을 함께 해온 선배이자 스승 같은 분입니다. 배움의 방법이 많지 않던 시절 저는 김정찬 원장님의 가르침과 도움으로 임플란트 기초와 임상을 시작할 수 있었고 어려운 임상 증례를 만날 때마다 언제나 도움을 받을 수 있었습니다. 그러니 제가 이 책의 추천사를 쓰는 것은 참으로 영광스러운 일입니다.

탁월한 임상 능력 외에도 사물의 이면을 꿰뚫어 보는 안목, 기지와 아이디어를 가진 김정찬 원장님은 그간 강연으로 많은 활동을 하셨습니다. 그리고 그간 축적된 귀중한 임상 자료를 담은 책을 이번에 출간하게 된 것은 너무나 반가운 일입니다. 임플란트 관련 병발증이 급속히 증가하고 있는 지금, 이 책은 임상가들의 문제 해결과 예방에 큰 도움이 될 것이며 안목을 넓혀주는 디딤돌이 될 것으로 생각합니다.

서울에이스 치과의원 **박휘웅** 원장

저자소개

김정찬

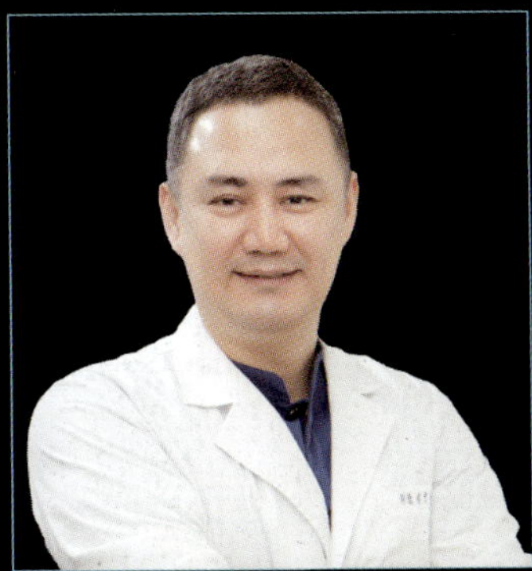

- 서울치대 및 대학원 졸업
- 서울대치과병원 치주과 수련
- 서울대학교 치의학전문대학원 치주과 외래교수
- 동대문치과의원 대표원장

여인성

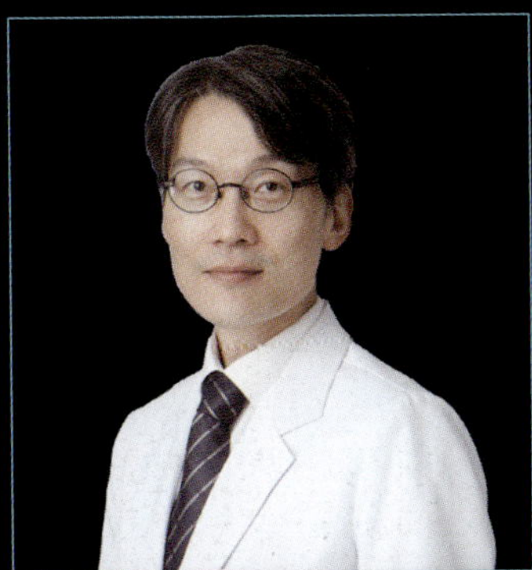

- 서울치대 및 대학원 졸업
- 서울대치과병원 보철과 수련
- 치의학박사
- 서울대학교 치의학전문대학원 보철과 교수

김정주

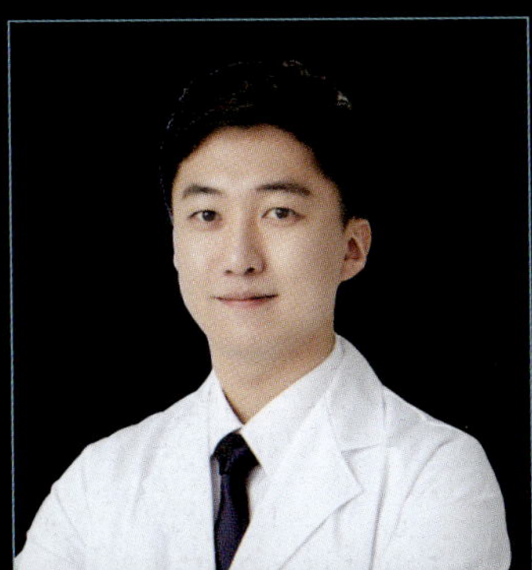

- 서울치대 및 대학원 졸업
- 서울대치과병원 치주과 수련
- 서울대학교 치의학전문대학원 치주과 외래교수
- 마이스터치과의원 대표원장

목차

PART

1

PERI-IMPLANTITIS

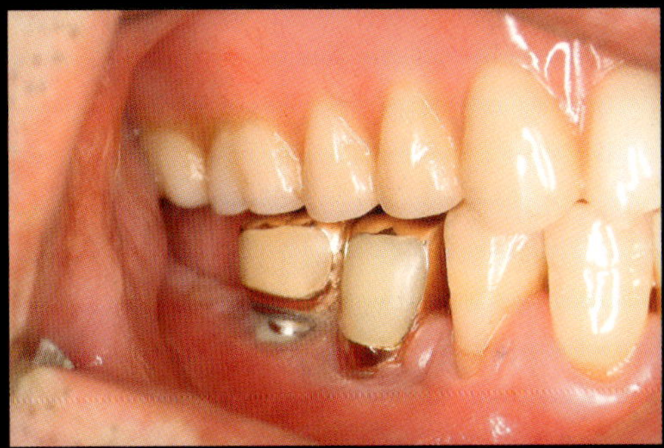

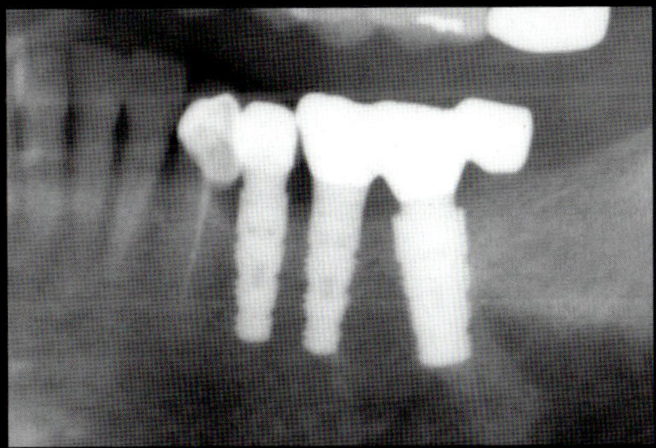

목차

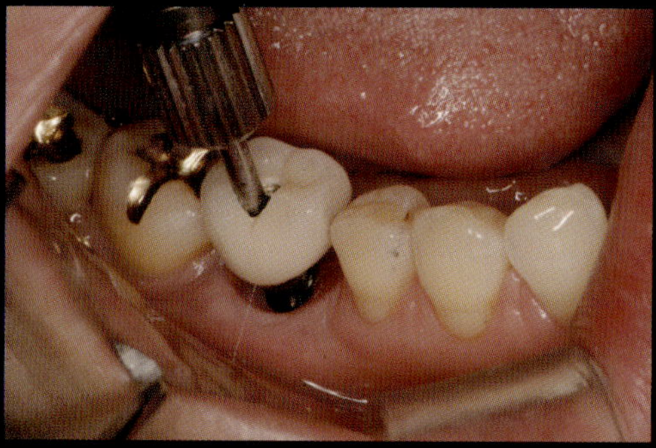

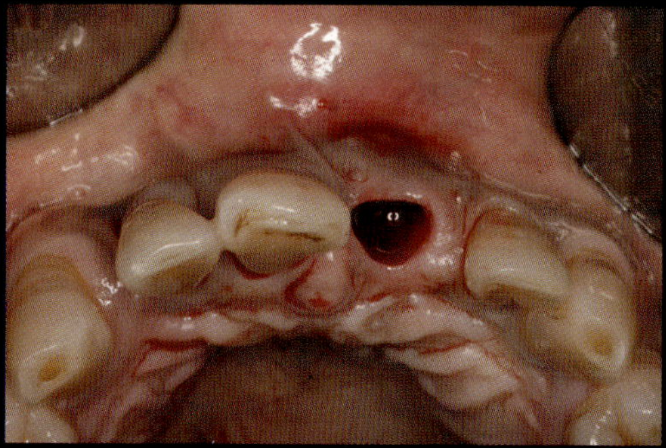

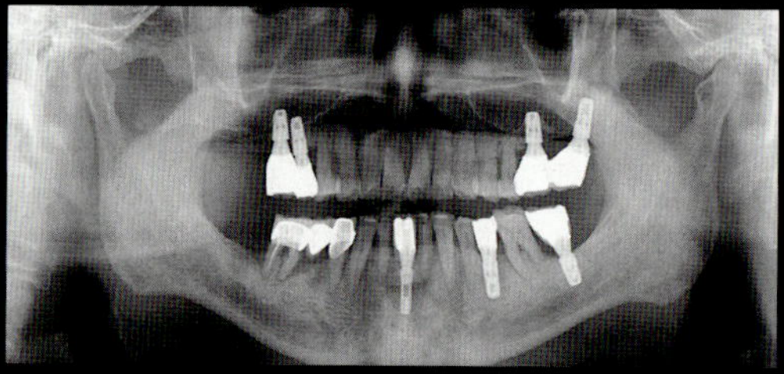

목차

PART

2

PERI-IMPLANTITIS

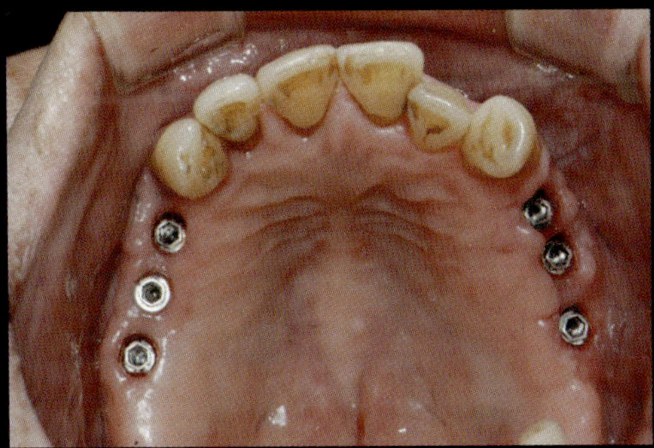

Chapter 1

임플란트주위염 원인에 대한 고찰 _ 치은에 관하여

임플란트주위염은 세균의 침범이 원인으로 알려져 있고 세균의 침범은 불결한 환자의 구강위생이 일으킨다고 생각해 왔다. 그래서 우리는 임상에서 임플란트주위염을 보면 환자에게 구강위생 관리에 대해 교육시키려 애를 쓰고 소독제로 상처를 소독하고 침투한 세균을 제어하기 위하여 항생제를 처방한다. 실제로 임상에서 다수 임플란트 식립 증례를 자세히 살펴보면 모든 임플란트가 동일하게 임플란트주위염에 이환되기보다는 일부가 이환되었거나 각각의 임플란트에 이환된 정도가 다름을 볼 수 있다.

자연치에서 치주염에 이환되는 치아가 무작위(Random)이듯이 임플란트에서도 임플란트주위염이 무작위로 일어난다고 생각할 수 있으나 과학에서는 자연 현상을 무작위라는 단어로 해석해서는 안 된다. 우리가 진정한 과학자라면 치주염과 임플란트주위염이 왜 무작위로 발생하는지까지 설명해야 한다. 세균이 의도를 가지고 특정 임플란트를 심하게 공격했다고 생각하기는 어렵다. 우리는 왜 이러한 현상이 나타나는지를 알아야 한다. 필자는 그 이유 중의 하나가 치은이라고 생각한다. 치은과 임플란트주위염이 어떤 관계에 있는지 이제부터 알아보고자 한다.

1. 임플란트주위염과 치은

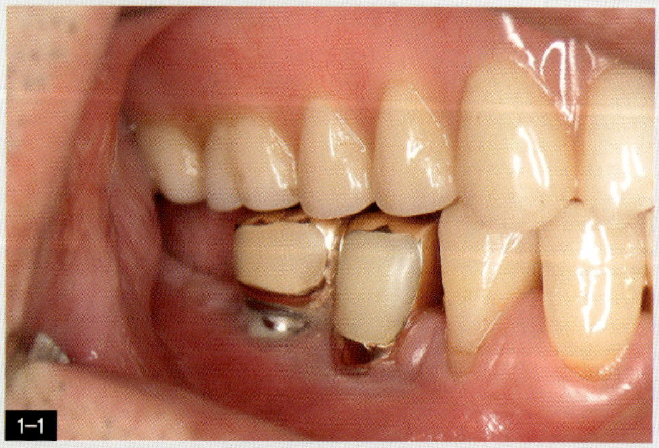

1-1

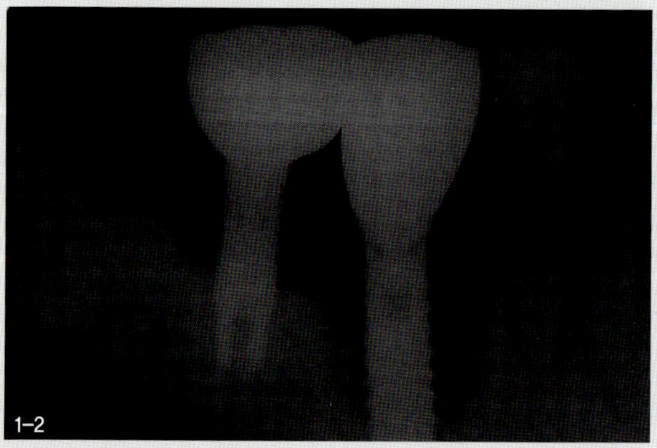

1-2

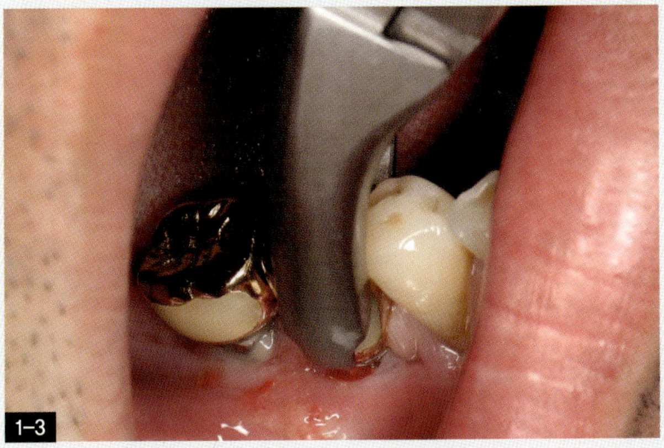
1-3

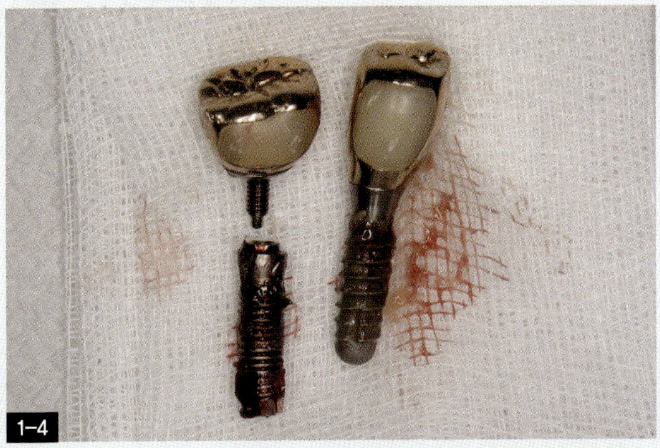
1-4

45, 46번 임플란트에 원인 모를 임플란트주위염이 발생했다. 염증이 심하여 결국은 모두 제거하였다. 임플란트주위염으로 임플란트를 제거한 후 원인에 대하여 고민해 본다. 임플란트주위염 원인 중에 하나는 과도한 교합력으로 여겨지고 있다. 이 환자의 경우 대합치가 의치다. 매우 잘 제작된 의치는 강력한 힘을 발휘할 수 있지만 일반적인 경우 자연치의 약 1/5 정도의 힘을 발휘한다고 하니 하악의 임플란트에 과도한 교합력이 가해졌다고 보기는 어렵다. 하나의 원칙은 모든 현상을 설명해야 한다고 전제한다면 과도한 교합력은 임플란트주위염의 직접적 원인이라고 말할 수 없다.

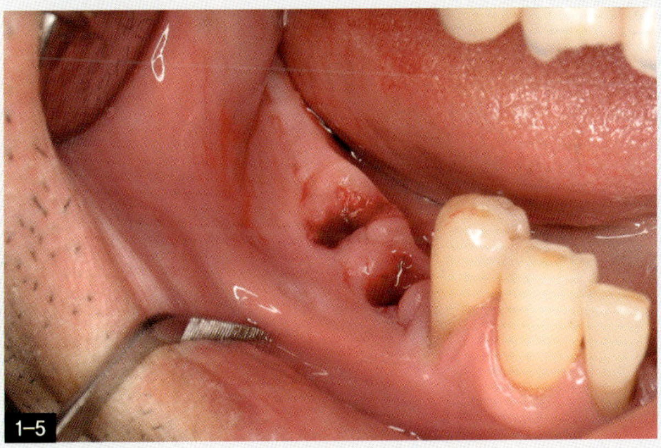
1-5

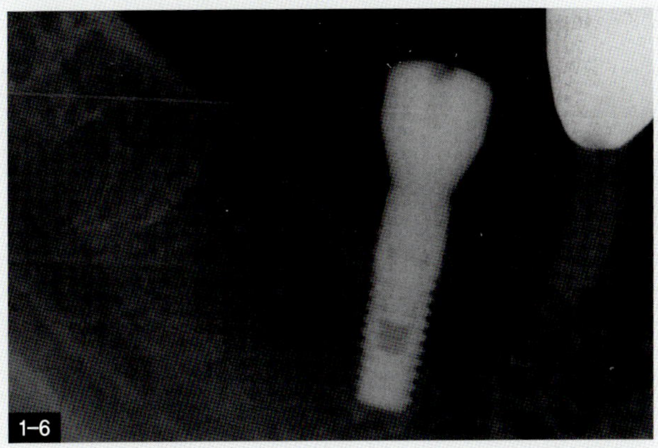
1-6

필자가 처음 겪은 임플란트주위염이었고 원인은 세균이라고 배운 기존 지식으로 판단하기에 적지 않게 당황스러웠다. 왜 하필 세균이 두 임플란트만 공격했는지 이해가 되지 않았기 때문이다. 그 이후 오랜 세월이 지난 이후에야 원인을 추정할 수 있게 되었다. **그림 1-5**에서 보면 협측에 부착치은이 거의 존재하지 않음을 볼 수 있다. 부착치은의 부재가 임플란트주위염과 연관이 있을 가능성이 높다고 할 수 있다.

그림 1-6에서 변연골 소실을 보이고 있다. 임플란트주위염이 보철 과정이 시작되기도 전에 발생하였다. 교합이 임플란트주위염과 관계있다는 생각에 의문을 품게 하는 임상증례이다.

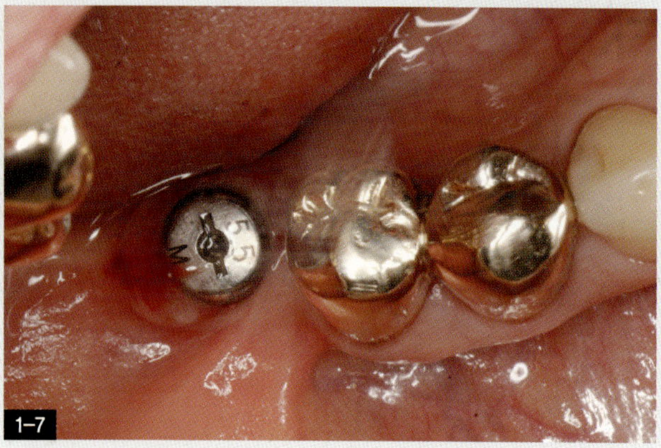

1-7

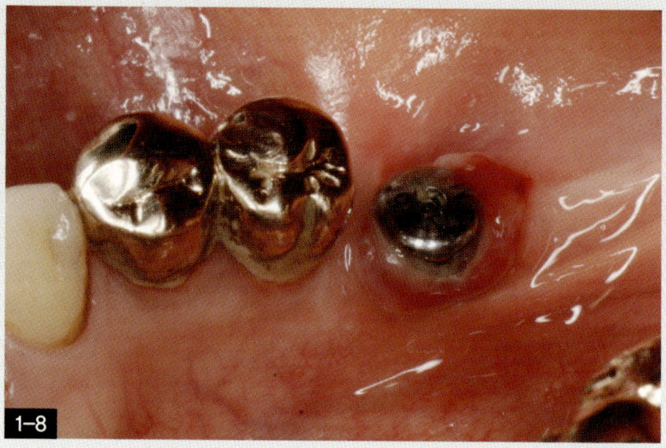

1-8

임플란트주위염이 하중을 받기 전에 발생한 구강내 모습을 볼 수 있다. 선배 치과의사께서 의뢰하신 환자로서 필자가 치주를 전공하였기에 치료를 잘 부탁한다고 하였다. 원인은 세균이라고 생각하여 소독을 하고 항생제를 복용시켰지만 증상에 전혀 변화는 없었다**(그림 1-7, 8)**.

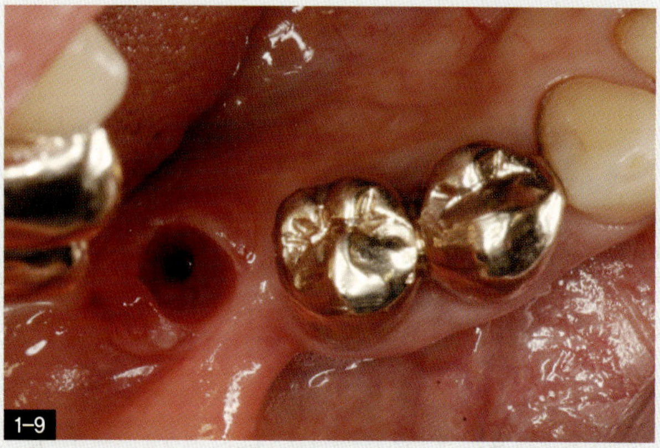

1-9

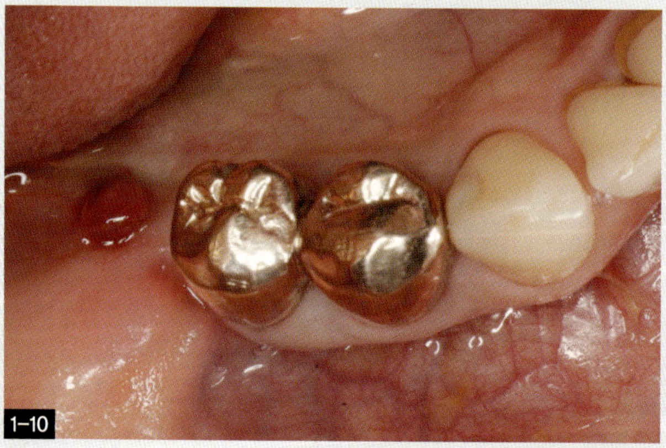

1-10

이에 필자는 다른 원인을 추정하였다. 세균이 원인이 아니고 세균의 침범을 막아주는 방어 장벽의 부재가 원인이라고 생각하면서 치은 이식을 하기로 결정하였다. 협측과 설측에 부착치은의 부재가 눈에 띈다**(그림 1-9)**.

설측과 협측 두 군데 치은 이식을 할 수 없으므로 **그림 1-9**처럼 치유 지대주(healing abutment)를 제거하고 cover screw를 체결하였다. Cover screw상부로 연조직이 덮였지만 감염원이 남아 있어서 연조직에 치은농루(gum boil)가 관찰된다**(그림 1-10)**.

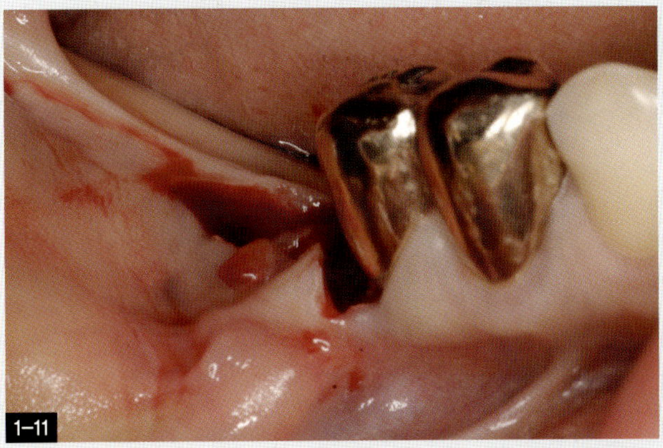
1–11

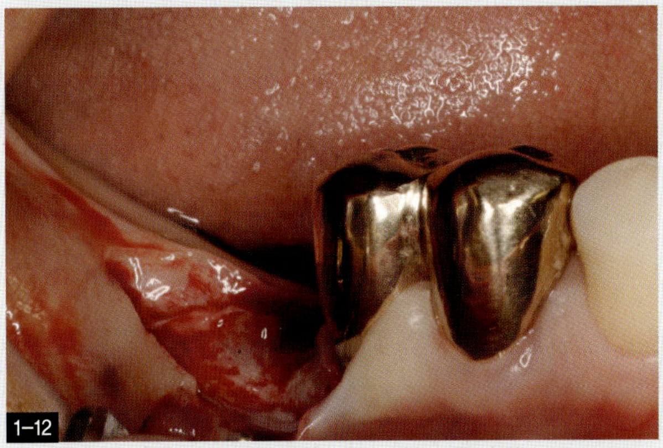
1–12

치은 이식을 위한 수여부(recipient site) 준비를 한다**(그림 1–11)**. 협측 소대도 역시 처리를 하여야 하여 절개 후 협측으로 위치시켰다**(그림 1–12)**.

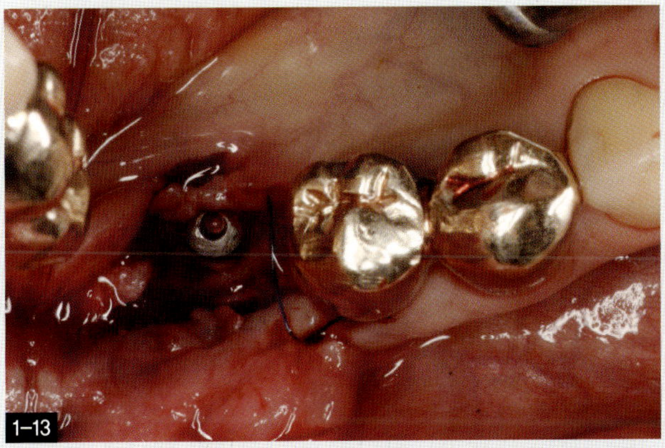
1–13

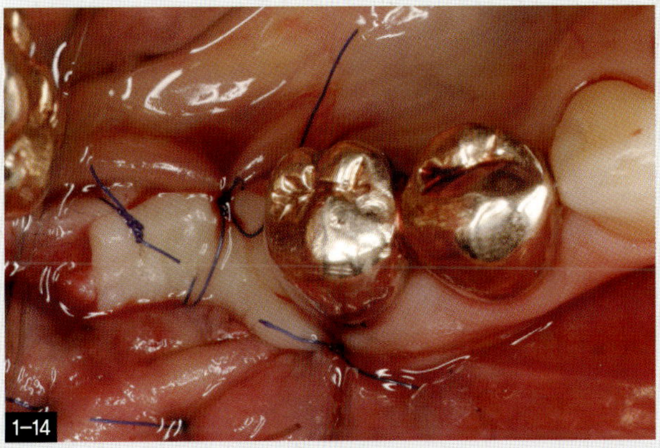
1–14

수여부의 연조직을 협측으로 이동시켜 봉합하고 구개에서 치은을 채취하여 이식하였다**(그림 1–13, 14)**. Cover screw를 제외한 수여부가 vascular tissue라서 성공률은 매우 높다.

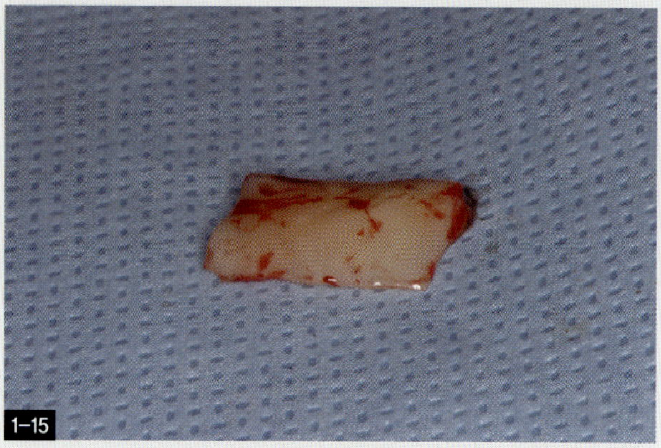

1-15

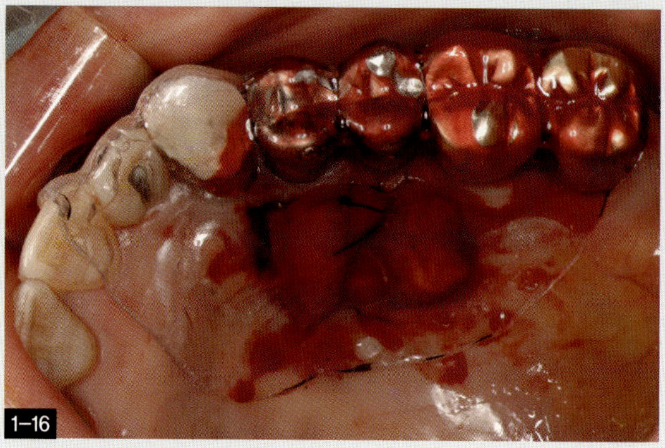

1-16

치은은 구개 측에서 채취하는데 지혈을 위하여 외과적 스텐트를 사용하였다**(그림 1-15, 16)**.

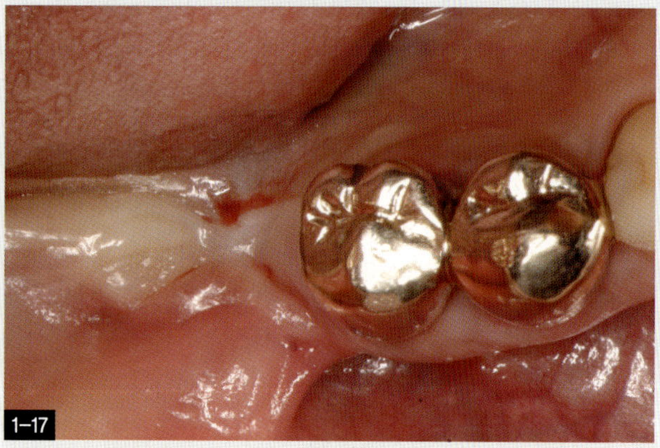

1-17

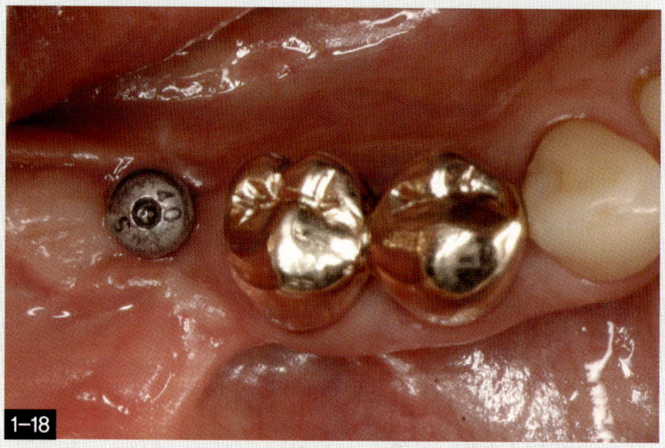

1-18

연조직 이식 6주 후에 **(그림 1-17)** 이차 수술을 진행하였다. 이차 수술 1주 후 모습에서 더 이상의 염증은 관찰되지 않는다 **(그림 1-18)**.

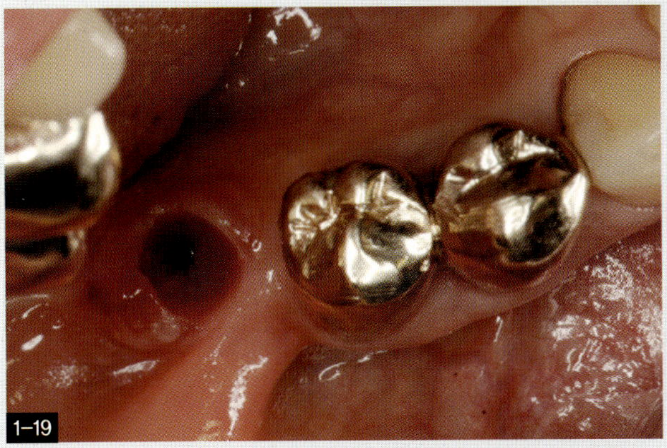
1-19

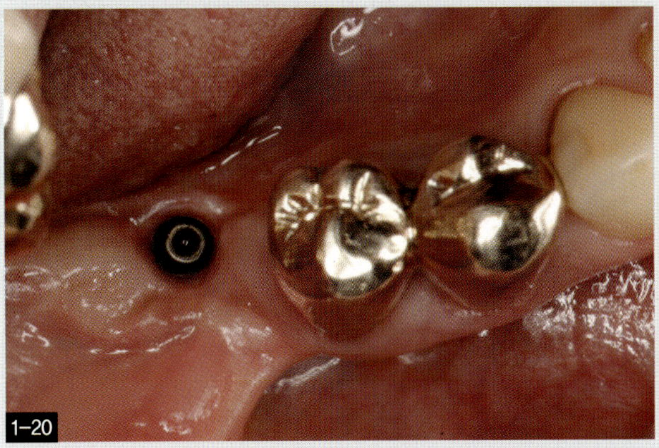
1-20

치은 이식 전 모습**(그림 1-19)**과 이식 후 모습에서**(그림 1-20)** 임플란트주위염이 완전히 사라진 모습을 볼 수 있다. 세균을 제거하는 치료 개념에서 세균의 침범을 막아주는 방어장벽을 만들어준다는 개념의 치료는 성공하였다.

구강내에는 너무 다양하고 많은 종류의 세균이 존재하고 그 많은 세균을 모두 제거할 수 없으며, 제거해서도 안 된다는 사실을 우리 치과의사는 아주 잘 알고 있다. 그러므로 임플란트주위염의 치료에서 세균을 없앤다는 개념보다는 세균의 침범을 막아주는 방어 장벽을 만드는 개념을 치료에 적용하여야 한다.

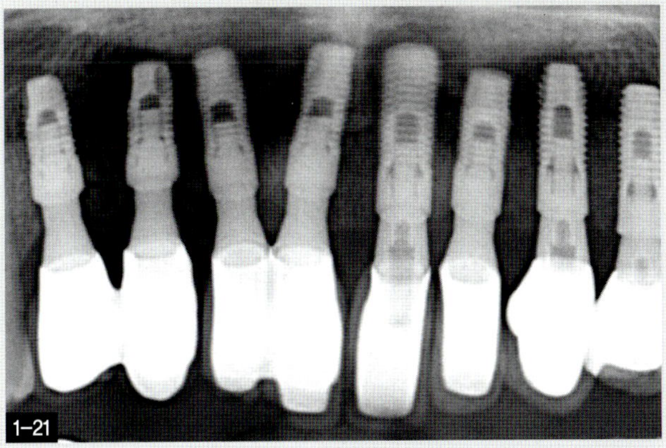
1-21

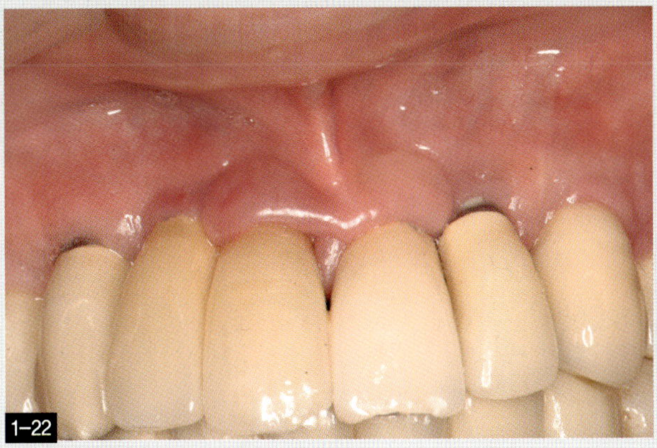
1-22

필자의 임상 경험에 의하면, 너무 많은 임플란트를 가까이 식립하면 좋지 않은 임상 결과를 만들 수 있다. 그러나 치주염으로 치아가 순차적으로 빠지게 되면 어쩔 수 없이 **그림 1-21, 22**와 같은 시술을 하게 된다.

11번 임플란트 감염 해결을 위하여 항생제를 투여하면 잠시 동안은 염증이 줄어들지만 항생제 투여가 끝나면 곧바로 염증은 재발하였다. 환자에게 평생 항생제를 투여할 수는 없다. 그러므로 세균을 제어하는 치료가 아닌 염증을 유발하는 원인에 대한 근본적 치료가 필요하다.

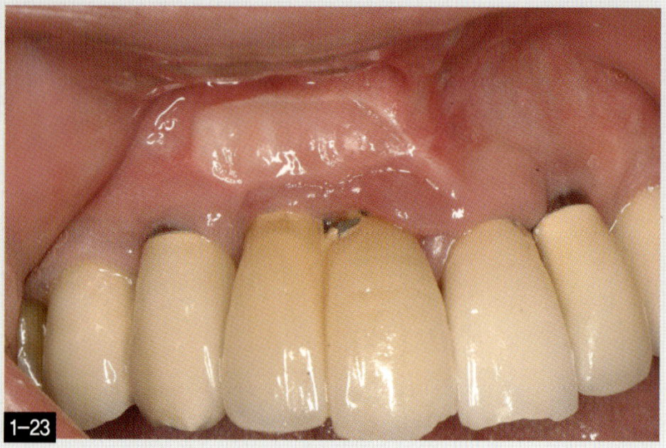
1-23

이 환자 역시 세균을 제거하는 방법으로는 한계가 있어 치은 이식을 하였다. 변연 치은 하방에 치은을 이식하여 세균의 침범을 차단하였다. 변연치은의 감염은 치유되지 않았지만 더 이상의 감염확산은 이식한 치은에 의하여 막을 수 있었다 **(그림 1-23)**.

2. 매식체 종류와 치은

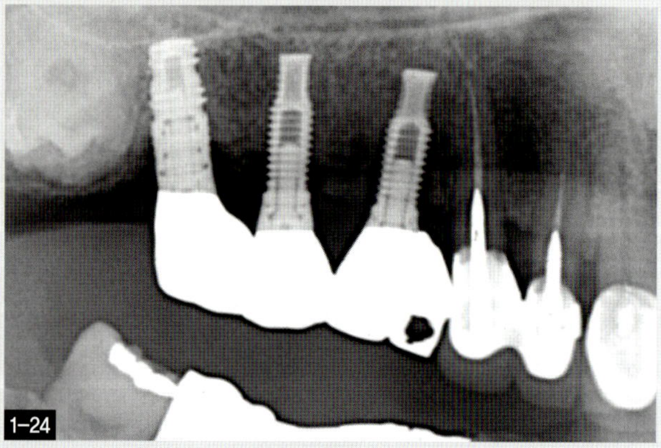
1-24

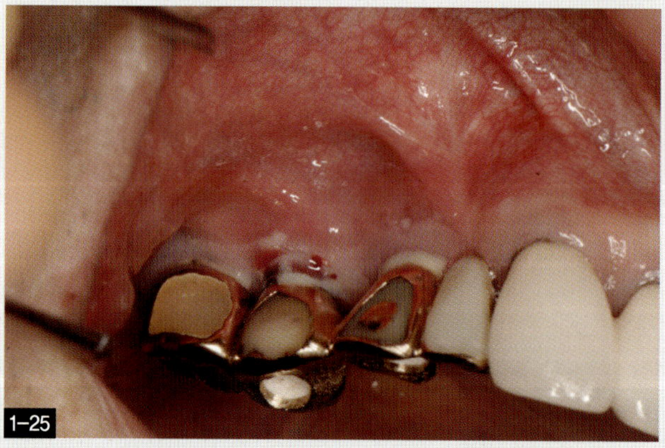
1-25

External connection 타입의 임플란트가 식립된**(그림 1-24)** 부위에 농이 배출되는 것을 관찰할 수 있다**(그림 1-25)**.

임플란트주위염이 생긴 것이다. 세균이 침범했다는 생각에서 벗어나면 협측에 부착치은이 없음을 관찰할 수 있다. 필자는 치은 이식이 필요하다고 판단하였다.

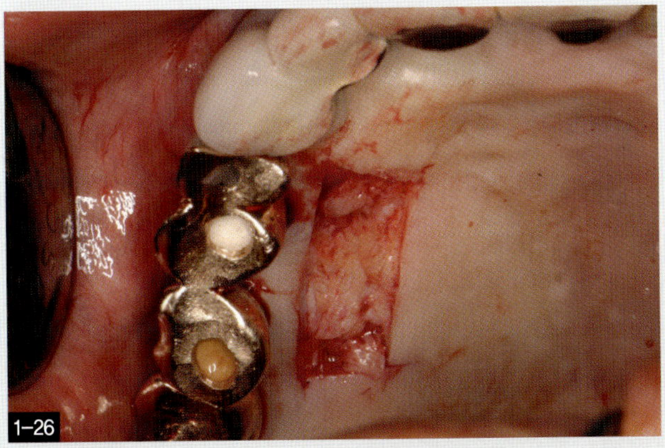
1-26

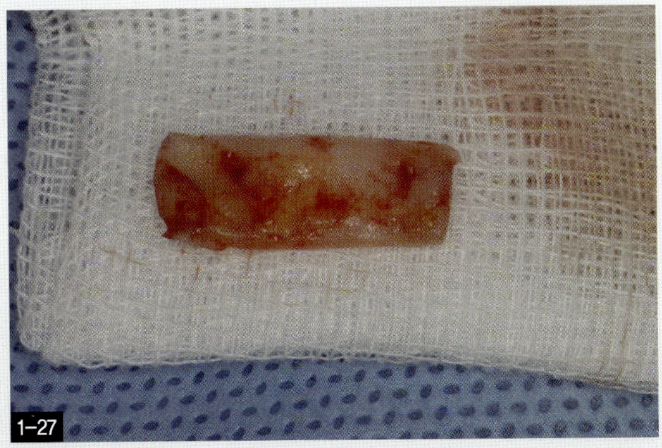
1-27

구개측에서 치은을 채취하였다. 채취부**(그림 1-26)**와 채취된 치은**(그림 1-27)**을 볼 수 있다.

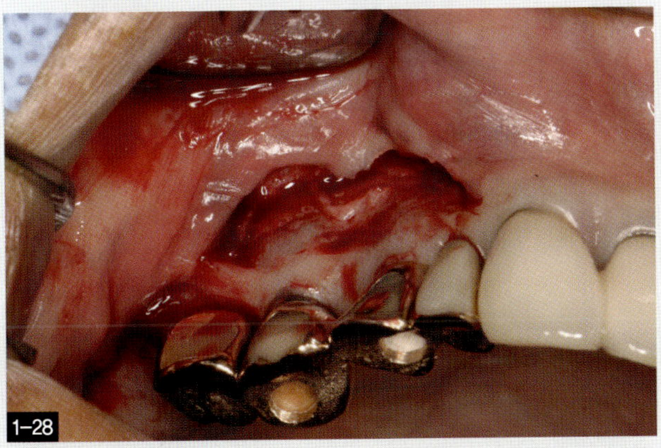
1-28

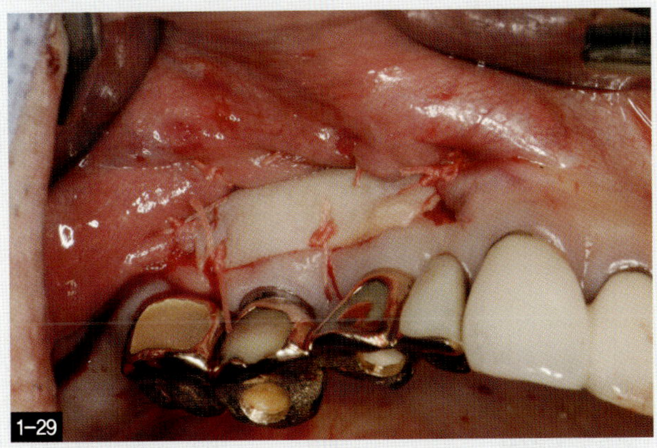
1-29

임플란트주위염이 생긴 임플란트 협측에 부분층으로 수여부를 형성하고**(그림 1-28)** 치은을 이식하였다**(그림 1-29)**.

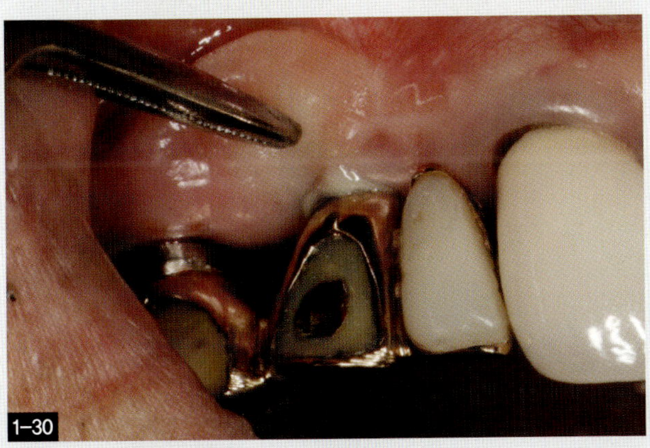
1-30

성공적 치은 이식에도 불구하고 가볍게 치은을 압박하였을 때 농이 배출 되는 모습에서 임플란트주위염은 완벽히 치료되지 않았음을 알 수 있다**(그림 1-30)**.

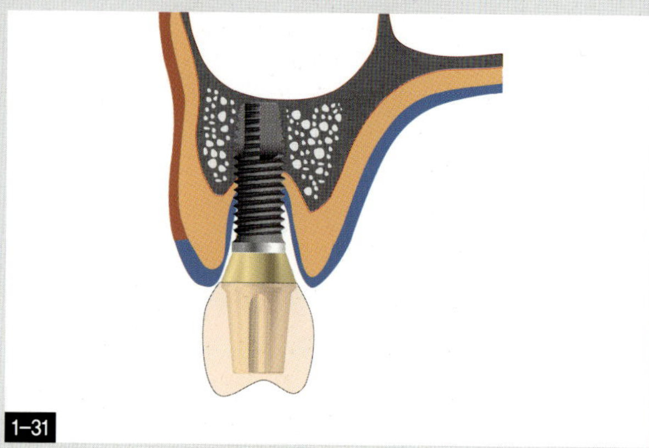

1-31

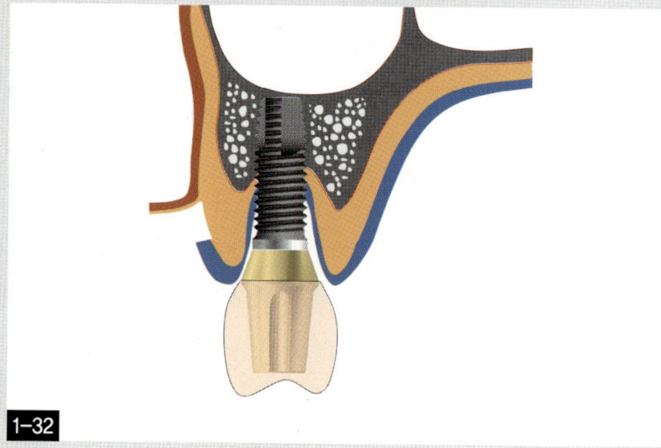

1-32

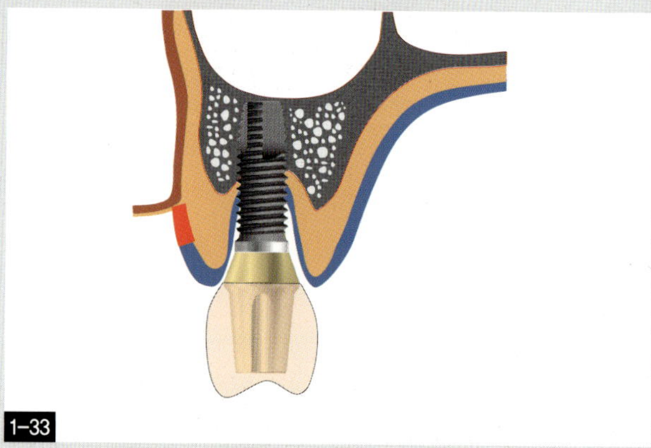

1-33

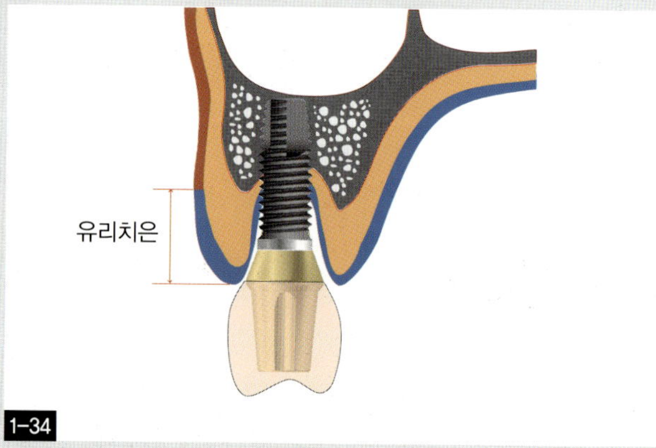

1-34

External connection 타입의 임플란트는 변연골 소실이 발생한다. 이러한 변연골 소실은 부착치은을 유리치은으로 만든다(여기에 대하여는 이후 자세히 설명될 예정이다). 즉 이 증례는 비록 치은 이식을 하였지만, 그 치은이 부착치은이 아니고 유리치은이 되면서 약간의 한계가 있었던 것이다. 이번 증례의 이해를 돕기 위하여 그래픽으로 표현을 하였다**(그림 1-31~34)**.

이식한 치은의 하방에 처음부터 치조골이 없었다. 즉, mucosa를 없애고 gingiva를 이식하였지만 그 치은 하방에 치조골이 부재하여 이식한 치은이 세균의 침범을 막아주는 부착치은이 아니고 세균의 침범을 잘 막을 수 없는 유리치은이 되었다. 임플란트는 기본적으로 치은으로 둘러 싸여 있어 세균의 침범이 방어되어야 한다. 치은은 부착치은일 때 가장 좋은 효과를 내고, 유리치은이 되면 완벽한 방어 능력을 가지지는 못한다고 보여진다.

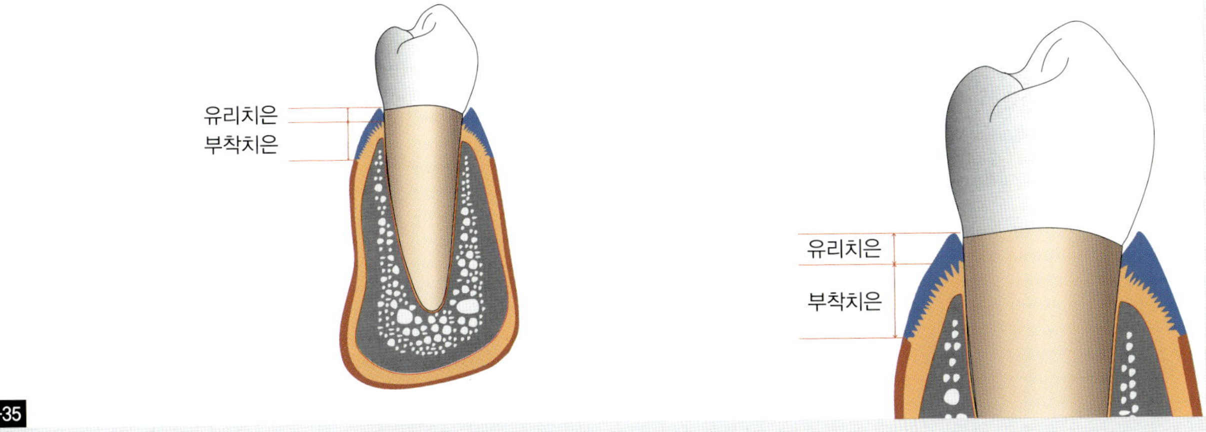

1-35

자연치에서 치은은 조직학적으로 유리치은과 부착치은으로 나눠진다**(그림 1-35)**. 유리치은은 분리되어 있단 뜻이고 부착치은은 어딘가에 붙어있단 뜻이다. 구체적으로 **그림 1-35**에서 보는 바와 같이 부착치은은 치근과 치조골에 부착되어 있다.

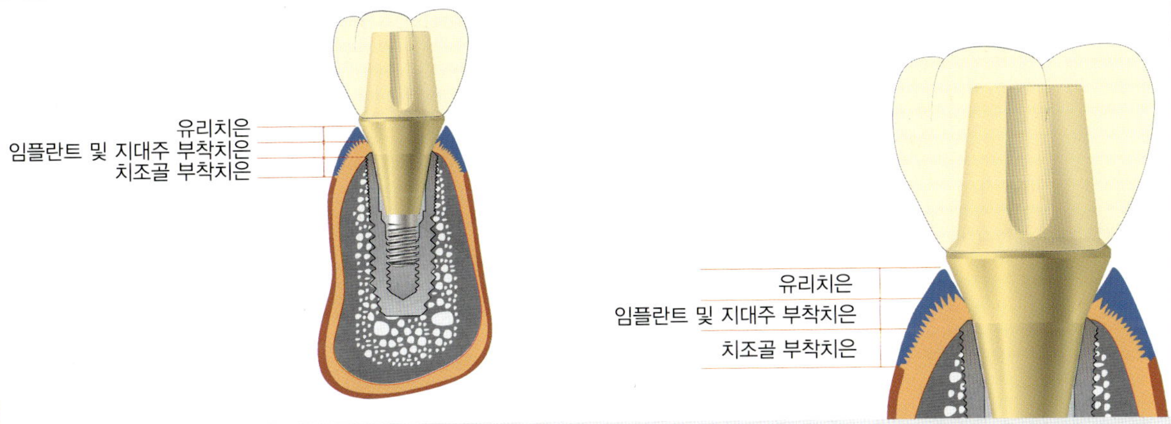

1-36

임플란트의 치은도 한번 살펴볼 필요가 있다. 임플란트에서도 치은은 부착치은과 유리치은으로 나눌 수 있다**(그림 1-36)**. 임플란트에서 부착치은은 자연치와 다르게 치조골과 abutment 또는 fixture에 부착되어 있다**(그림 1-36)**.

자연치의 치근에 해당하는 부분은 abutment와 fixture 상부다. 자연치에서 치은은 치근에 Sharpey's fiber라는 치주인대로 강력하게 부착되어 있지만 임플란트에서는 그런 구조물이 없다. 그리하여 임플란트에서 부착치은 상부는(abutment or fixture attached gingiva) 하방의 치조골을 보호하는 기계적 측면에서 매우 취약하다고 볼 수 있다. 임플란트에서 부착치은은 bone attached gingiva일 때 기계적으로 치은의 역할을 충실히 할 수 있다. 그러기 위해서는 치조골 소실이 없어야 한다.

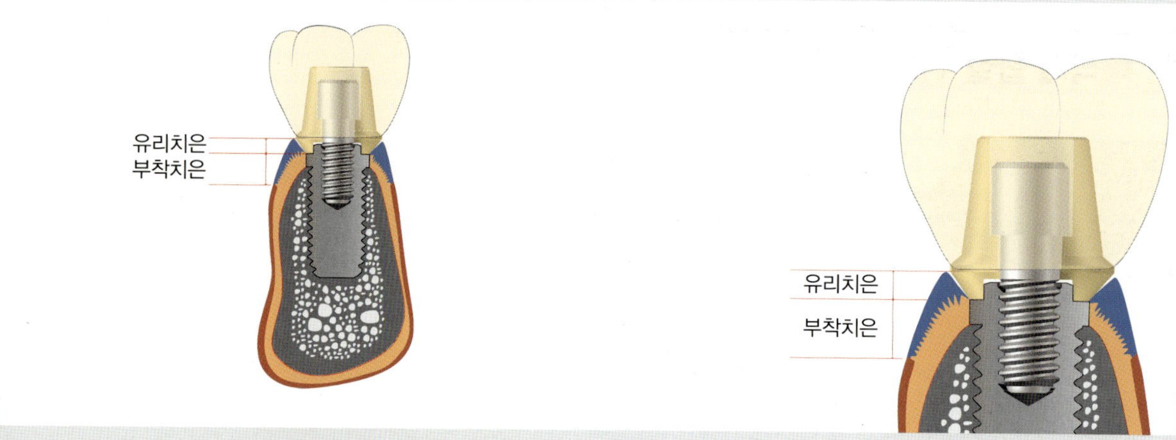

1-37

External connection 타입 임플란트의 경우 위 그림처럼 부착치은과 유리치은으로 나눠지고 부착치은은 치조골 부착 및 임플란트(fixture) 또는 지대주(abutment) 부착 부분으로 나눠진다**(그림 1-37)**.

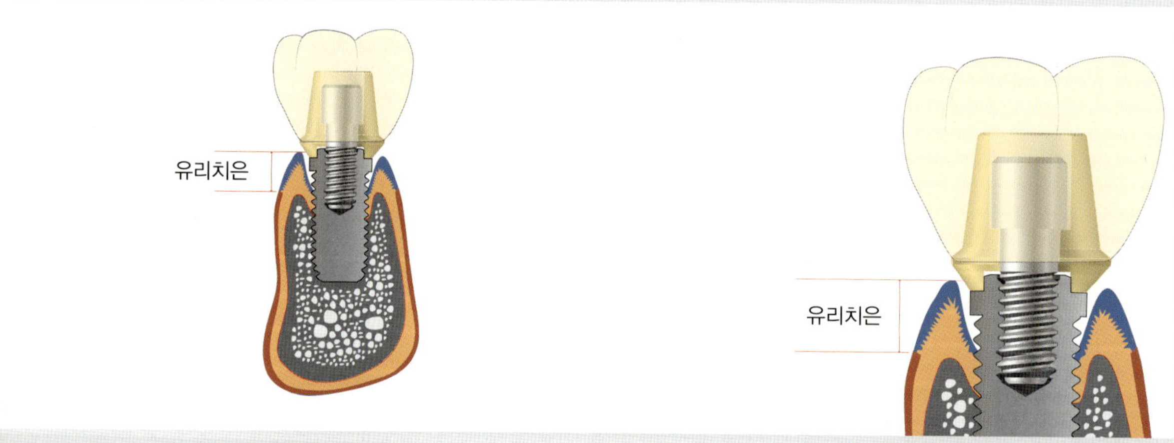

1-38

External connection 타입 임플란트는 교합 하중을 받은 이후에 대부분의 경우 변연골의 소실을 보인다**(그림 1-38)**(이러한 사실은 과도한 교합력이 치조골의 소실과 임플란트주위염의 원인으로 지목받는 이유이다). 변연골의 소실은 일정 정도 일어난 후 정지할 수도 있고 매년 0.2 mm씩 진행될 수도 있다. 대부분의 전문가들에게 이러한 골 소실은 생리적 반응으로 받아들여지고 있다.

그러나 변연골 소실은 세균의 침범을 막는 역할을 하는 부착치은을 유리치은으로 만들어 버리게 된다. 치은의 조건에 따라서 변연골의 소실은 치은의 퇴축을 야기하기도 하고 치주낭을 깊게 만들기도 한다. 어떠한 결과를 만들든지 변연골 소실은 임플란트 주위 조직에서 부정적 임상결과를 만든다.

3. 매식체 협설 위치와 치은

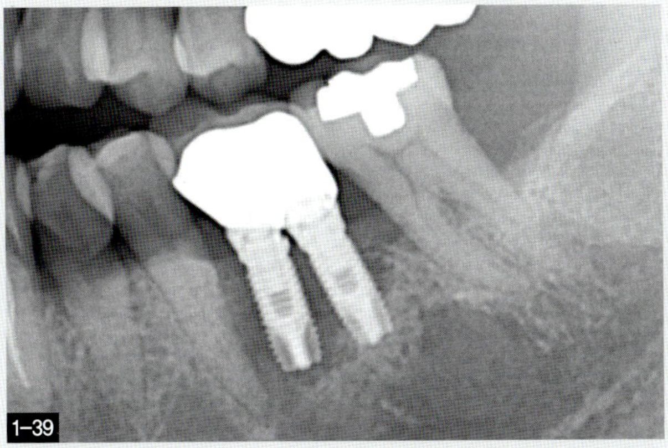
1-39

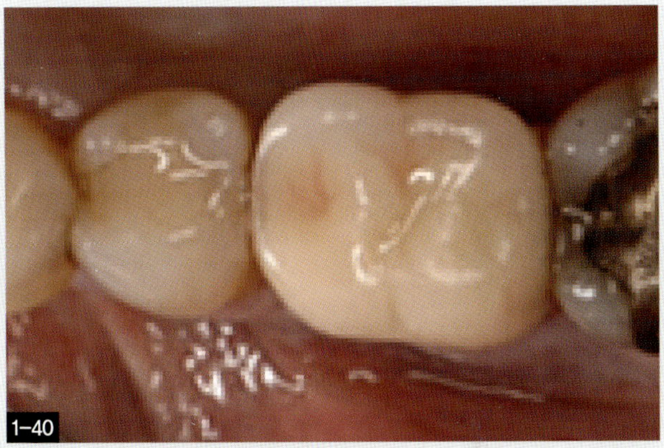
1-40

36번 치아 부위에 심은 2개의 임플란트에 임플란트주위염이 발생했다**(그림 1-39, 40)**. 세균의 침범으로 발생했다고 쉽게 생각할 수 있지만 그것만으로는 설명이 충분치 않다. 단순히 세균을 탓하기에는 보통의 경우 임플란트주위염이 안 생기는 임상증례가 너무 많다.

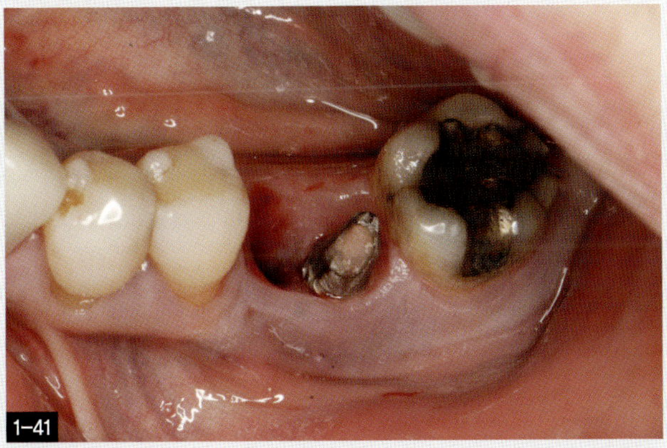
1-41

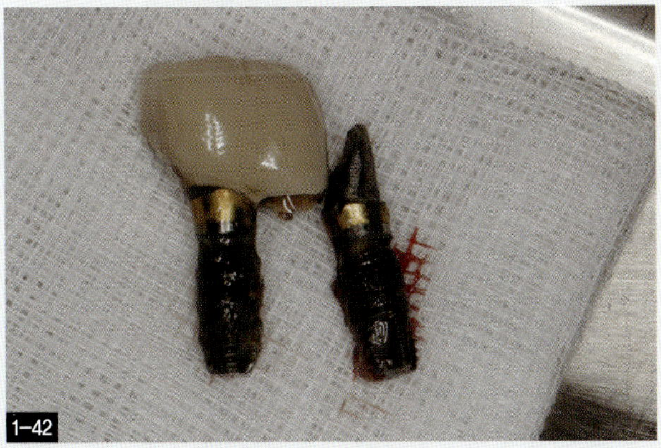
1-42

임플란트주위염이 심하여 임플란트를 제거하였다. **그림 1-41**에서 보는 바와 같이 임플란트가 상당히 협측에 식립된 것을 알 수 있다. 임플란트를 협설측으로 어느 위치에 식립해야 하는지에 대한 논의는 별로 활발하지 않다. 필자는 위 그림처럼 과도하게 협측으로 위치된 임플란트에서 염증이 생긴다고 생각한다. 다소 어이없는 주장일 수 있으나 차분히 고민해 보아야 한다.

임플란트(fixture)는 치은이라는 강에 떠 있는 배와 같다. 배가 강의 우측으로 가면 배의 우측에는 물이 별로 없고 좌측에는 물이 많이 있듯이, 임플란트(fixture)가 협측으로 가면 협측 치은의 양은 줄어든다. 임플란트가 설측으로 가면 설측 치은의 양이 줄어들 것이다. 그러므로 임플란트는 치은의 중앙에 심어져야 한다. 임상에서 치은의 협설측 중앙이 치조골의 협설측 중앙과 일치하지 않는 경우가 많다. 치조골의 협설측 중앙에 식립할 경우 치은의 협측에 식립되는 경우가 많이 발생한다. 특히 상악이 그러하다.

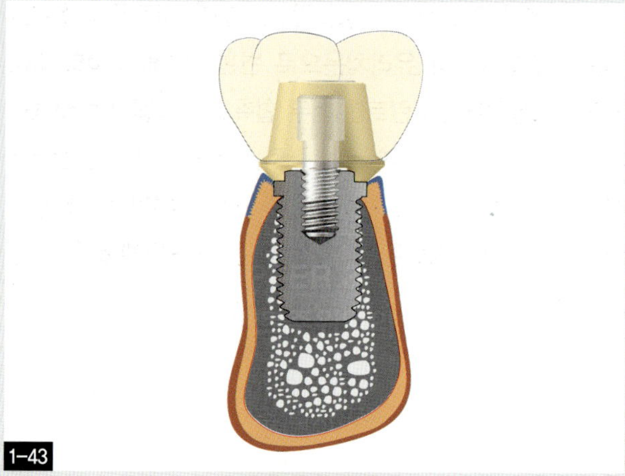

1-43

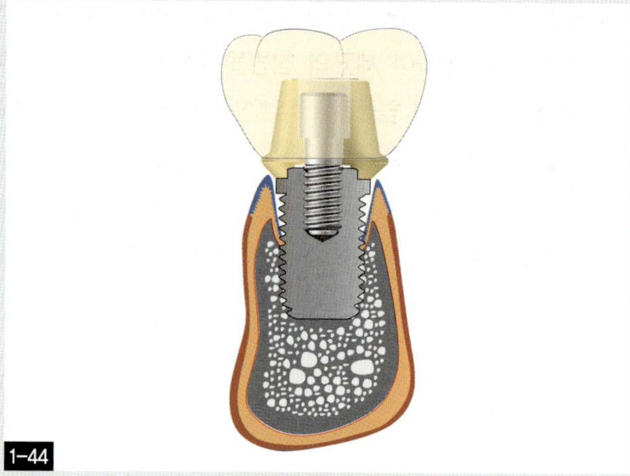

1-44

굵은 임플란트(fixture)는 기계적으로 파절되는 일이 거의 없는 장점이 있다. 그러나 치주적인 관점에서는 매우 안 좋다. 이러한 점이 수술 시에 식립할 임플란트 직경 크기를 결정하기 어렵게 만든다. 차후 발생할 수 있는 부작용 중 기계적인 파절은 반드시 고려되어야 하고, 기계적 파절을 막기 위해 가장 좋은 것은 어느 직경 이상의 임플란트를 식립하는 것인데, 이것은 임플란트주위염을 만들 수 있다. 굵은 임플란트를 식립하기 위해서는 치조골에 직경이 큰 구멍을 형성해야 한다. 그러면 남아 있는 잔존 치조골의 두께가 얇게 된다. 술후 얇은 치조골은 빠르게 소실되는 경향이 있다. 이러한 치조골의 소실은 부착치은을 유리치은으로 만들거나 아예 치은의 소실을 야기한다. 더불어 전정(vestibule)의 깊이를 얕게 하기도 한다**(그림 1-43, 44)**.

일반적으로 임플란트를 치조골 내에 위치시켜야 함에는 다 동의하지만 치은의 폭경 내에 위치시켜야 함에는 아직 활발한 논의가 없다. 수술 시 임플란트의 직경을 결정함에 있어서, 치조골의 폭경과 더불어 치은의 폭경 및 전정의 깊이가 반드시 고려되어야 한다는 것이 필자의 생각이다. 그러므로 지대주(abutment)의 선택 시 직경이 작은 지대주를 선택하는 것이 유리한 경우가 많다.

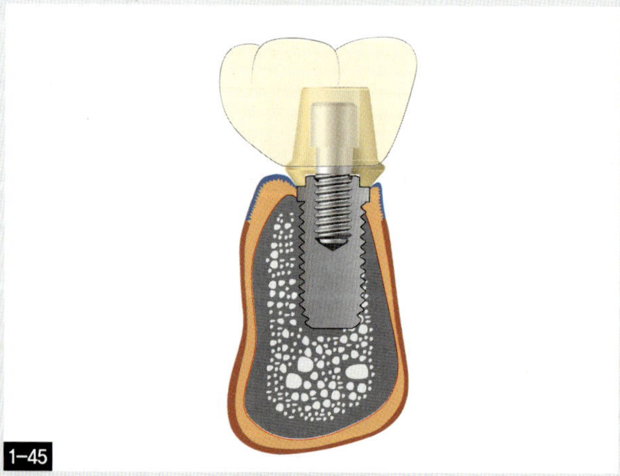

1-45

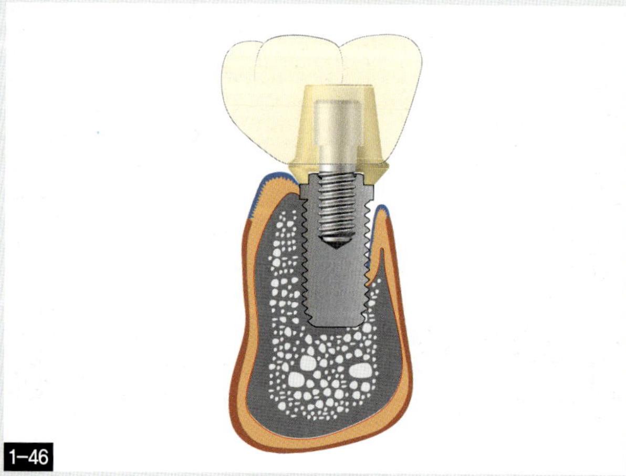

1-46

한쪽으로 치우쳐져 식립된 임플란트(fixture) 또한 동일한 결과를 만든다. 협측으로 식립된 임플란트는 협측 치조골의 소실을 야기하고, 이로 인하여 세균의 침범을 막아야 하는 협측 부착치은이 없어지거나 유리치은으로 변한다**(그림 1-45, 46)**. **그림 1-41**에서 발생한 임플란트주위염은 단순한 세균의 침범이 아니라, 임상의가 임플란트를 너무 협측으로 식립하여 발생한 의원성(iatrogenic) 결과임을 알 수 있다. 임플란트주위염의 예방 관점에서 우리 치과의사들은 치은의 중앙에 임플란트를 심기 위하여 노력하여야 한다. 치은에 문제를 만드는 원인으로 크게 2가지를 들 수 있다. 첫째 변연골 소실을 야기하는 특징을 가진 임플란트(fixture)의 사용, 둘째 치은의 중앙에서 협설측으로 많이 벗어나는 임플란트의 식립 또는 과도하게 굵은 임플란트의 식립이 그것들이다.

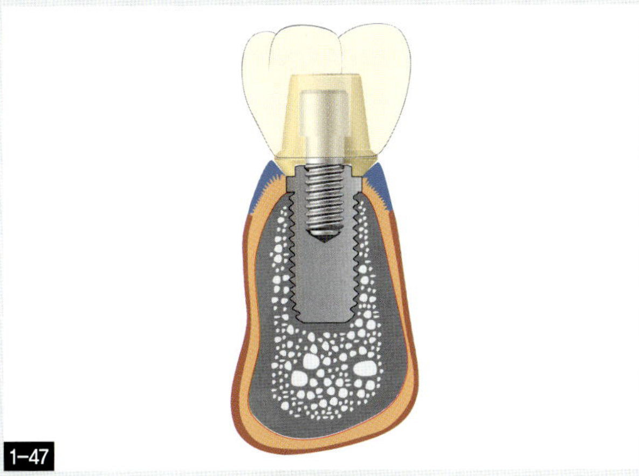

1-47

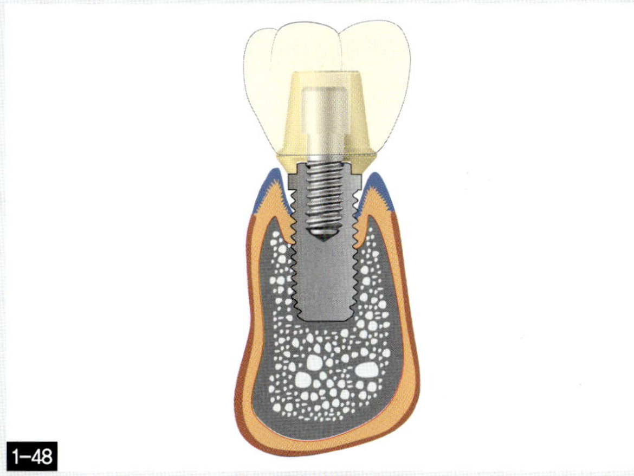

1-48

External connection 타입의 임플란트는 일반적으로 변연골 소실을 일으킨다. 이러한 변연골 소실은 일정량만큼 진행된 후 정지하더라도 이미 치주적으로는 부착치은의 소실 또는 부착치은을 유리치은으로 만들어 세균의 침범을 막아주는 치은의 역할에 치명적 손상을 초래한다. 그래서 필자는 그러한 변연골 소실을 생리적이라고 생각하지 않고 병리적이라고 생각한다 **(그림 1-47, 48)**.

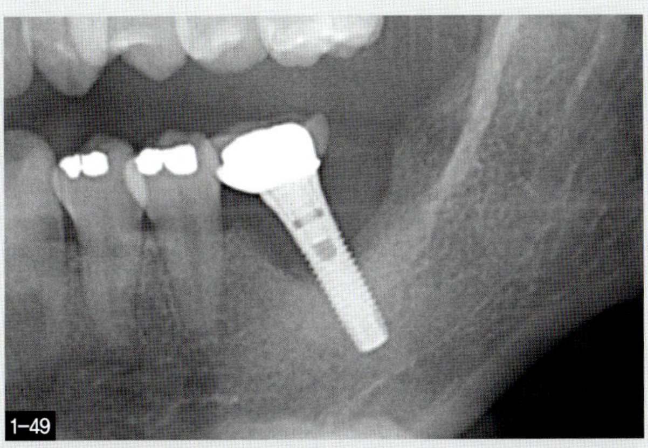

1-49

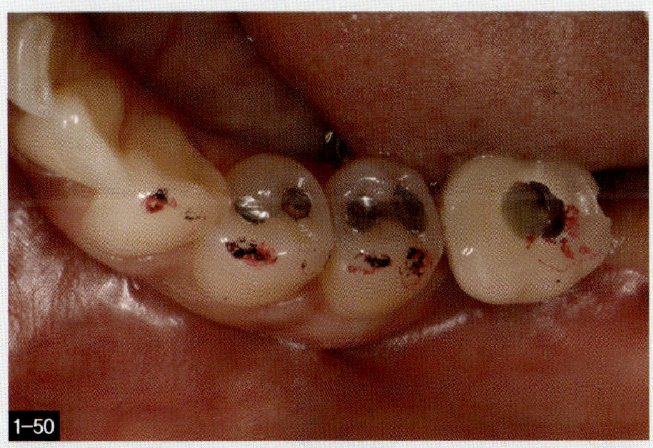

1-50

위 임상 증례는 임플란트의 협설측으로 중앙에 위치되었지만 협측에 치은이 없어서 마치 임플란트가 협측에 위치된 상황과 유사하다**(그림 1-49, 50)**. 임플란트주위염이 발생하여 골결손 부위에 치조골 이식을 하였지만 모두 또다시 소실되었다.

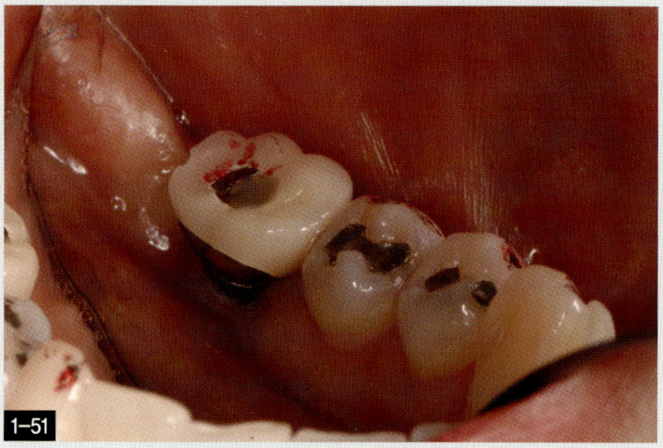

1-51

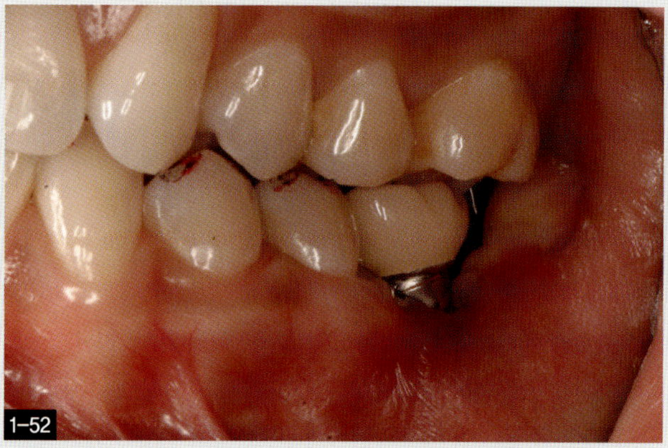

1-52

설측 모습과 협측 모습을 보면 금방 원인을 알 수 있다**(그림 1-51, 52)**. 임플란트 협측에 치은이 존재하지 않음을 볼 수 있다. 세균의 침범을 막아주는 치은의 소실이 세균의 침범을 허락하여 임플란트주위염이 발생했다고 필자는 생각한다. 단순히 치조골 이식을 하기 전에 세균의 침범을 막아줄 부착치은을 만들어 놓고 치조골 이식을 했더라면 더 좋은 결과가 있었을 것으로 예측한다.

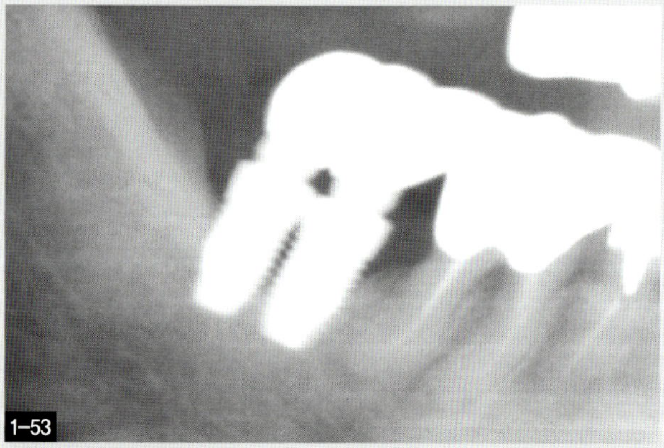

1-53

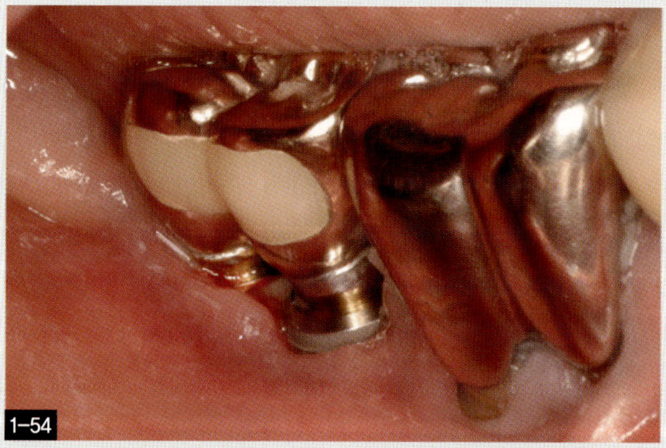

1-54

독자 여러분들의 시야가 이제는 세균에서 치은으로 확장되었으리라 생각한다. 임플란트주위염이 발생한 임상 증례에서 **(그림 1-53, 54)** 독자 여러분의 시야에도 이제는 부착치은의 부재 그리고 얕은 vestibule이 보일 것이다. 원래 치은이 없었는지 아니면 임플란트 시술 후 없어졌는지는 알 수 없지만 과도하게 굵은 임플란트를 심은 것이 치은 상실의 가장 중요한 원인이 아닌가 추측해 본다.

굵은 임플란트의 식립은 마치 임플란트를 설측과 협측 양쪽으로 동시에 이동시킨 것과 동일한 효과를 발휘한다. 설측과 협측 모두에서 치은을 없애기 때문이다.

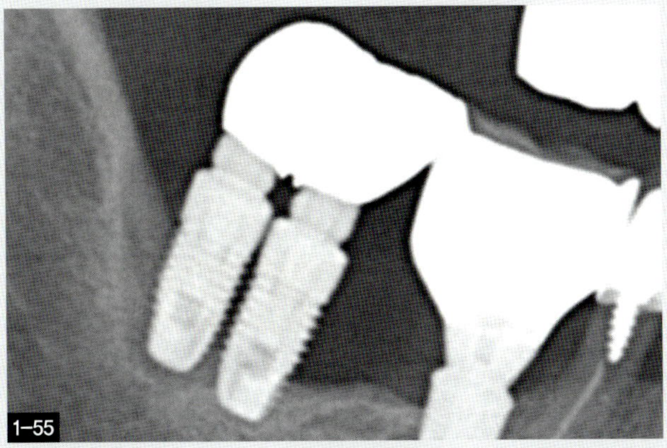
1-55

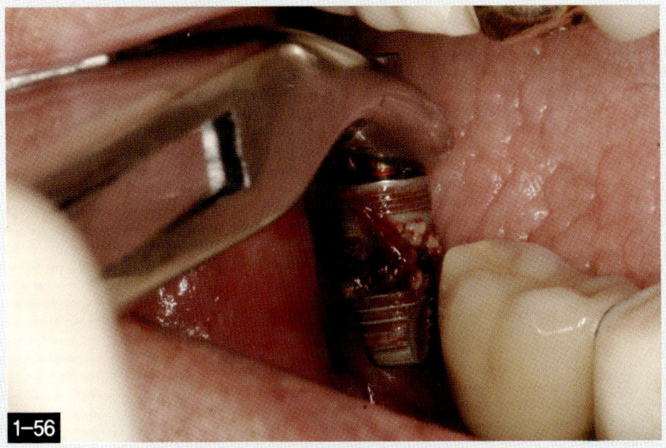
1-56

임플란트주위염은 저절로 진행이 멈추는 경우는 드물어 결국 임플란트의 제거로 이어진다**(그림 1-55, 56)**.

과도하게 굵은 임플란트의 식립은 자제되어야 한다. 치조골이 얇은 경우 굵은 임플란트를 식립할 수 없음이 자명하지만 치은의 폭경이 얇은 경우에도 굵은 임플란트 식립 여부에 신중을 기하여야 한다. 교합력을 고려하여 필히 굵은 임플란트를 식립해야 한다면, 치조골 이식 외에 치은 이식도 고려함이 옳다고 생각한다.

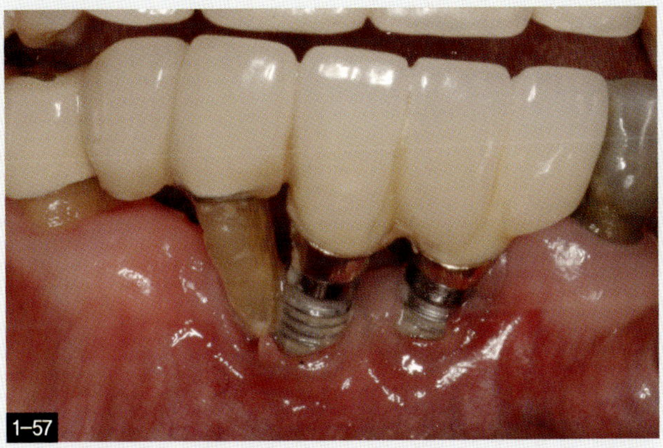
1-57

세균의 침범으로 임플란트주위염이 생겼다고 볼 수 있지만 순측에 치은이 없는 것을 관찰할 수 있다**(그림 1-57)**. 변연골 소실을 일으키는 제품을 심었고 그러한 변연골 소실은 치은도 소실되게 만들어 세균이 쉽게 침범할 수 있는 환경을 만들었다고 생각한다. 의원성(iatrogenic) 원인도 생각해 볼 필요가 있다. 임플란트가 순측으로 위치한 것도 이러한 결과를 만든 원인 중의 하나이다.

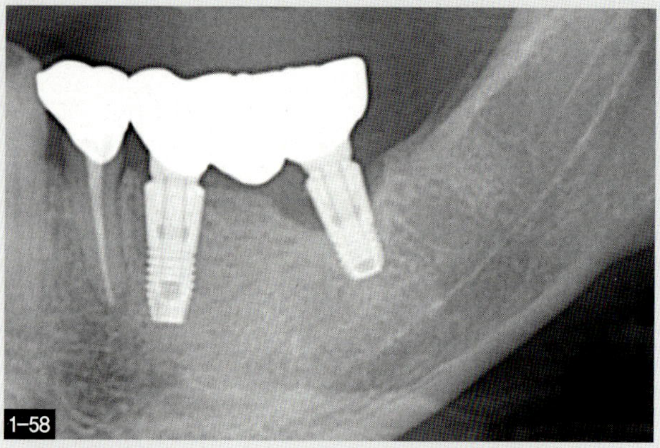

1-58

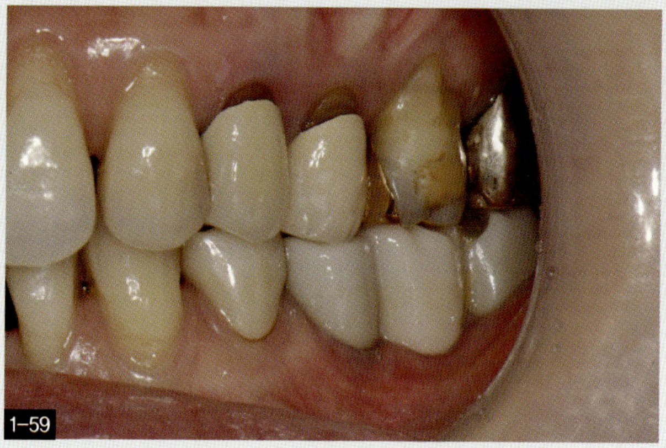

1-59

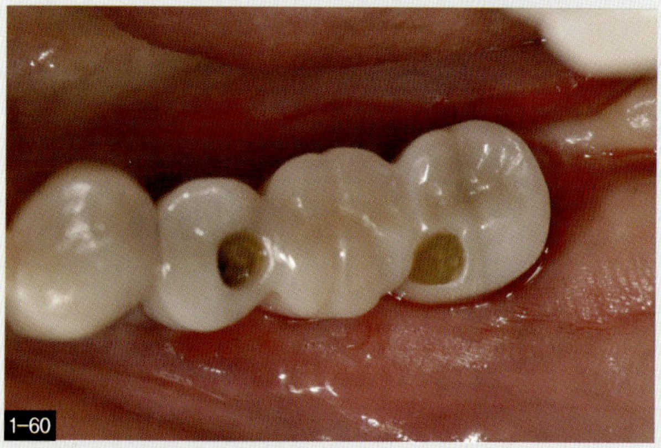

1-60

환자는 잘 아는 후배의 친척인데 필자에게 의뢰되었다**(그림 1-58~60)**. 필자가 치주를 전공하였고 임플란트주위염이 발생했으니 잘 해결해 달라고 하였다. 환자는 가벼운 통증 및 불편감을 호소하였다. 원인은 세균이고 환자가 제대로 닦지 않아서 발생했다고 환자 탓으로 돌릴 수 있으나 그렇게 해서는 문제를 해결할 수는 없다. 장기간의 임플란트 예후(prognosis)에 대해서 고민한 결과, 필자는 임플란트 예후에서 가장 중요한 요인은 환자 요소(patient's factor)보다는 어떤 제품을 선택해 어떤 치주적 개념으로 식립하고, 어떤 보철적 개념으로 보철을 완료했는지, 즉, 제품 요소(product's factor)와 치과의사 요소(dentist's factor)가 더 중요하다고 말하고 싶다.

그림 1-60에서 보이는 바와 같이 37번 임플란트는 몹시 협측에 식립된 것을 알 수 있다. 임플란트가 협측에 식립된 상태에서는 아무것도 할 수 없다고 판단되어, 임플란트를 제거하고 설측으로 다시 식립하기로 결정하였다.

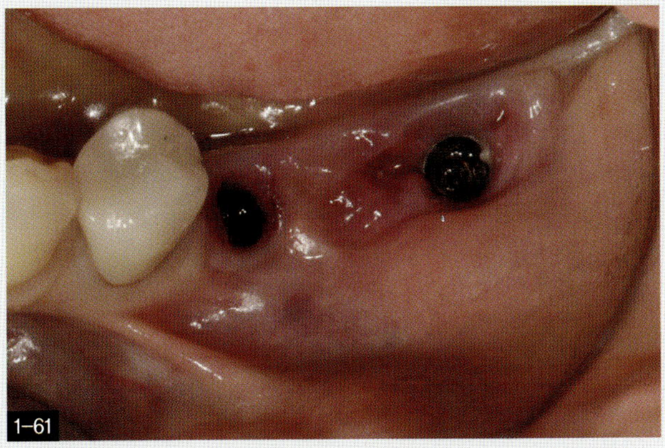

1-61

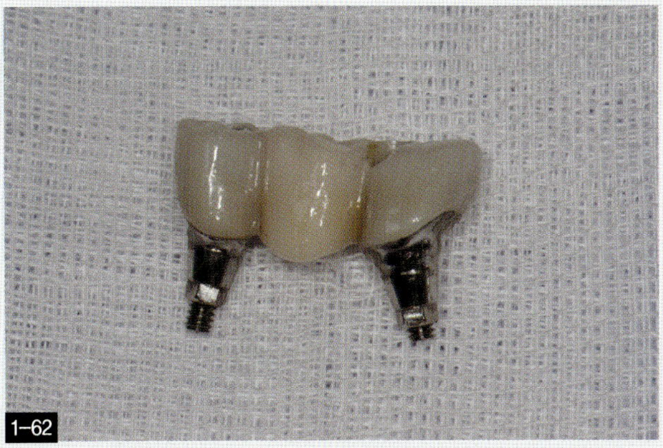

1-62

보철물 제거 후 37번 임플란트 협측에 치은이 존재하지 않음을 볼 수 있다**(그림 1-61, 62)**. 즉 세균의 침범으로 임플란트 주위염이 생겼다기보다는 임플란트가 협측에 식립되어 협측 방어장벽이 없어진 것이 원인이라고 생각되었다. 치조골 이식을 하고 협측에 치은 이식을 하면 세균에 대한 방어장벽을 만들 수 있으나 해부학적 구조상 하악 7번에는 그러한 시술이 매우 어렵다. Vestibule이 없는 상태에서 치은 이식은 거의 불가능에 가깝다.

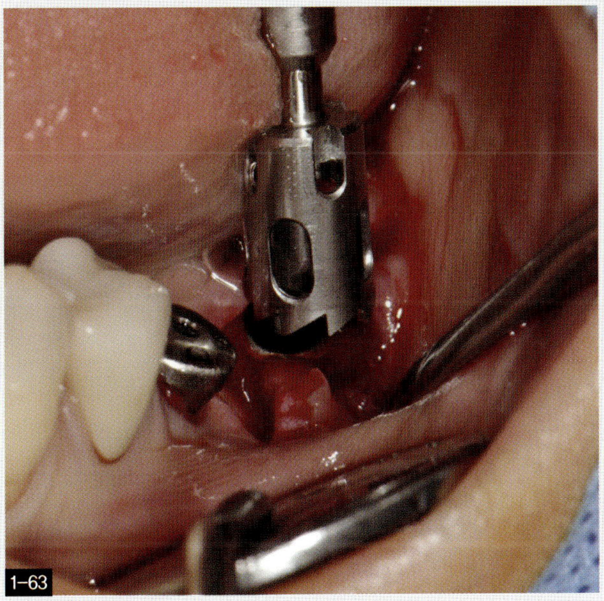

1-63

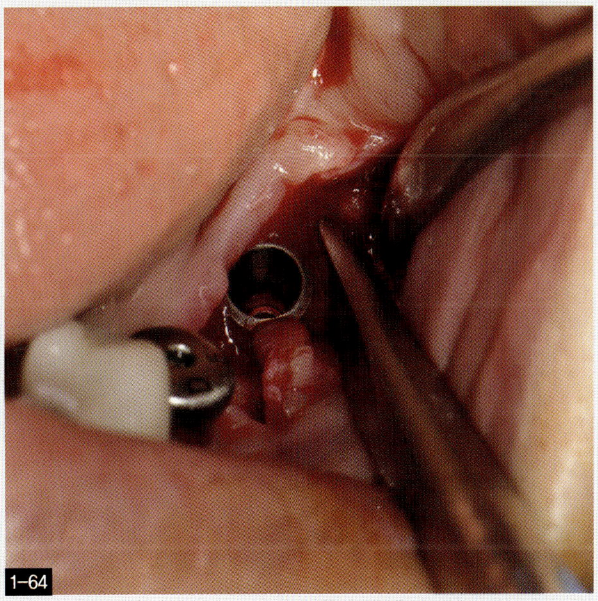

1-64

37번 제품은 아스트라 임플란트로서 직경은 5.0 mm 이고 길이는 9 mm 이다. 그래서 Trephine drill 내경 5.0 mm 외경 6.0 mm를 준비하여 사용하였다**(그림 1-63, 64)**. Trephine drill 사용 시 임플란트 전체 길이만큼 치조골을 삭제할 필요는 없다.

임플란트 길이보다 조금 덜 들어갔지만 발치기자로 임플란트를 움직이게 할 수 있다면 충분히 제거가 가능하다. 깊게 드릴링하여 중요한 해부학적 구조물에 상처를 주게 되면 안 된다. 발치기자로 임플란트를 움직이게 할 수 없다면 조금씩 더 깊게 드릴링할 필요는 있다**(그림 1-64)**.

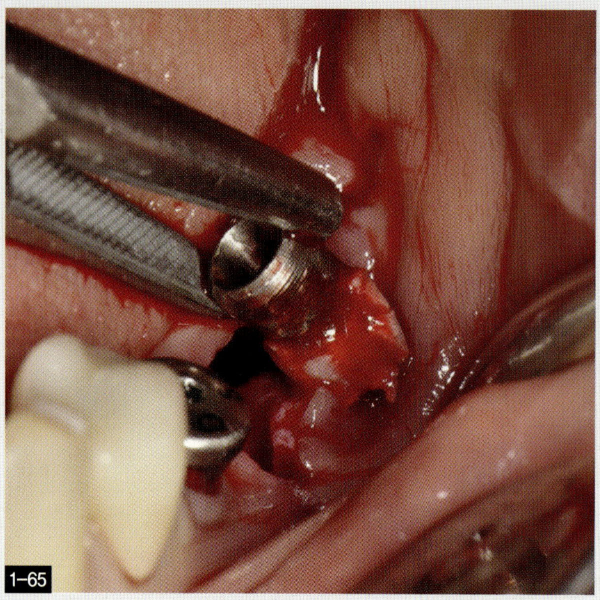
1-65

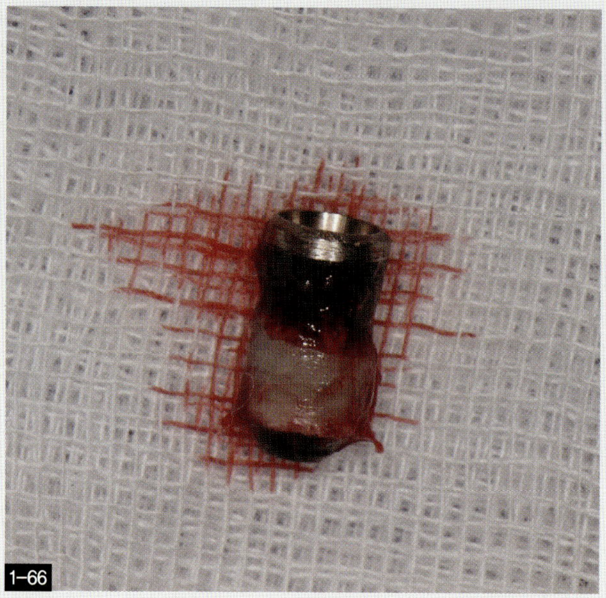
1-66

Trephine drill로 치조골을 삭제하고 임플란트를 제거한 모습이다. 변연골 소실이 많이 발생했음을 볼 수 있다**(그림 1-65, 66)**.

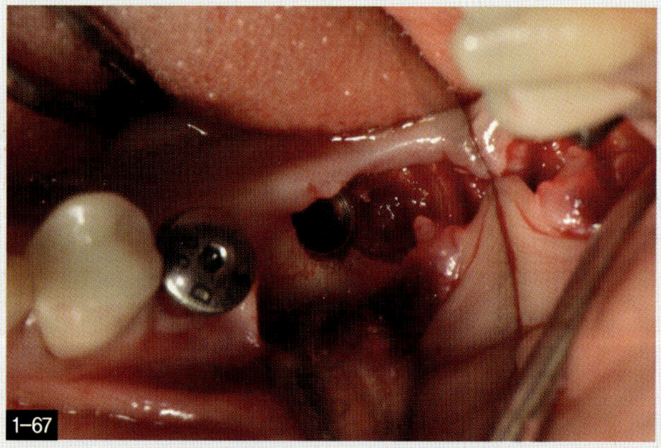
1-67

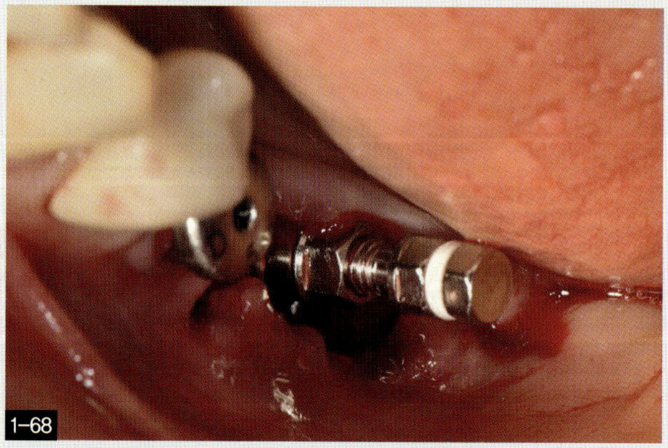
1-68

제거한 임플란트 와동 약간 근심 설측에 드릴링을 하고 새로운 임플란트를 식립했다. 과도하게 굵은 임플란트는 치은에 나쁜 영향을 주므로 직경 4.5 mm, 길이 8 mm 국산 제품을 사용해 새로 식립하였다. **그림 1-67, 68**에서 보는 바와 같이 제거한 임플란트보다 미세하게 더 설측으로 식립했다(미세한 협설측 위치가 임플란트주위염 발생 유무를 결정한다).

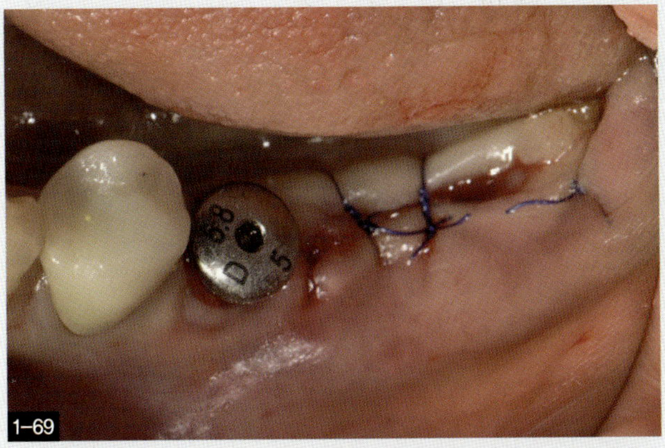

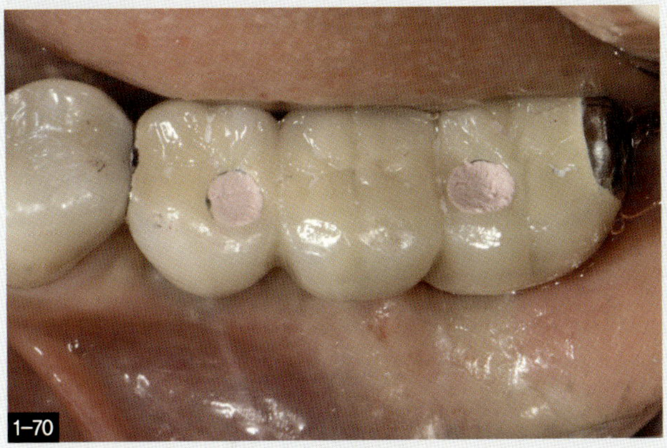

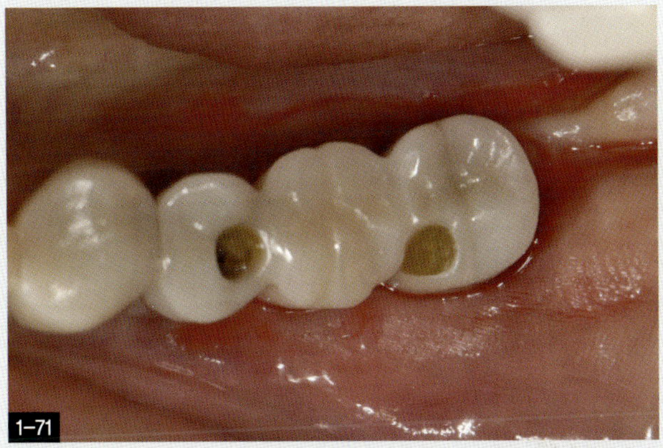

이전 보철물에 비해서 37번 임플란트의 스크류 구멍이 많이 설측으로 이동된 것을 볼 수 있다(**그림 1-70, 71**). 임플란트도 설측으로 심었고, 임플란트의 각도도 설측으로 경사지게 하여 보철물의 중앙에 나사 구멍이 위치하도록 배려했다.

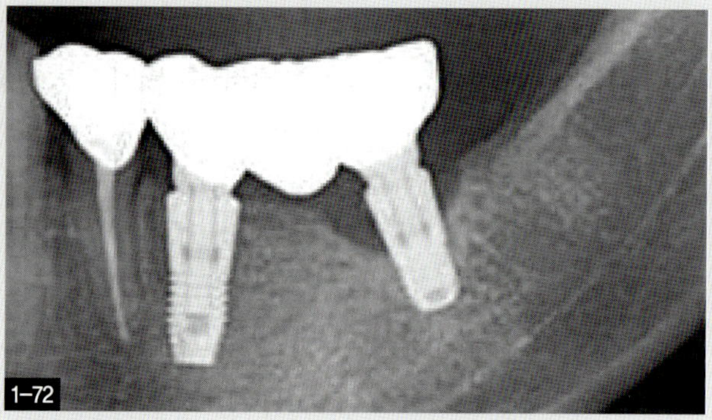

1-72

2019-10-21

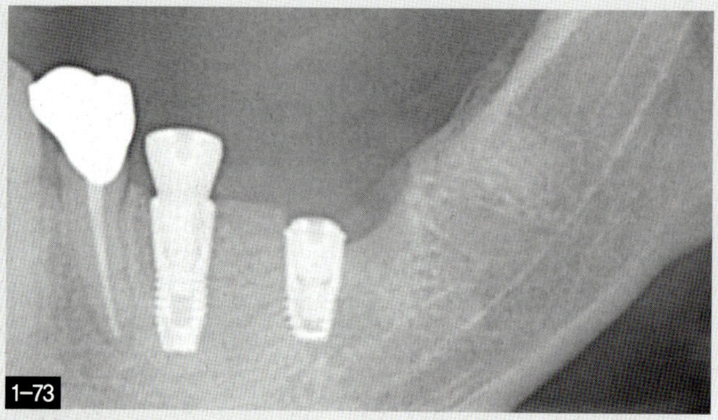

1-73

2019-10-31

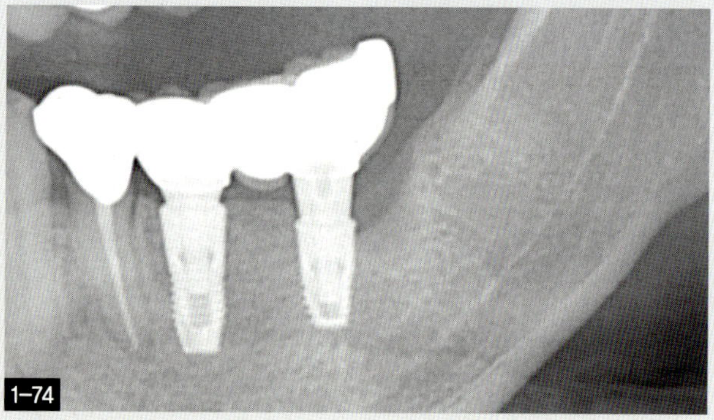

1-74

2020-1-9

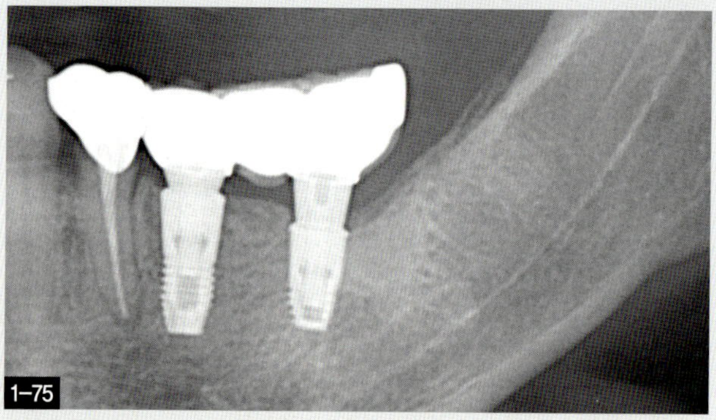

1-75

2020-10-15

그림 1-72부터 **그림 1-75**까지에서 치료 과정 중 치조골의 변화를 볼 수 있다. Micro-thread를 가진 임플란트는 치조골을 녹인다는 오해들이 존재한다. Micro-thread가 있는 임플란트를 사용하였지만 치조골이 점점 차오르는 것을 볼 수 있다 (필자는 micro-thread가 치조골의 증가에 큰 도움을 준다고 생각한다).

임플란트주위염 치료는 보통 염증조직 제거, 임플란트 표면 오염물질 제거, 및 치조골 이식으로 이뤄진다. 그러나 필자는 그렇게 하지 않고 임플란트의 위치를 단순히 설측으로 이동시키는 수술만으로 문제들을 해결하였다. 새로 심은 37번 임플란트 원심 부분이 노출되었지만 치조골 이식은 하지 않았다. 그러나 수술 1년 후 엑스레이에서 치조골이 완벽하게 회복되었음을 볼 수 있다. 이 증례를 통해서 임플란트의 협설측 위치의 중요성을 독자 여러분들이 다시 한번 느꼈으면 하는 바람이다. 골내 결손부는 대부분 저절로 치조골이 회복되니 결손부 골이식에 수술의 초점을 맞출 필요는 없다고 필자는 생각한다.

또 다른 임상 증례를 살펴보면 임플란트의 협설측 위치가 얼마나 중요한지 실감할 수 있다. 타 병원에서 임플란트 시술을 받고 필자의 병원에 내원하였다.

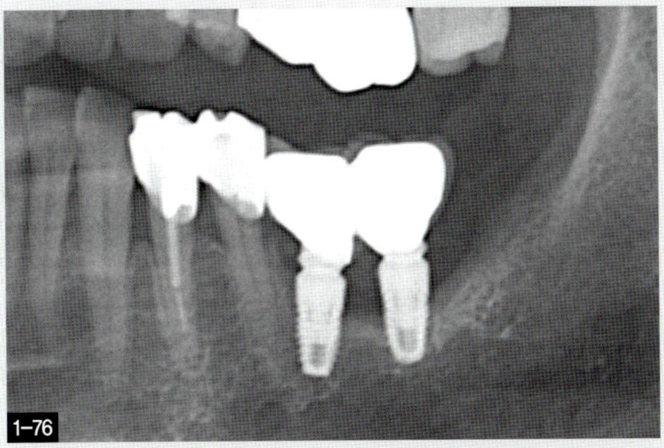
1-76

방사선 사진에서 36, 37 임플란트 부위에 많은 양의 치조골 소실이 보인다**(그림 1-76)**. 치조골이 소실되지 않거나 오히려 변연골이 증가되기도 한다는 아스트라형의 임플란트를(fixture)를 심었지만 임플란트주위염이 발생했다.

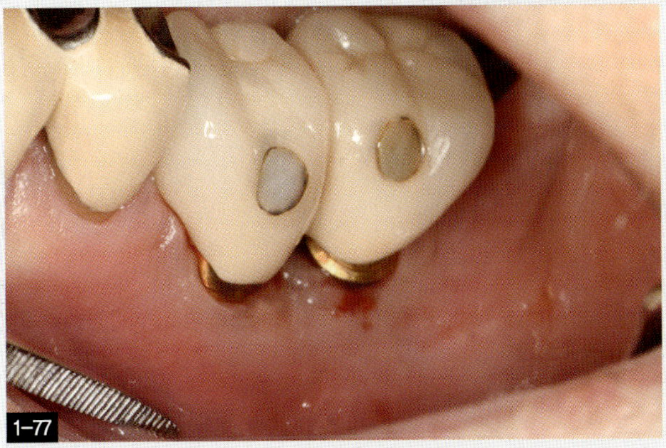
1-77

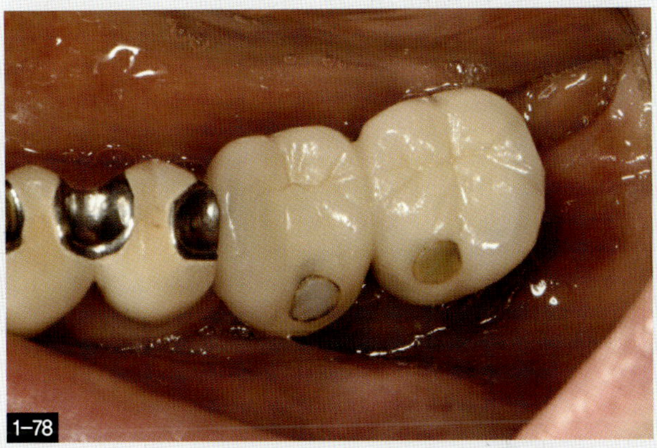
1-78

여지없이 임플란트가 협측에 식립되고 협측에는 부착치은이 없음을 볼 수 있다**(그림 1-77, 78)**. 이제 필자는 변연골 소실을 보면 임플란트가 협측에 심어졌을 것으로 예측하는 습관이 생겼다.

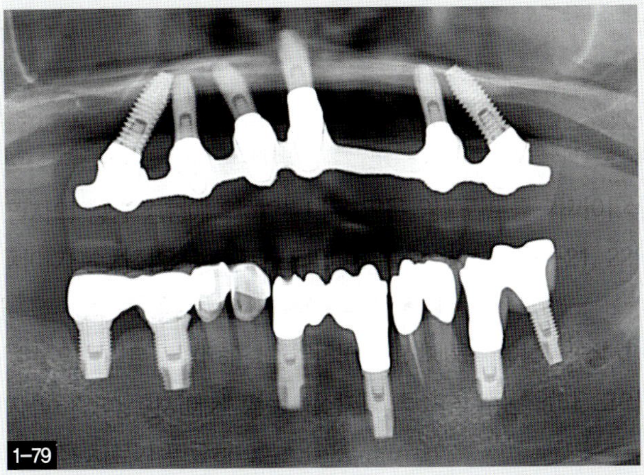
1-79

또 다른 임상 증례를 살펴보자**(그림 1-79)**. 필자가 동일한 유형의 증례를 계속 제시하는 이유는 임플란트가 협측에 심어진 것과 임플란트주위염이 우연히 동시에 일어난 일이 아님을 말하고자 함이다.

상악 임플란트 주위 치조골의 심한 손실을 볼 수 있다. 하악 역시 변연골이 점점 소실되고 있다. 단순히 세균에 의한 감염이라고 볼 수 있지만 실제로는 그렇지 않다.

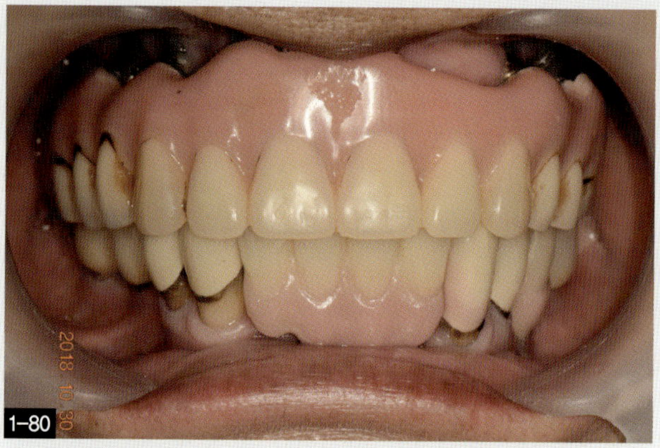

1-80

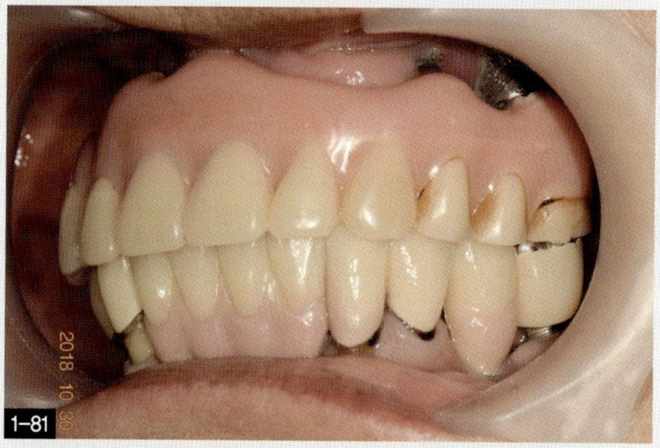

1-81

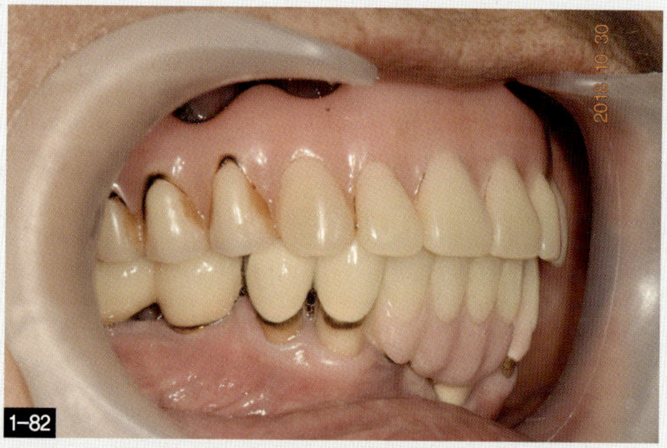

1-82

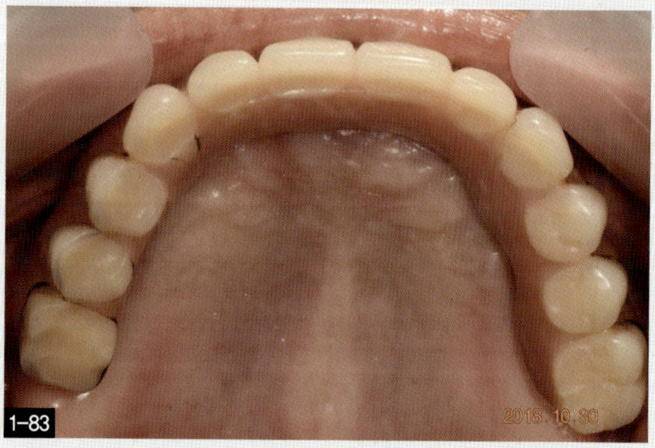

1-83

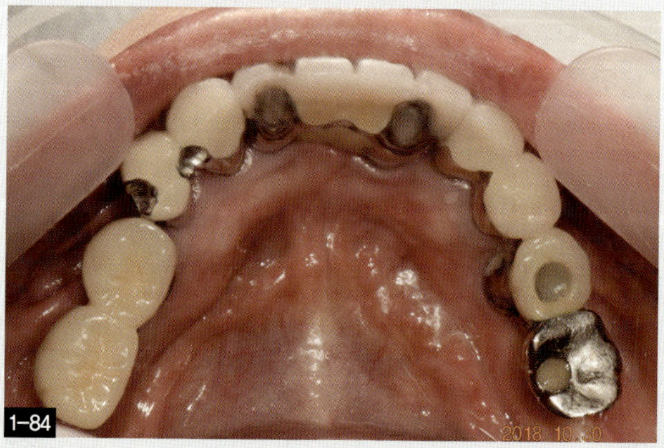

1-84

상악의 경우 보철적 디자인도 문제가 있다고 판단된다. 상악에서 임플란트들을 splinting을 하고 그 위에 틀니를 얹는 구조라면 좀 더 나았을 것으로 보인다. 구강내 임플란트들이 개별적으로 수복된 후 그 위에 틀니가 얹히는 형태이므로 교합력이 전체 임플란트 각각에 분산되지 못한 것도 실패의 한 원인이라고 생각한다(**그림 1-80~84**).

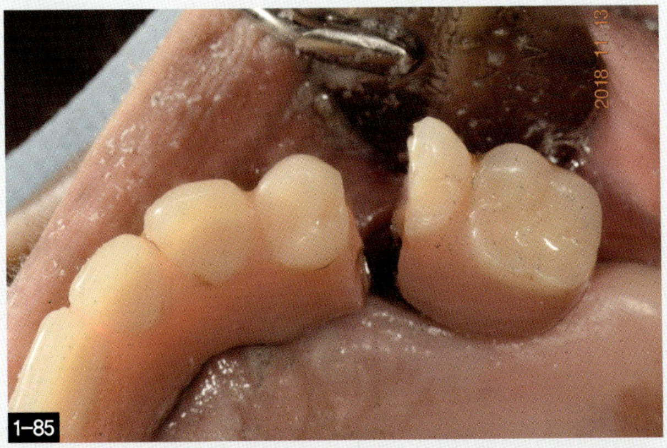

1-85

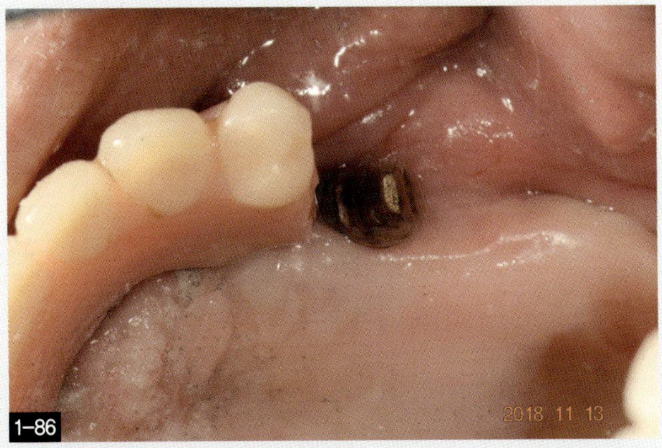

1-86

환자는 저작을 하고 사회생활을 해야 하니 전체 임플란트를 한꺼번에 제거하고 한꺼번에 식립 수술을 할 수 없어서 틀니의 일부를 제거하여 그 부분의 임플란트만 제거하고 새로 심는 방법으로 치료를 진행하였다**(그림 1-85)**. 임플란트가 심하게 협측에 식립되어 있는 모습을 볼 수 있다**(그림 1-86)**. 임플란트를 식립하기 위한 구멍이 협측에 형성되었고, 협측골은 매우 얇게 남았을 것이고 그러한 협측골이 모두 소실되어 저러한 임상 상태가 되었다고 추정된다. 임플란트가 치은의 중앙에 심기지 않고 협측에 식립되면 협측에는 치은이 존재하지 못할수도 있게 된다. 얇게 남은 협측골의 소실과 이로 인한 치은의 소실이 세균의 침범을 허용하여 위와 같은 결과를 만들었다고 추정된다.

이 증례의 담당 치과의사가 의도를 가지고 임플란트를 협측에 심었다고 생각하기는 힘들다. 필자는 2가지 이유를 생각해 본다. 임플란트 수술의 경우 연조직을 젖힌 상태에서 치조골을 보면 치은의 상황을 알기 힘들다. 즉 심겨지는 임플란트의 협설측 위치가 치은의 범위 내에 있는지 밖에 있는지 판단이 어렵다. 두 번째 이유는 대부분의 경우 설측 또는 구개측은 치조골의 밀도가 높고 협측 또는 순측의 치조골 밀도는 낮다. 그리하여 무심코 드릴링을 하다 보면 형성된 구멍이 처음 의도되었던 위치보다 협측이나 순측으로 이동해 있는 경우가 매우 많다. 그러므로 우리 치과의사들은 형성된 구멍이 수술 중에 협측이나 순측으로 이동하지 않는지 면밀히 살펴야 한다. 즉 매 순간 정성을 기울이고 점검하면서 수술을 하여야 한다.

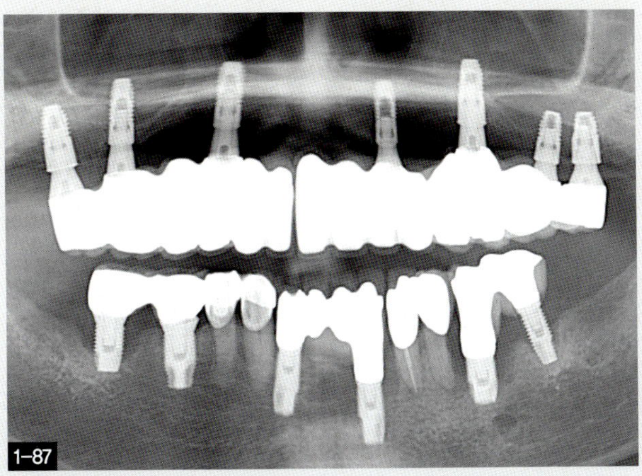
1-87

약 10여 년의 기간을 통하여 구치부부터 하나씩 둘씩 식립하여 위와 같이 마무리하였다**(그림 1-87)**. 필자는 치은의 중앙에 식립하여 협측에 충분한 양의 치조골과 치은을 남겼다.

또한 과도하게 굵은 임플란트 사용을 자제하였다. 덕분에 시간이 흘러도 치조골의 소실은 더 이상 발생하지 않았다. 하악의 변연골도 점점 소실되어 재수술이 필요하지만, 환자는 상악 재건에 너무 고생하여 다음번으로 미뤘다(임플란트의 직경이 지나치게 굵은 것이 하악 치조골 소실의 원인이라고 필자는 추정한다).

4. 치은을 고려한 발치 즉시 임플란트 시술

필자는 발치 즉시 식립(immediate implantation)은 2가지 측면에서 환자'에게 의미 있다고 본다. 첫째는 치료 기간의 단축이고, 둘째는 치조골의 보존이 그것이다(특히 전치부 같이 치조골의 폭경이 얇은 부위).

학술적으로는 발치 즉시 임플란트 식립의 유무와 상관없이 치조골은 일정하게 소실되는 것으로 알려져 있지만 실제 임상에서는 그렇지 않음을 느낀다. 발치 즉시 임플란트에서 협측 치조골의 퇴축이 얼마나 일어날지 예측이 어려우니 설측 치은과 치조골이 허용하고 보철이 허용하는 범위 내에서는 최대한 설측에 심으려고 노력한다. 이는 협측에 치은을 만들어 장기적 예후를 보장하기 위함이다.

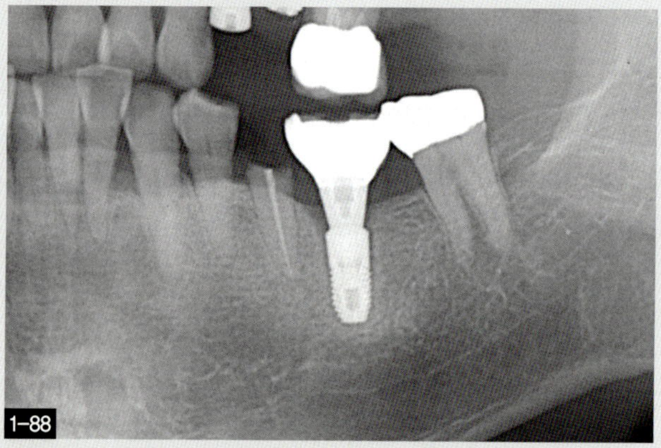
1-88

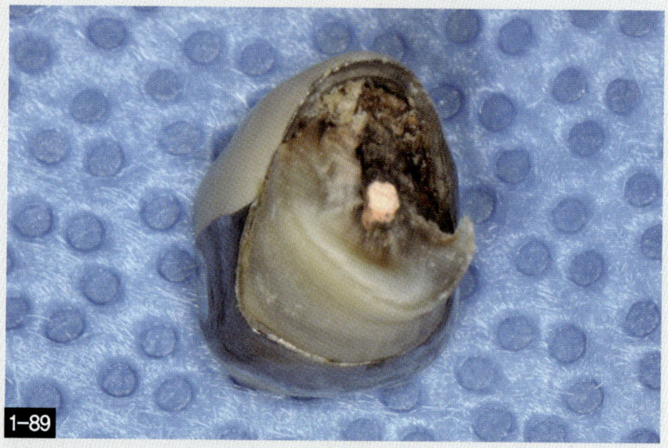
1-89

환자의 35번 치아가 파절되어 왔다**(그림 1-88, 89)**. 임상 사진에서 보는 바와 같이 치아는 치은의 중심에 위치해 있지 않고 협측으로 위치하여, 협측 치은의 폭경이 좁은 것을 알 수 있다**(그림 1-90)**. 최근에는 dental CT가 보편화되어 치료 전 치조골 및 치근의 관계를 살펴볼 수 있다. 대부분의 경우 치근이 협측으로 치우쳐 위치하는 것이 일반적임을 알 수 있다.

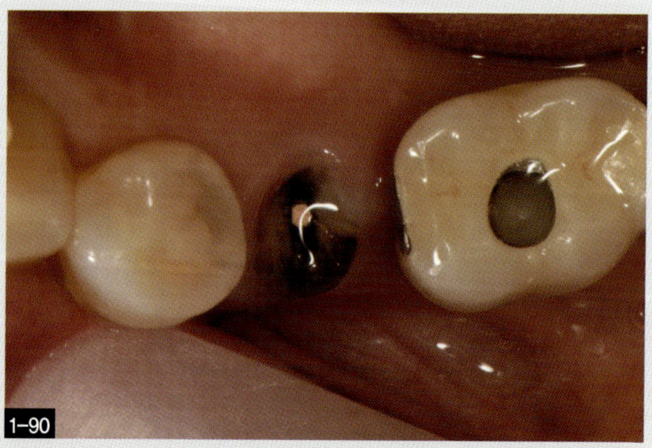
1-90

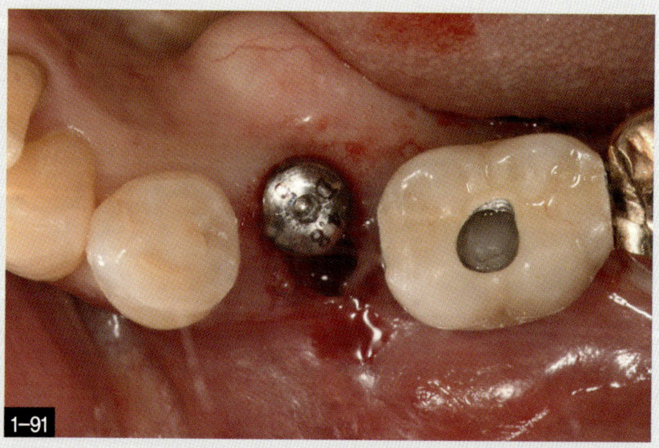
1-91

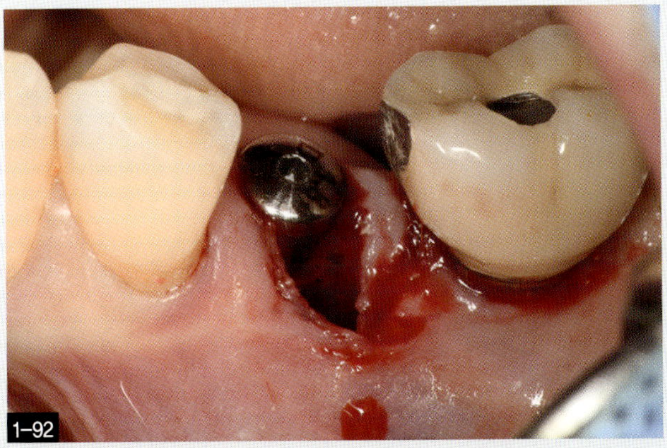

1-92

이런 경우 임플란트를 발치와의 중앙에 식립하게 되면 나중에 협측 치은이 부족하여 임플란트주위염을 만들 수 있으니 수술 시에 매우 조심하여야 한다. 그림에서 보는 바와 같이 보철적으로 허락하는 범위 내에서 최대한 설측으로 이동하여 식립해야 한다(**그림 1-91, 92**). 보철적으로 허락하는 범위라 함은 수복될 치관 내에 지대주가 들어가야 함을 말한다. 즉, 이 경우는 임플란트의 식립 각도를 약간 협측으로 기울여야 한다.

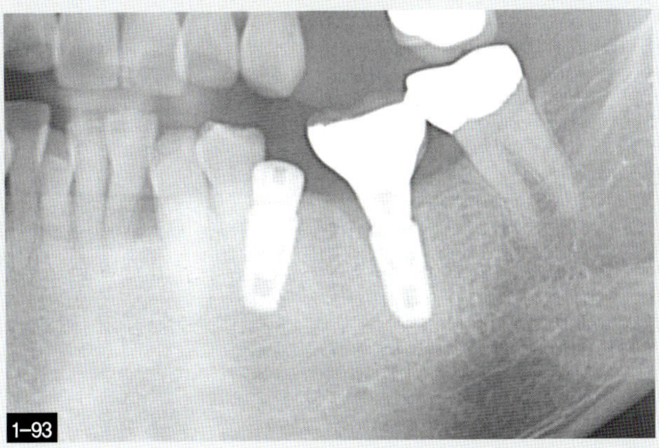

1-93

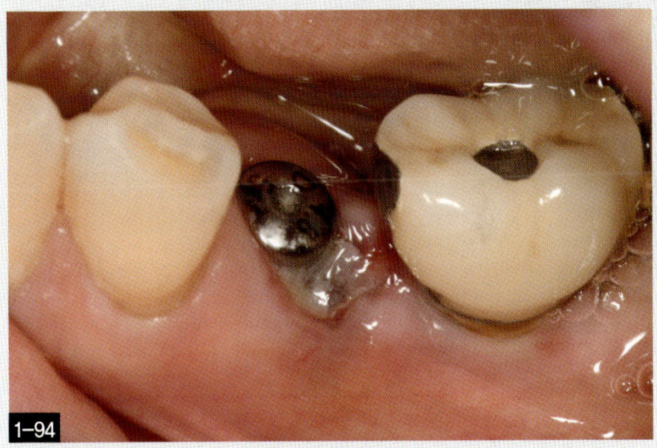

1-94

발치와의 중앙이 아니고 최대한 설측으로 식립되어 방사선 사진상에서는 자연치와 겹쳐 보이기까지 한다(**그림 1-93**). **그림 1-94**는 식립 1주일 후 모습이다. 협측 발치와의 빈 공간은 혈병으로 채워져서 치유 과정 중에 있다. 이 부분은 결국 치은으로 치유된다.

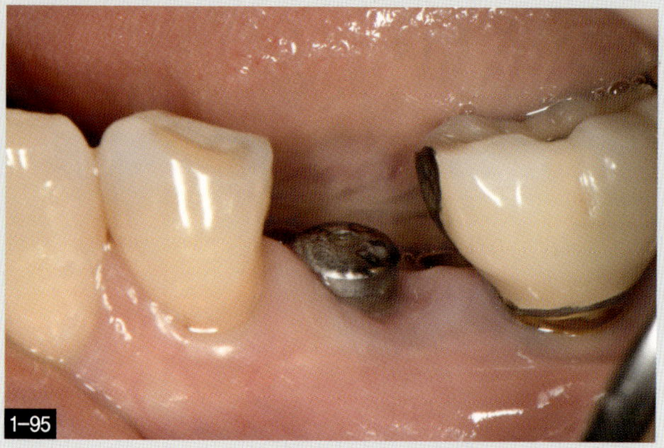

1-95

수술 후 6주 모습이다(**그림 1-95**). 예측했던 대로 협측 발치와 부위는 치은이 생성되었다. 발치 즉시 식립할 때 발치와의 중앙에 임플란트를 식립해서는 안 된다. 위에서도 설명했지만, 발치와의 중앙은 사실 치조골 내에서 협측으로 치우쳐 있다. 치조골의 중앙이더라도 치은의 중앙이 아닌 협측인 경우가 많은데, 하물며 치조골 내에서 협측이면 임플란트주위염이 발생할 가능성이 높아지게 된다.

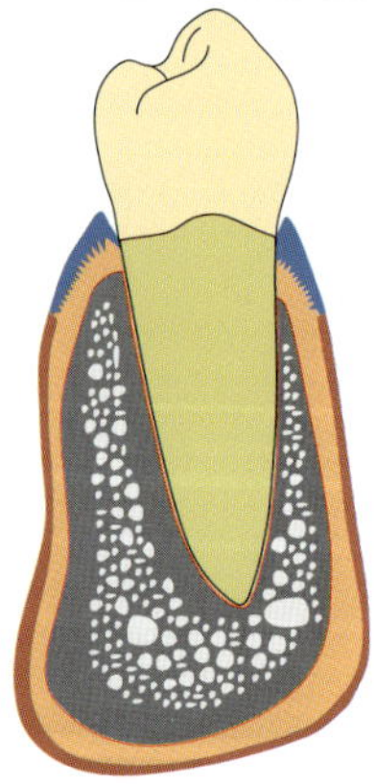

1-96

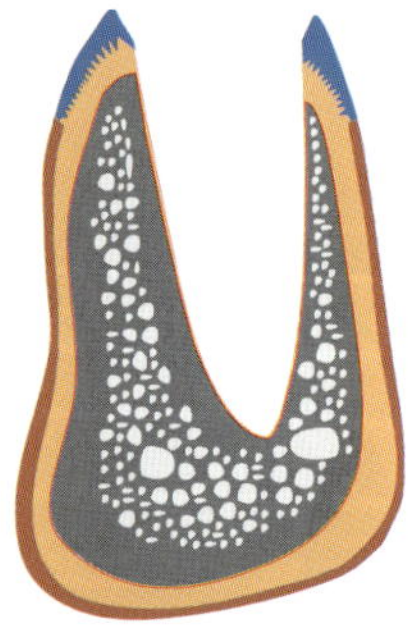

1-97

CT 촬영 후 발치 즉시 임플란트 식립을 하더라도 수술 시에 발치와의 모양과 위치를 입체적으로 머릿속에 상상하기가 힘들다. 대부분의 경우 **그림 1-97**처럼 발치와가 존재하게 된다.

1-98

임플란트를 발치와 중앙에 심게 되면 치유가 되면서 협측 치조골은 점점 얇아져 문제가 발생할 수 있다**(그림 1-98)**. 치조골의 소실은 그 자체로도 임플란트의 장기적 예후에 부정적 영향을 끼치지만 치조골 상부의 부착치은의 소실이 향후 더 심각한 문제를 만들 수 있다.

1-99

발치와의 중앙이 아니고 설측에 드릴링을 하고 심게 되면 협측으로는 충분한 양의 치조골과 부착치은을 확보하게 되어 장기적 예후를 보장할 수 있게 된다. 이때 발치와의 설측에 드릴링을 하기 위한 전략이 필요하다**(그림 1-99)**.

지금까지의 내용에서 필자는 치은의 중요성 특히 부착치은의 중요성에 대하여 그리고 임플란트 식립 수술에서 협설측 위치의 중요성에 대하여 언급하였다. 많은 경우 임플란트 수술에서 치조골의 중요성을 인지하고 신경을 쓰고 있다. 그러나, 임플란트의 장기적 예후를 생각하면 치조골 보다 치은(특히 부착치은)이 더 중요할 수 있다. 필자의 경우 치조골의 중심과 치은의 중심이 일치하지 않는 경우 치조골의 중앙보다는 치은의 중앙을 먼저 선택한다. 즉 협측이나 설측 중 특정 치조골 부위에 약간의 열개(dehiscence)가 생기는 것을 감수하고 치은의 중앙에 임플란트를 식립한다.

Chapter 2

임플란트주위염 치료 수술법

임플란트주위염은 세균이 원인인 것으로 알려져 있다. 이러한 세균은 자연치에서 치주염을 일으키는 원인균과 거의 같은 종으로 밝혀지고 있다. 이러한 병원성 세균들은 대체적으로 혐기성 세균으로 치주낭이 깊지 않으면 생존 자체가 불가능하다. 그러므로 필자는 단순한 세균의 침범이 임플란트주위염을 만든다고 생각하지 않고 이러한 병원성 세균이 살 수 있는 혐기성 조건이 형성된 후에 세균이 침범한다고 생각한다.

즉 세균이 침범해서 치주낭이 형성되는 것이 아니고, 치주낭이 먼저 형성되어서 병원성 세균이 서식하고 증식하여 주위 조직으로의 손상으로 이어진다고 생각한다.

1. 치은 절제술

임플란트주위염의 원인이 세균이라고 한다면 치료는 이론적으로 불가능하다고 봐야 한다. 또한 구강내에는 매우 많은 세균이 존재하므로 모든 임플란트가 임플란트주위염에 이환되어야 하고 기껏 치료해봐야 재발해야 한다. 그러나 실제로 구강내에서 일어나는 일은 그렇지 않다.

심겨진 많은 임플란트 중에서 일부만 임플란트주위염이 발생하고, 많은 경우 재발되지 않고 치료가 된다. 그러므로 "임플란트주위염의 원인은 세균이다"라고 단순하게 결론 내릴 수 없다고 생각한다.

구강내에 존재하는 다양하고 많은 세균을 모두 제거할 수 없으며 제거해서도 안 되는 점을 우리 치과의사들은 너무나 잘 알고 있다. 그래서 필자는 세균을 죽이고자 하는 노력을 하지 않고 mucosal seal이라는 방어장벽을 생각해 본다. 즉, 치은 부족이 원인이면 치은 이식을 하든지 임플란트를 제거하고 치은의 중심에 다시 심어야 한다. 그러나 치은이 정상적으로 있는 경우는 상황이 달라진다고 볼 수 있다.

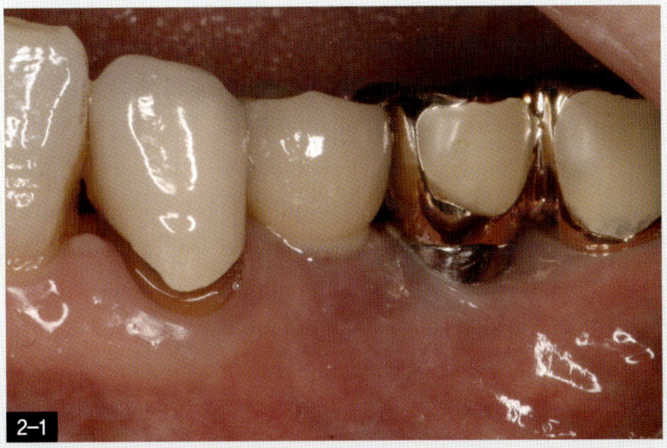
2-1

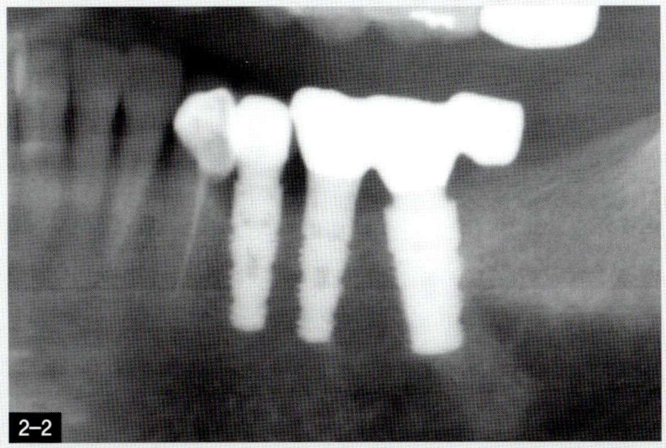
2-2

34번 임플란트에 임플란트주위염이 발생하여 치주낭에서 농이 관찰된다(**그림 2-1, 2**). 원인을 세균으로 보면 항생제 처방과 치주낭 소독을 생각해 볼 수 있다. 그러나 그러한 세균을 감소시키는 방법으로는 치료가 안 된다. 약의 효과가 끝나면 다시 농이 생기기 시작한다.

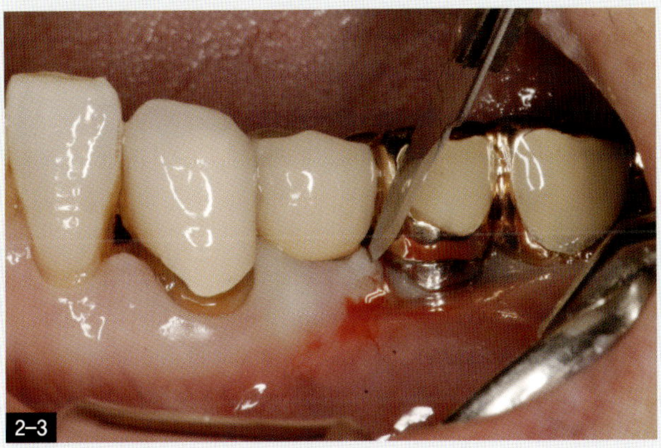
2-3

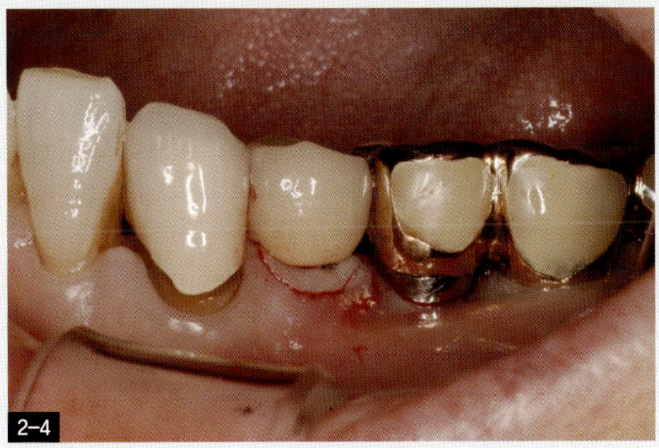
2-4

모든 세균을 제거하는 방법은 있을 수 없으므로 병원성 세균의 서식처인 치주낭을 없애기로 하였다. 탐침 깊이가 4 mm 미만인 경우는 치은 열구라 하고, 4 mm 이상인 경우는 치주낭이라고 한다. 치주낭 깊이가 4 mm 이상인 경우 혐기성 조건이 강화되어 병원성 세균의 분포가 증가한다. 증가된 병원성 세균은 치주염이나 임플란트주위염의 원인이 된다.

정상적 세균에 영향을 주지 않고, 병원성 세균의 증식을 억제하는 방법은 치주낭의 깊이를 줄여서 치은 열구로 만드는 것이다. 마취 후 치은 절제를 위하여 절개를 하였다(**그림 2-3, 4**).

치은의 폭경이 충분하여 일부 절제하는 경우에도 치은이 존재하기 때문에 가능한 술식이다. 치은의 폭경이 좁으면 불가능한 술식이다.

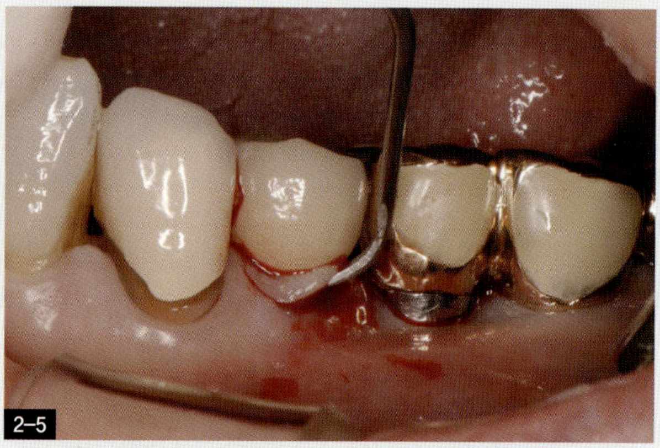

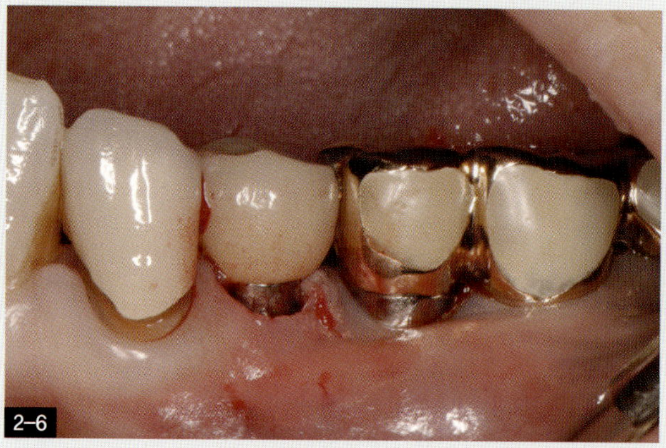

치주 큐렛으로 절개한 치은을 제거하였다**(그림 2-5)**. 34번 임플란트의 치은이 절제된 후 abutment가 노출된 모습을 볼 수 있다**(그림 2-6)**.

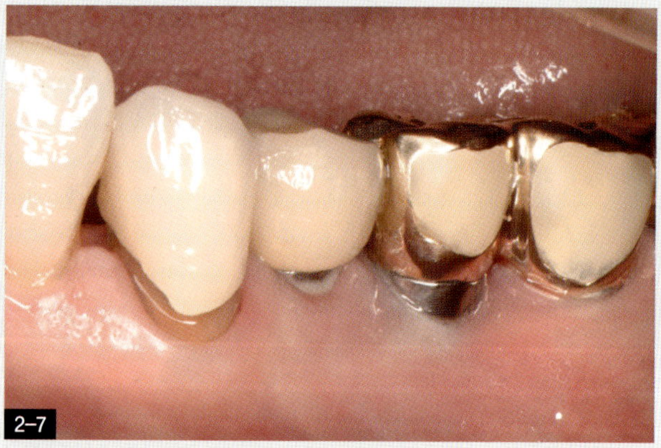

절제 6주 후 치유 모습이다**(그림 2-7)**. 치주낭을 치은 열구로 만든 후 염증은 안 생기고 임플란트주위염은 해결이 되었다. 15년 이상의 세월이 흘렀지만 1회 정도 염증이 생겼고 계속 건강한 치은을 유지하였다.

치은을 절제하여 치주낭의 깊이를 줄여서 병원성 세균의 성장을 억제하는 방법이 임플란트주위염 치료의 한 방법이 될 수 있다고 생각한다. 단, 이 방법은 치은이 풍부하게 존재하는 경우에 한하여 시도해 볼 수 있다.

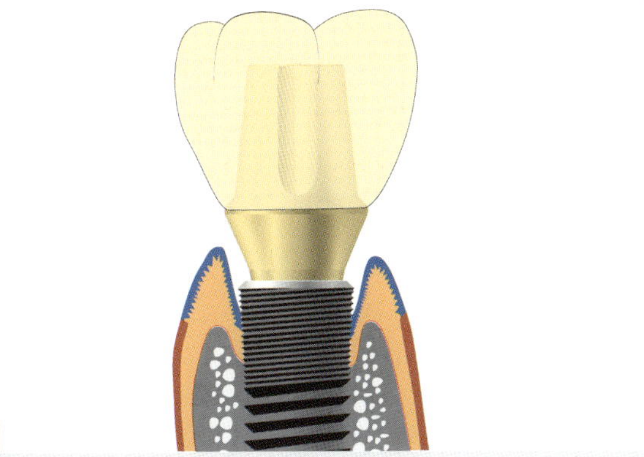

2-8

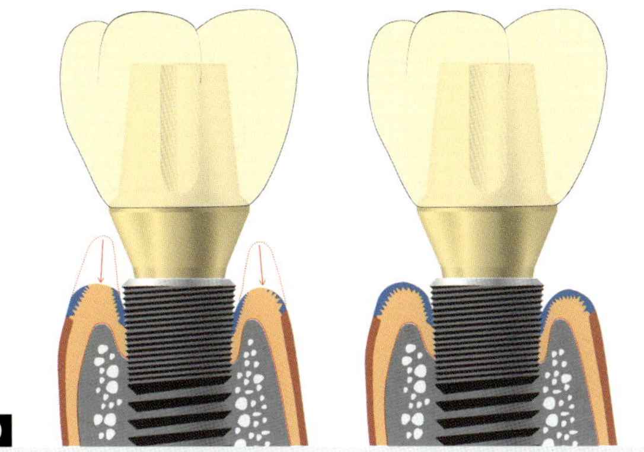

2-9

치주낭이 깊은 경우 이를 줄이는 방법은 2가지가 있다. Gingivectomy와 re-attachment가 그것들이다. 치은 절제술은 아주 간단한 방법으로 치주낭이 깊은 상태에서**(그림 2-8)** 치은의 변연부를 잘라 없애는 것이다**(그림 2-9)**.

절제된 변연 치은은 치유가 되면서 얕은 치은 열구를 형성하고 유지된다. 그러나 많은 경우 절제된 치은은 원래의 모습으로 복원되면서 치주낭이 재형성된다. 치은과 치조골의 두께가 두껍고(Thick bio-type), vitality가 높은 경우 그러한 양상을 띠게 된다.

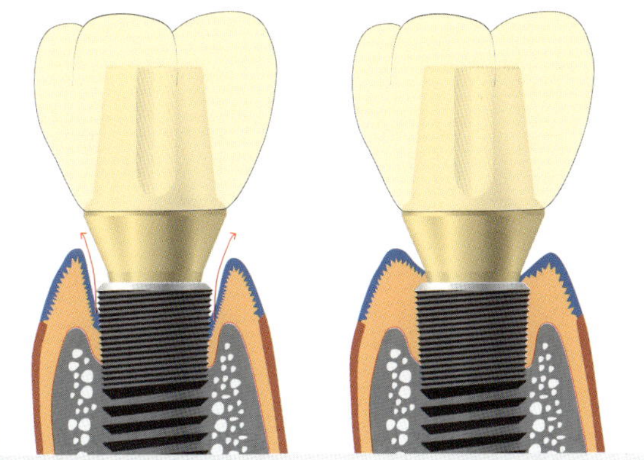

2-10

치주낭의 깊이를 줄이는 또 하나의 방법이 re-attachment를 형성하는 것이다**(그림 2-10)**. 자연치에서 re-attachment는 거의 불가능하다고 봐야 한다. 자연치에서 re-attachment를 이룩하기 위해서는 치근에 cementum이 재생되어야 하는데 이는 거의 불가능에 가깝기 때문이다.

임플란트에서는 오염된 임플란트 표면의 청소만 깨끗하게 된다면 비교적 쉽게 가능하다. 자연치와는 달리 re-attachment에 필요한 cementum의 재생이 필요하지 않기 때문이다(**그림 2-10**에서 상피세포 부착의 위치가 치주낭 바닥에서 그 상부로 다시 위치되었다. 이를 재부착, re-attachment라고 한다).

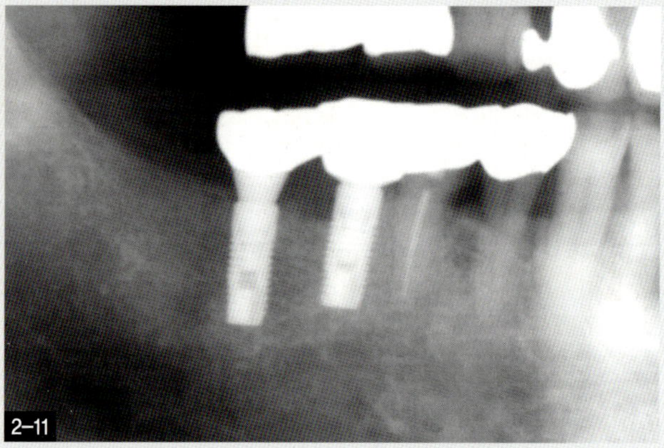
2-11

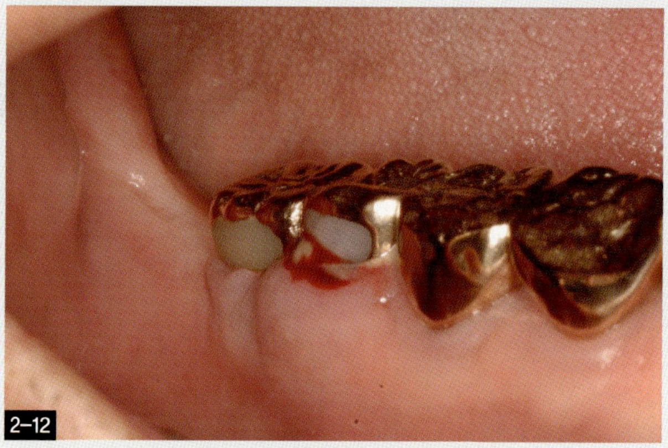
2-12

46번 임플란트에 임플란트주위염이 발생하였다. 치조골 소실과 치은의 부종이 관찰된다**(그림 2-11, 12)**. 세균의 침범과 함께 깊은 치주낭이 형성되었을 것으로 진단하였으나 치주낭에 대한 처치보다는 세균에 대응하는 치료법을 써 보기로 하였다.

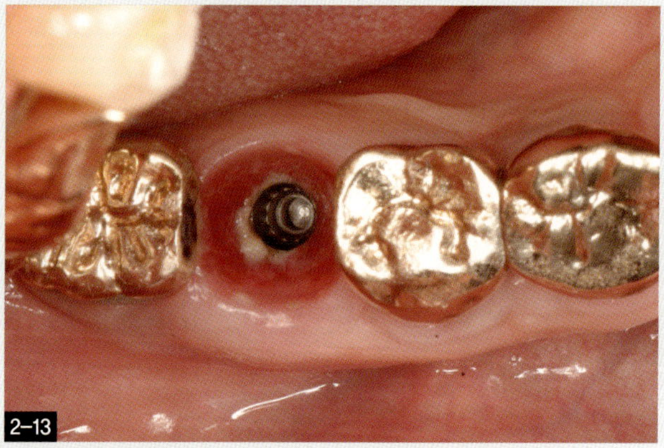
2-13

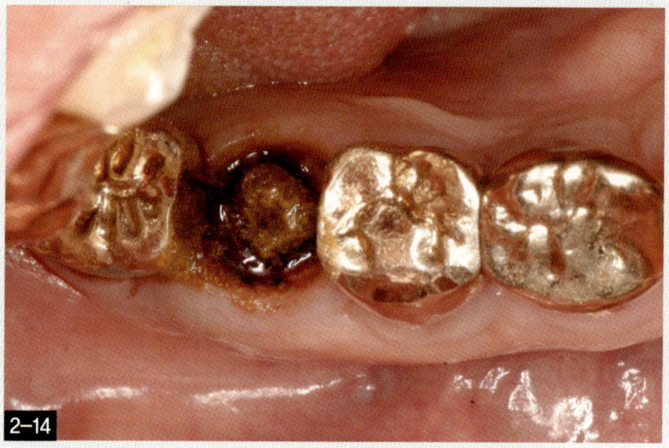
2-14

세균이 원인이라는 고전적 생각에 바탕을 두고 직접적으로 세균을 죽일 수 있는 tetracycline을 적용하였다. 플라그가 내부에 많이 있음을 볼 수 있다**(그림 2-13)**.

임플란트 보철 제거 후 tetracycline 캡슐을 까서 생리 식염수를 섞어 cotton pellet으로 임플란트 치주낭에 직접 도포하였다 **(그림 2-14)**.

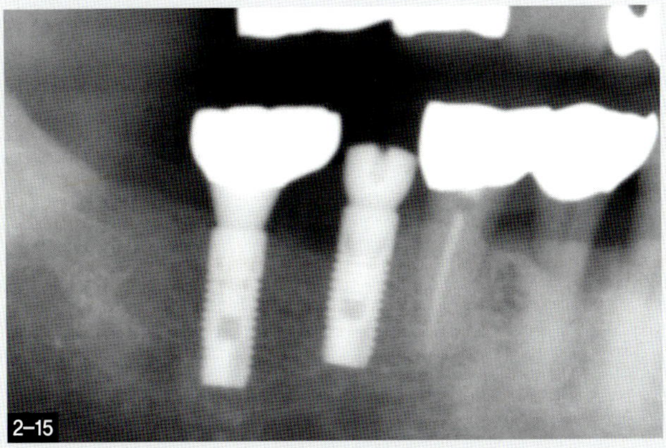
2–15

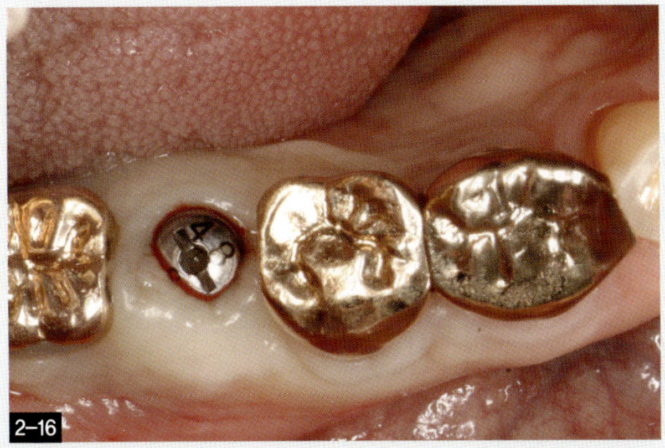
2–16

문제는 해결되지 않고 임플란트주위염은 재발하였다. 세균을 직접 죽이는 방법으로는 염증이 해결되지 않은 것이다. 약물의 효과는 일시적이었고 치은의 부종은 계속 존재하였다. 결국 치주낭을 줄이는 방법이 사용되어야 한다고 판단되어 마취 후 치은 절제술을 준비하였다**(그림 2–15, 16)**.

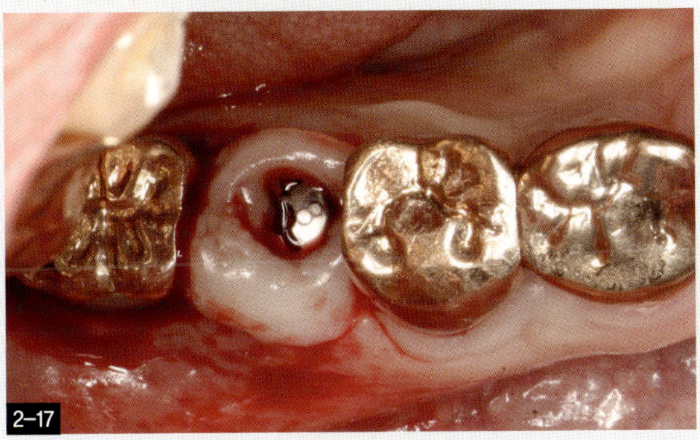
2–17

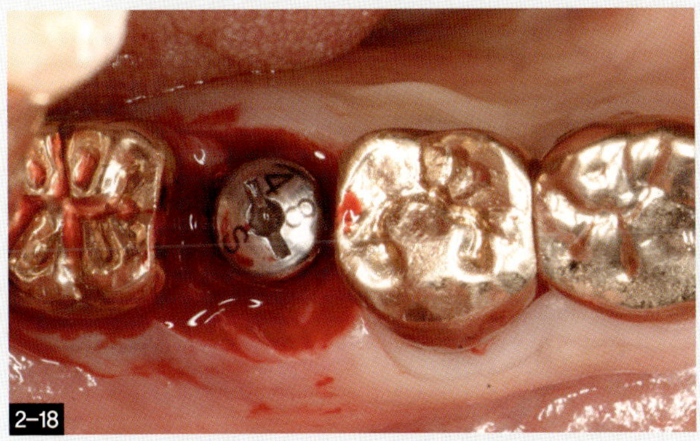
2–18

변연 치은을 절개하여 절제하였다**(그림 2–17, 18)**.

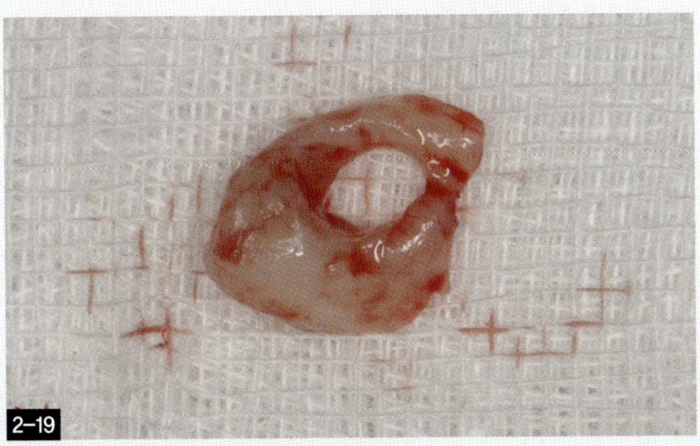
2–19

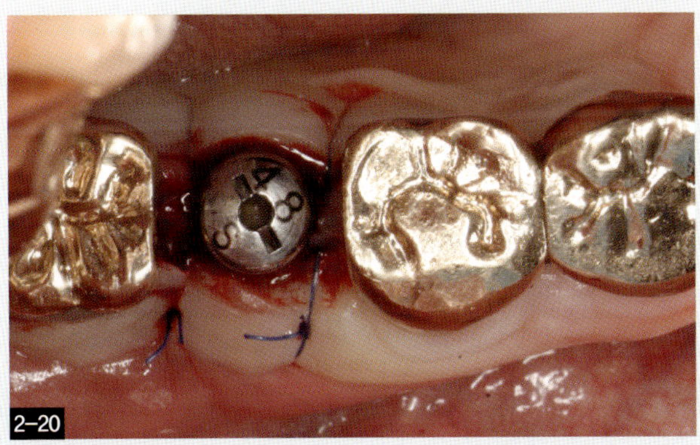
2–20

절제된 치은과 출혈을 막기 위해 봉합을 한 상태를 볼 수 있다**(그림 2–19, 20)**.

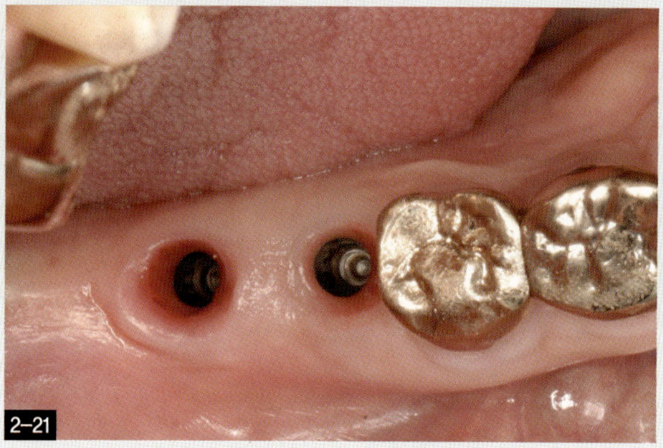
2-21

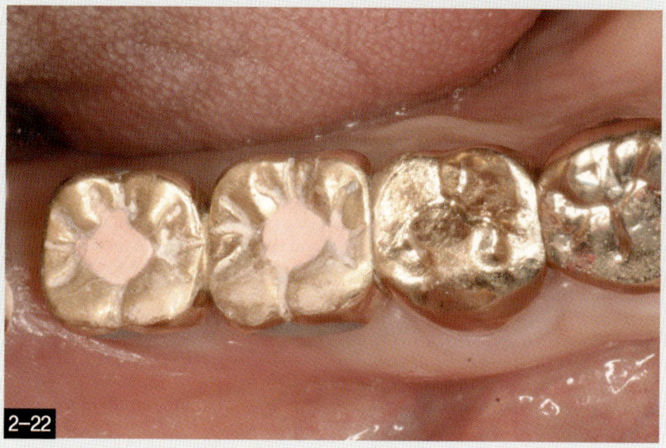
2-22

Tetracycline을 직접 도포하여도 치은 부종이 해결되지 않았는데 치은 절제술로 아주 간단히 치은 부종이 해결되면서 마치 임플란트주위염이 치료되는 듯 보였다. 임플란트주위염이 없어지면서 치은은 다시 건강한 모습을 되찾았다**(그림 2-21)**.

문제가 모두 해결되었다고 판단되어 보철도 새로 완성하였다**(그림 2-22)**.

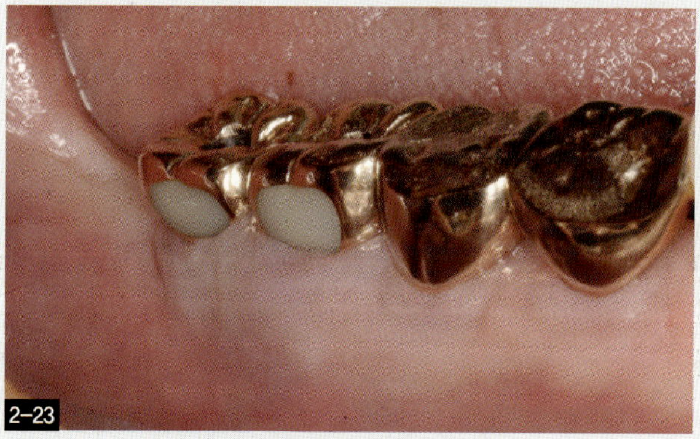
2-23

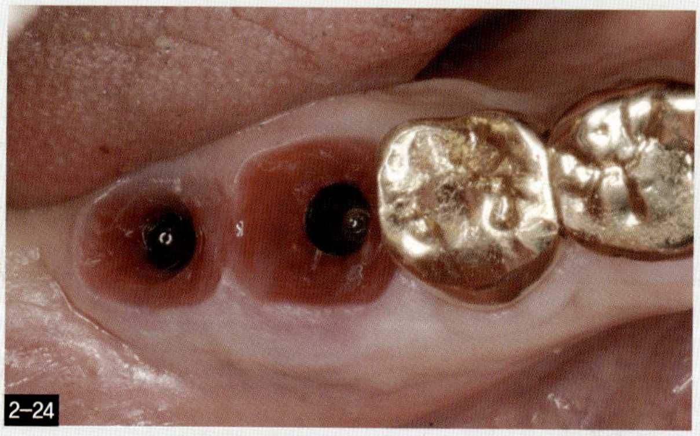
2-24

그러나 몇 달 지나지 않아서 임플란트주위염은 재발하였다. 치은 절제술로는 해결이 안 되고 치은이 부어서 다시 깊은 치주낭이 형성되었다**(그림 2-23, 24)**.

치은 절제술로는 모든 임플란트주위염을 치료할 수 없다는 점이 밝혀진 것이다. 이제 필자는 계속 고민을 하게 되었다.

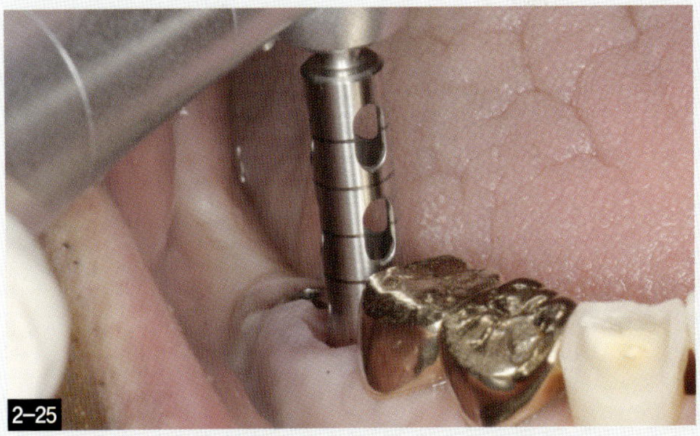

2-25

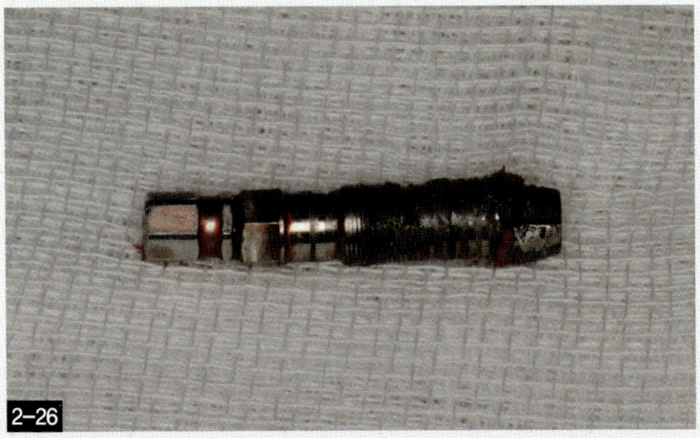

2-26

환자가 재발한 임플란트주위염에 대하여 거칠게 항의를 하여, 어쩔 수 없이 확실한 방법으로 해결하였다. 임플란트주위염을 치료하기 위한 많은 시도가 있지만 가장 확실한 방법은 임플란트의 제거이다**(그림 2-25, 26)**. 그러나, 매번 임플란트주위염이 발생할 때마다 임플란트를 제거할 수도 없고 임플란트주위염의 원인과 해결책을 제시하는 것도 아니므로 우리는 임플란트주위염의 원인과 치료법에 대하여 고민하여야 한다.

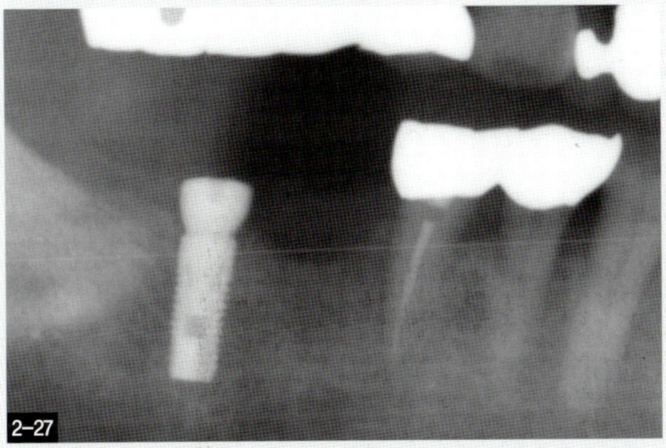

2-27

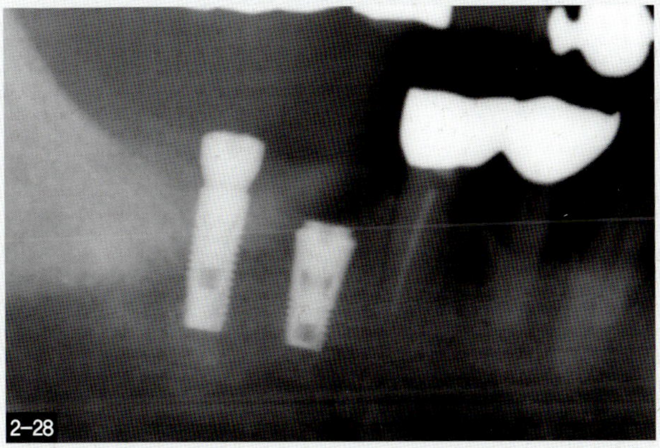

2-28

임플란트 제거 후 치조골이 치유되기를 약 3개월 기다렸다. 치조골의 치유가 어느 정도 이뤄진 후 새로운 임플란트가 식립되었다**(그림 2-27, 28)**.

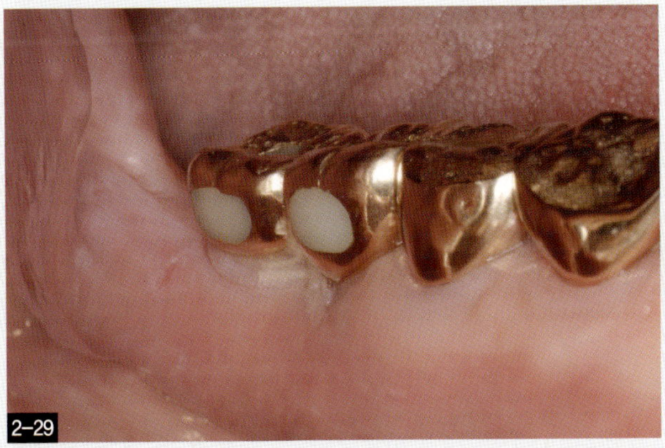

2-29

새로운 임플란트를 식립하여 모든 문제를 해결하였다**(그림 2-29)**. 그러나 임플란트 주위 치주낭 깊이를 줄이는 새로운 수술법이 개발되어야 한다.

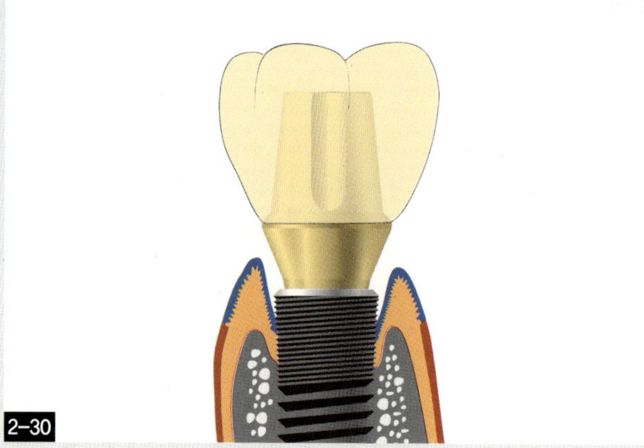

2-30

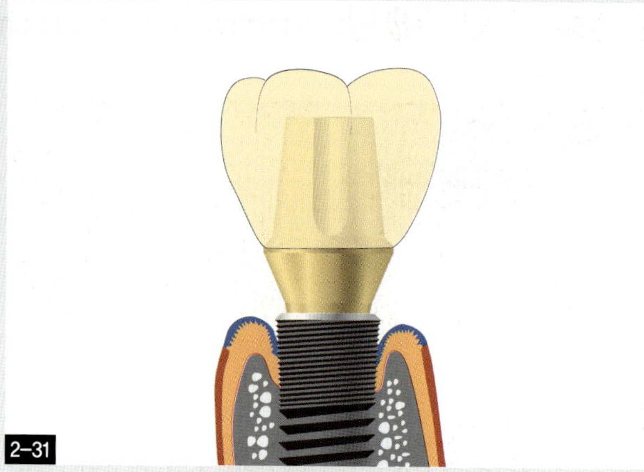

2-31

변연 치은의 절제는 치주낭을 줄이고 줄어든 치주낭은 그대로 유지될 거라고 상상했지만 그렇지 못했던 것이다**(그림 2-30, 31)**.

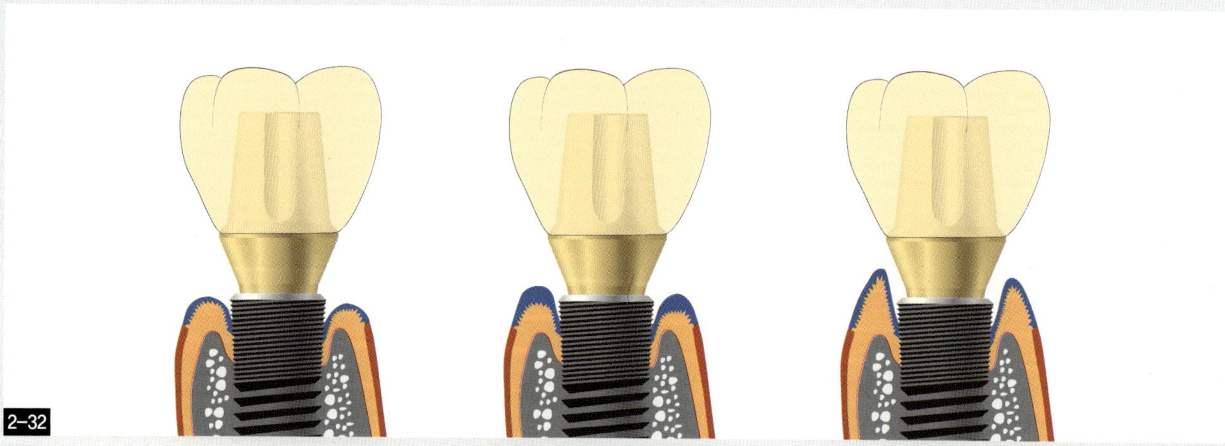

2-32

필자의 상상과는 다르게 절제된 변연치은은 서서히 원래의 모양을 되찾고 치주낭은 원래대로 깊어져 버렸던 것이다**(그림 2-32)**. 필자는 치주낭을 줄이는 방법을 찾아야 했고 어떤 책이나 강의에서도 본 적이 없었으므로 필자 스스로 창의적으로 찾아야만 했다. 이제 그 방법에 대하여 얘기를 해보려 한다.

2. 상피 고립 수술법(Epithelial isolation Technique)

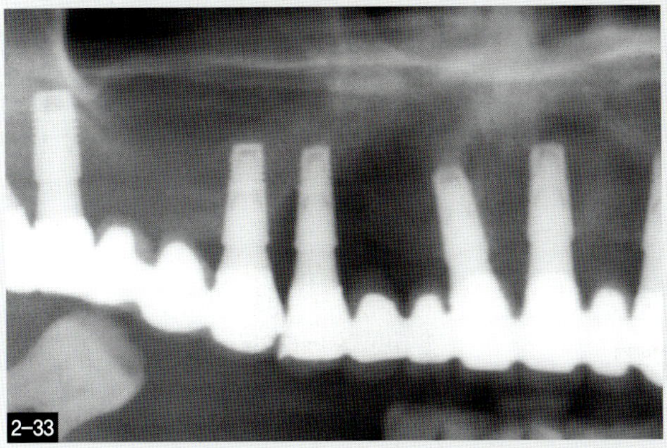
2-33

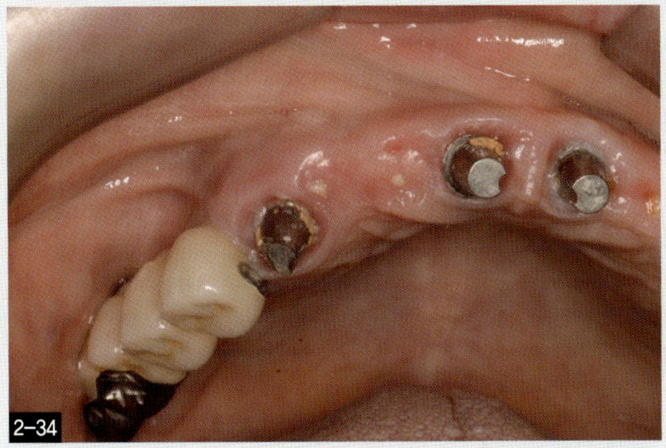
2-34

14번 임플란트에 주위염이 발생하였다. 필자가 오랜 고민 끝에 생각한 치주낭을 없애는 새로운 수술법을 시도해 보기로 하였다(**그림 2-33, 34**).

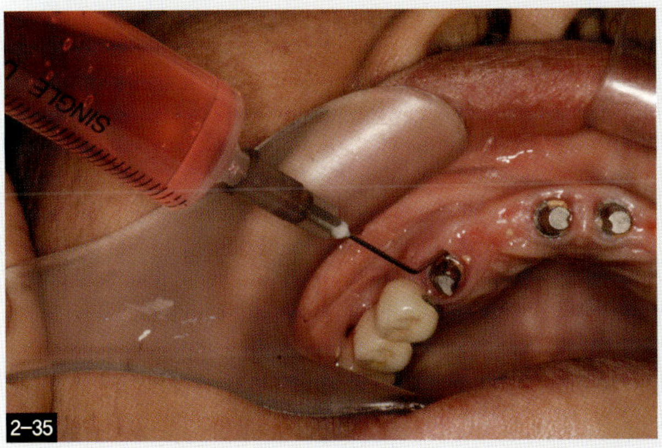
2-35

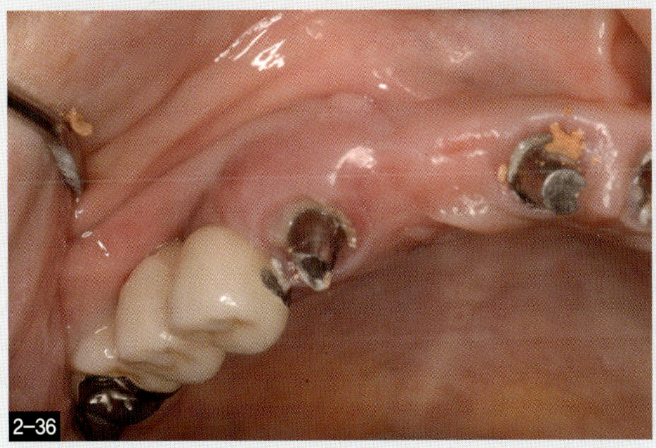
2-36

기본적으로 세균을 없애는 방법을 시도해 보았으나 전혀 효과가 없었다(**그림 2-35, 36**). 임플란트주위염은 비외과적 치료법으로 치료될 수 없다는 평범한 진리를 확인하였다.

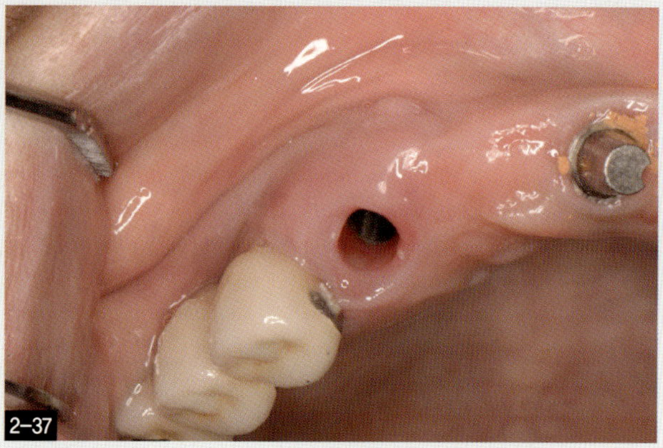
2-37

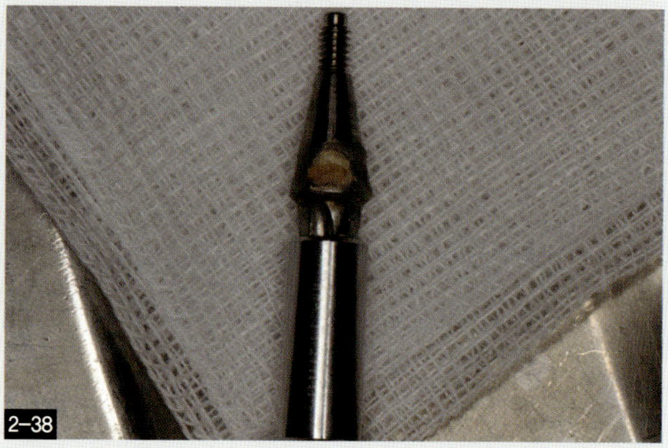
2-38

임플란트주위염의 원인이 궁금하여 지대주를 제거해 보았다. **그림 2-38**에서 보는 바와 같이 치은 하방 지대주 주변으로 잔류 접착제가 다량으로 발견되었다. 이 증례의 경우 잔존 접착제가 임플란트주위염의 원인이라고 판단된다. 임플란트 치료 계획을 세움에 있어서 잔존 접착제를 어떻게 제거할지에 대한 고려도 필요하다고 생각한다.

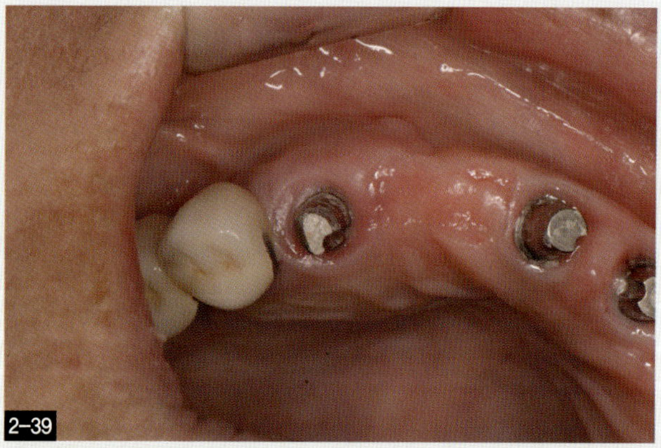
2-39

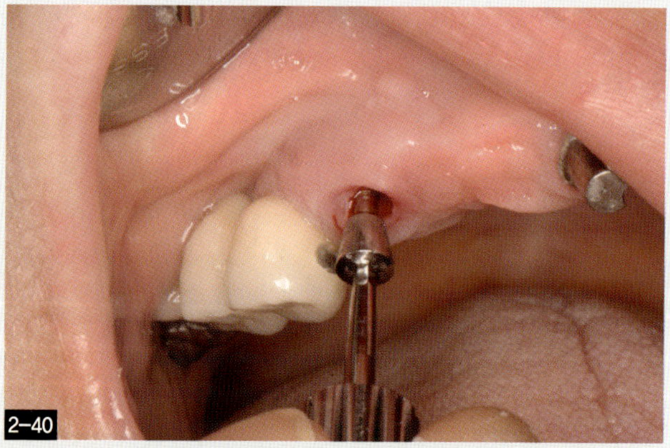
2-40

자연치의 경우 치주염의 원인이 되는 치석과 치태를 제거하면 치은의 염증을 없앨 수 있다. 그런 개념으로 지대주에 잔류하는 접착제를 제거하였지만 치은의 염증은 없어지지 않았다. 한 번 임플란트주위염이 형성돼 버리면 원인을 제거하더라도 저절로 치유되지 않음을 볼 수 있다. 임플란트 표면이 세균으로 오염되고 임플란트 주위에 치주낭이 형성되어 있어 그러하다고 본다**(그림 2-39)**.

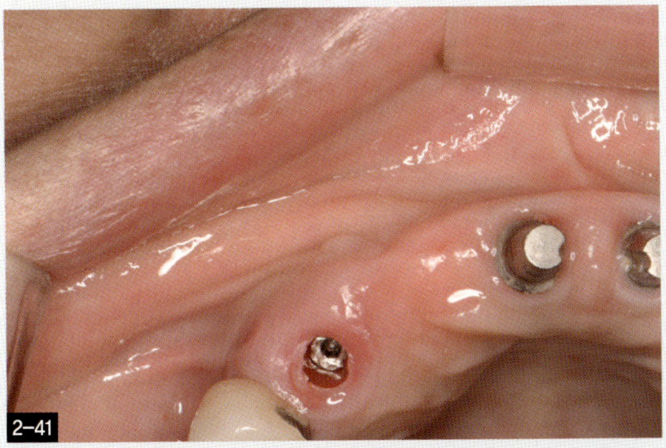
2-41

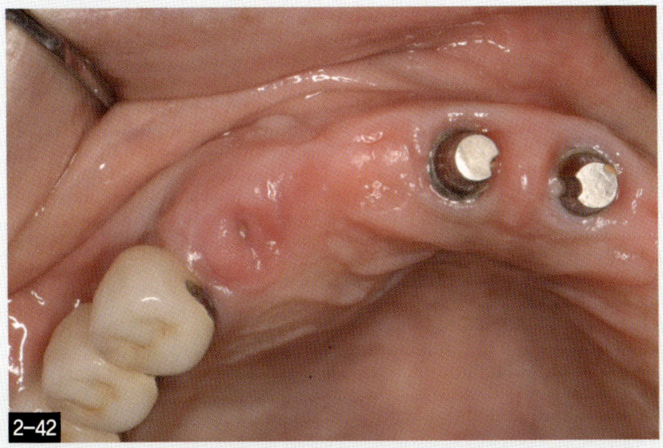
2-42

새로운 수술법을 사용하기 위하여 지대주를 제거하고 cover screw를 체결하였다(**그림 2-40~42**). **그림 2-43**은 교체 후 약 6주 모습으로 연조직이 임플란트 부위를 덮고 있음을 볼 수 있다.

지대주를 제거하고 cover screw를 넣는 경우, 이 부위는 다시 연조직으로 덮이는데 이는 fixture top의 위치 그리고 연조직의 두께에 좌우된다. Fixture top이 높게 위치되면 연조직으로 잘 덮이지 않는다. 또한 연조직이 얇아도 안 덮이는 경향이 있다.

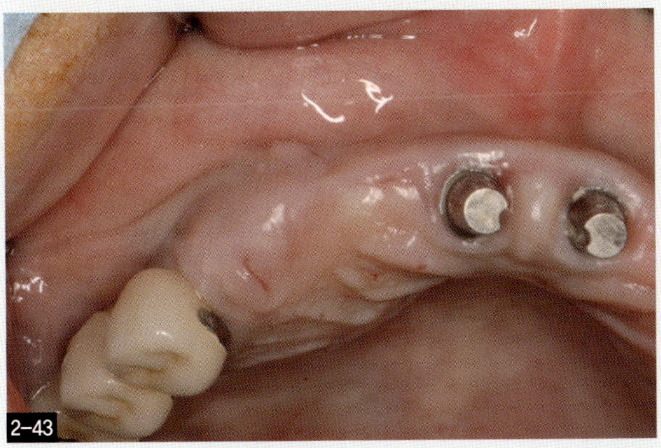
2-43

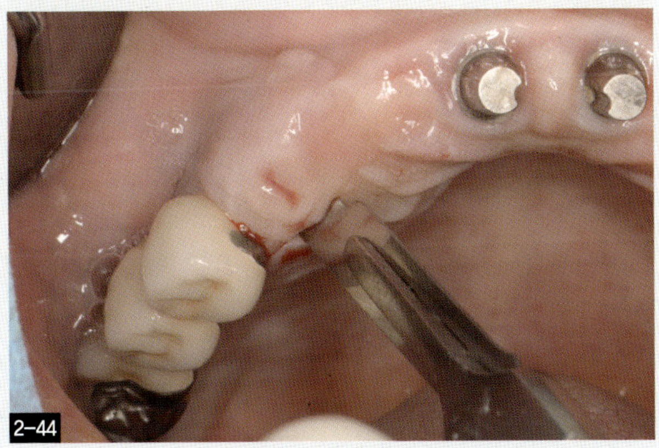
2-44

Cover screw로 교체 약 6주 후 그림과 같은 수술을 시도하였다(**그림 2-43**). 절개는 지대주가 관통했던 치은을 가급적 포함하지 않는 것이 좋다(**그림 2-44**).

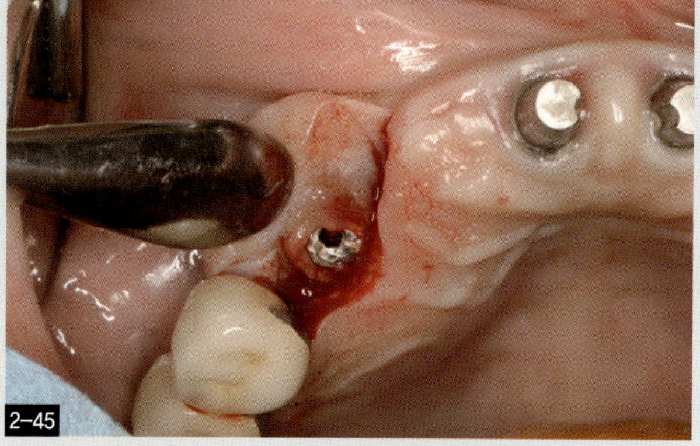

2-45

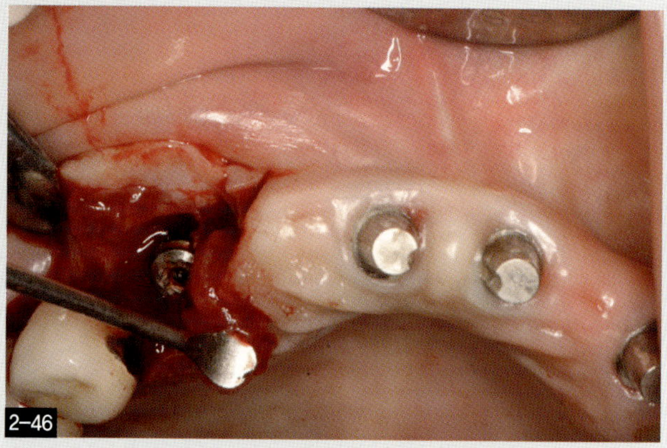

2-46

치은 판막 거상 후 육아조직을 제거하고 있다. 육아조직에 직접적으로 큐렛을 쓰면 한 덩어리로 제거되지 않으니 치조골을 긁는 느낌으로 제거하는 것이 좋다**(그림 2-45, 46)**.

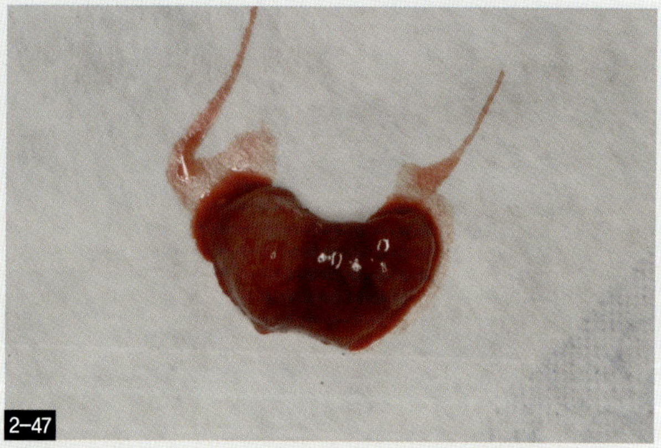

2-47

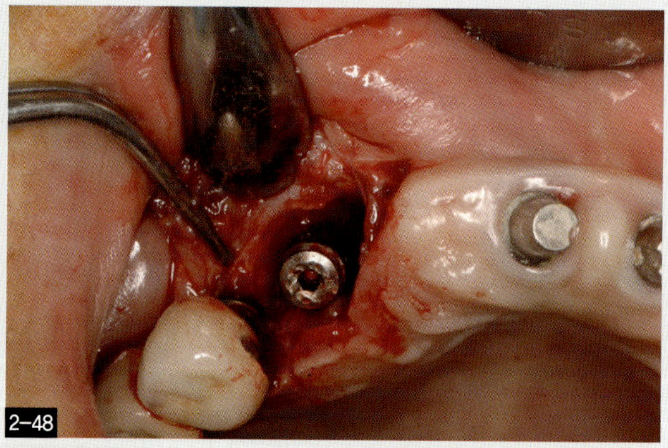

2-48

한 덩어리로 육아조직이 잘 제거된 모습을 볼 수 있다. 육아조직 내부에는 세균이 존재하고 이러한 세균들은 Bio-film을 형성하고 있어서 환자가 항생제를 복용해도 별 효과가 없다. 그러므로 수술적 방법을 통하여 육아조직을 제거해 주는 것이 좋다 **(그림 2-47)**.

임플란트 표면은 세균에 의하여 오염되어 있다고 판단된다. 임플란트 표면이 치주낭 내부에 존재하면 세균에 의한 오염은 피할 수가 없다**(그림 2-48)**.

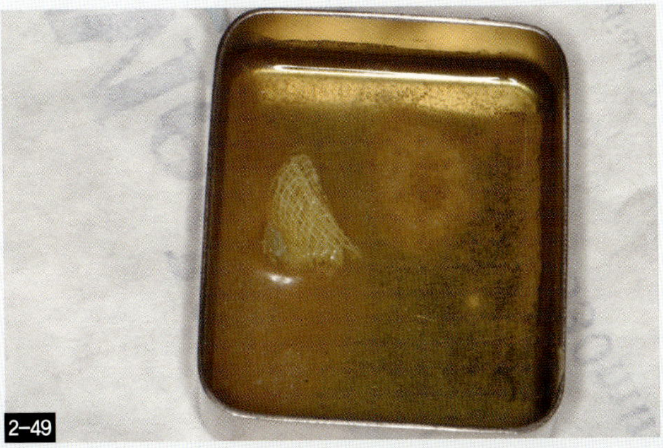
2-49

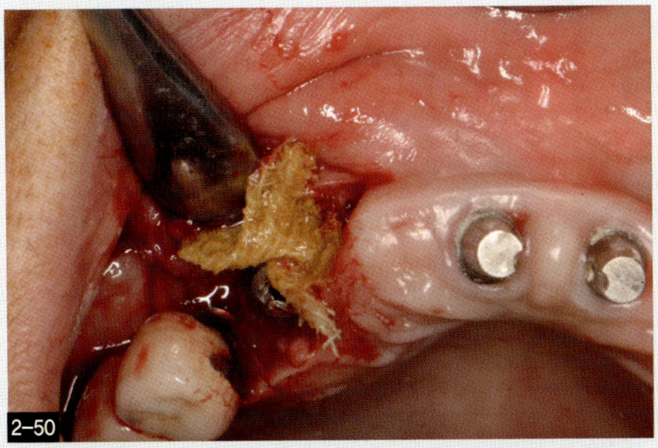
2-50

임플란트 표면을 청소하는 것은 매우 중요한데 에칭 없이 샌딩처리된 표면은 tetracycline만으로 충분하기도 하다. Tetracycline 캡슐을 까서 생리 식염수를 타 수용액을 만든다**(그림 2-49)**. 조그맣게 절단된 거즈에 tetracycline 수용액을 묻혀서 약 5분간 도포한다**(그림 2-50)**.

Tetracycline은 염(salt)의 형태로 제조되어 있어 수용액 상태에서 염산이 유리된다. 이러한 염산은 임플란트 표면을 살짝 에칭시킴과 동시에 오염 물질을 제거하면서 표면 거칠기를 줄여준다.

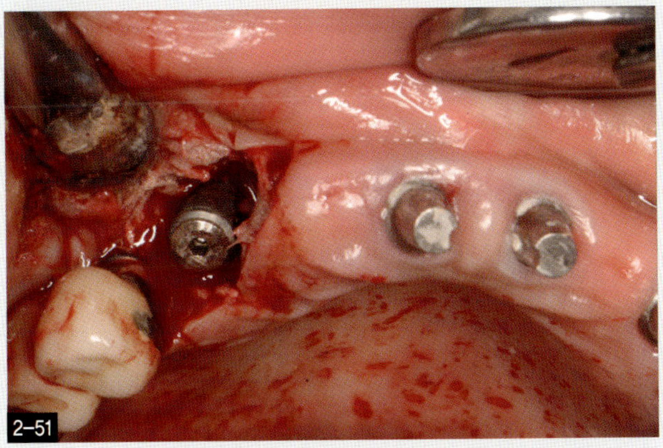
2-51

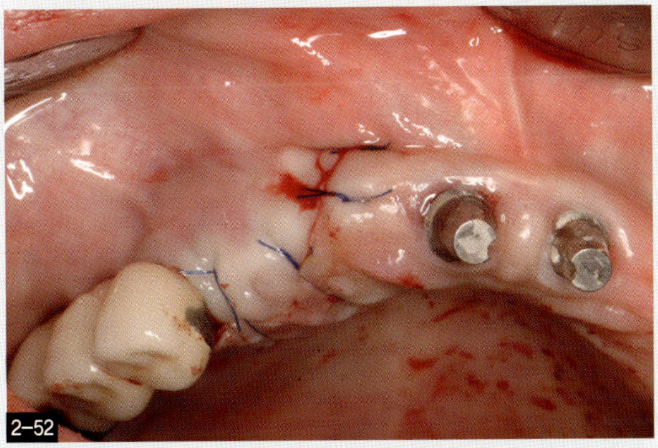
2-52

Tetracycline 수용액은 티타늄 임플란트에만 작용되는 것이 아니고 주위 생체조직에도 작용하여 화학적 화상을 만든다. **그림 2-51**에서 치은 조직에도 화상이 생겨 있음을 볼 수 있다**(그림 2-51)**. 임상적으로 이러한 화학적 화상은 치유에 장애 요소가 되지는 않는다.

그림 2-52에서 보는 바와 같이 골이식 없이 봉합을 한다. 필자가 골이식을 하지 않는 이유는 이러한 수술법의 치유를 잘 관찰하기 위함이다. 골이식을 하는 경우에는 엑스레이 상에서 자가골이 잘 차는 것인지 아니면 이식골의 모습인지 알 수가 없어서 수술이 잘 된 것인지 아닌지를 확인하기 어렵다.

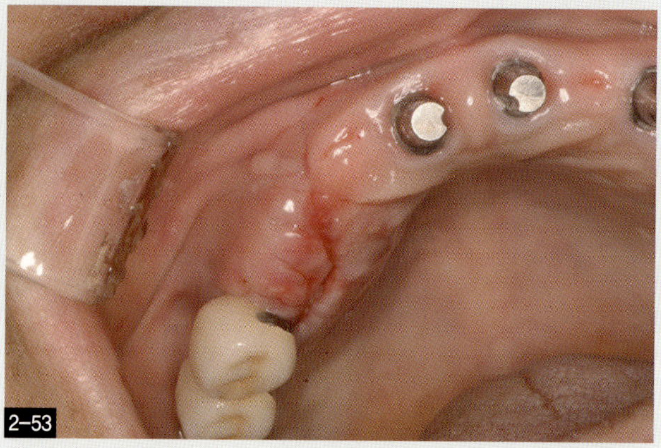
2-53

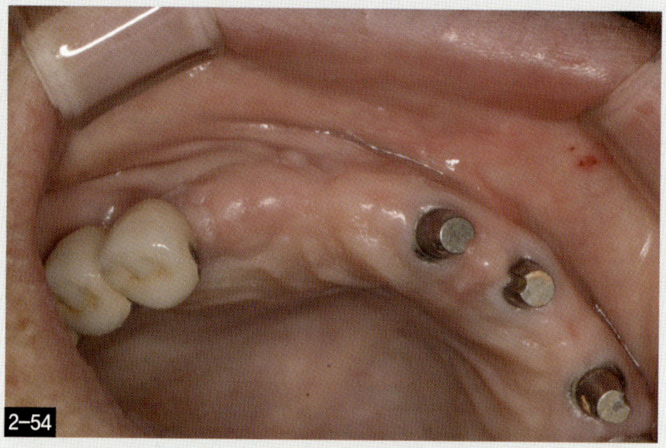
2-54

치유가 잘 이뤄지고 있다. 수술 2주 후 모습과**(그림 2-53)** 6주 후 모습이다**(그림 2-54)**. 임플란트주위염을 일으키는 세균을 완전히 제거하는 것은 불가능하다. 그래서 병원성 세균이 살 수 없도록 치주낭의 깊이를 줄이는 것을 목표로 이러한 수술이 이루어진다.

치은 절제술로 임플란트 주위 치주낭을 없애는 경우 대부분 재발한다. 상피 세포가 치조골 내로 깊게 내려가기 때문에 이러한 치주낭 재발이 발생한다고 여겨진다.

치주낭의 재발을 막기 위해서는 치조골 속에 자라 들어간 상피세포의 퇴화가 필요하다. 위의 그림처럼 육아조직 제거 후 임플란트 표면 청소를 하고, 다시 판막을 덮게 되면 혹시라도 상피 조직이 남아 있어도 이는 퇴화되어 사라진다.

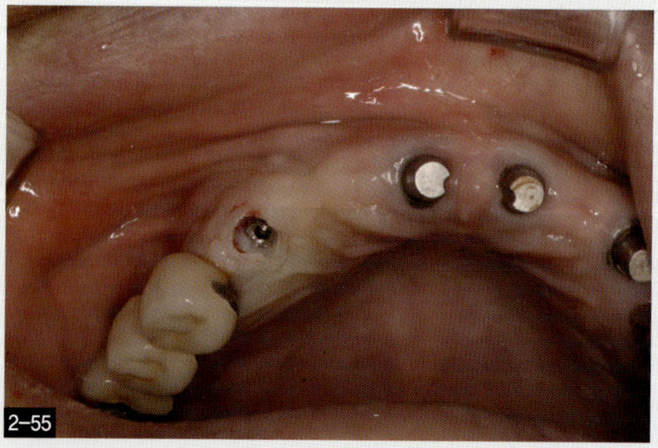
2-55

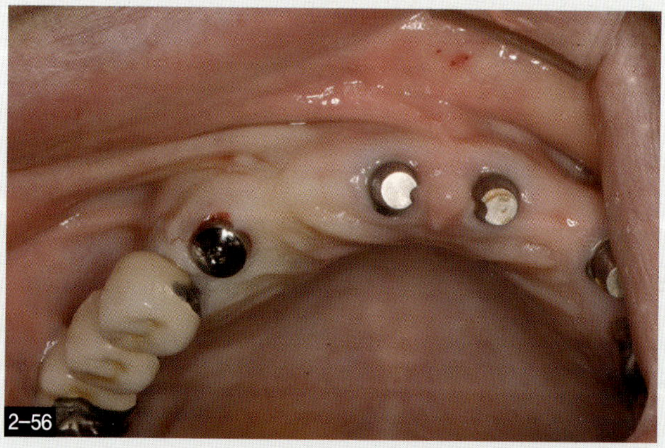
2-56

치유 초기에 임플란트주위염으로 인한 치조골의 빈 공간은 결합조직으로 차게 된다. 다시 이차수술을 통하여 치유 지대주를(healing abutment) 연결하여도 내부의 결합조직에 염증이 없으므로 상피 세포는 하방 증식을 하지 않는다. 즉 치주낭은 없어지고 상피세포 부착은 임플란트(fixture)가 아닌 지대주(abutment)에 형성된다. 만약 임플란트 표면에 오염 물질이 남아있게 되면 결합조직에 염증이 생기고 그러한 염증은 상피세포의 하방 증식을 유도하여 치주낭이 다시 깊어지게 되어 임플란트 주위염이 재발한다. 그러므로 임플란트 표면의 청소는 매우 중요하다.

치은 속에 남아 있던 치주낭을 형성하던 상피는 모두 퇴화되어 사라졌다고 생각되어 다시 2차 수술을 하고 치유지대주(healing abutment)를 체결하였다**(그림 2-55, 56)**.

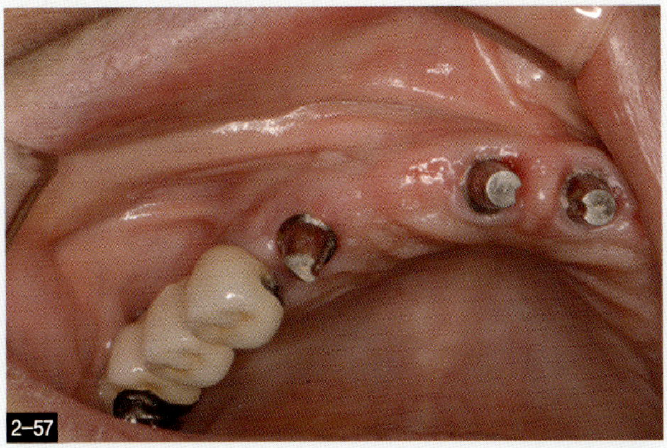

2-57

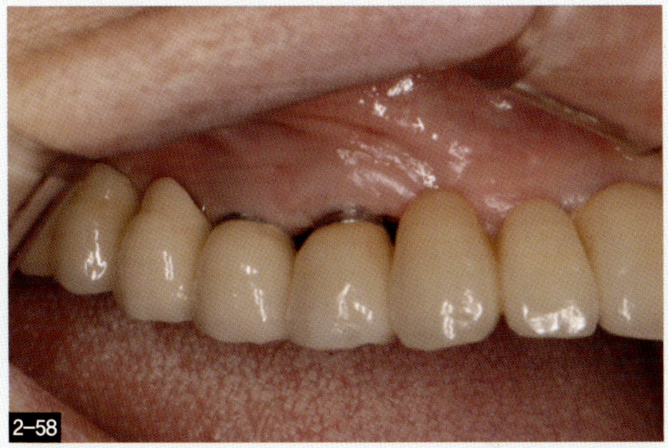

2-58

임플란트주위염은 해결되고 치은의 염증도 사라져서 다시 기존 보철물을 재접착하였다. 지대주(abutment)는 기존 보철물에 사용되던 것을 그대로 사용하였다**(그림 2-57, 58)**. 자연치에서 시도되던 재부착(re-attachment)을 임플란트에서 달성한 것이다. 치주낭의 상피세포 부착을 치관 쪽으로 이동시켜 치주낭의 깊이를 줄이는 시도가 성공하였다.

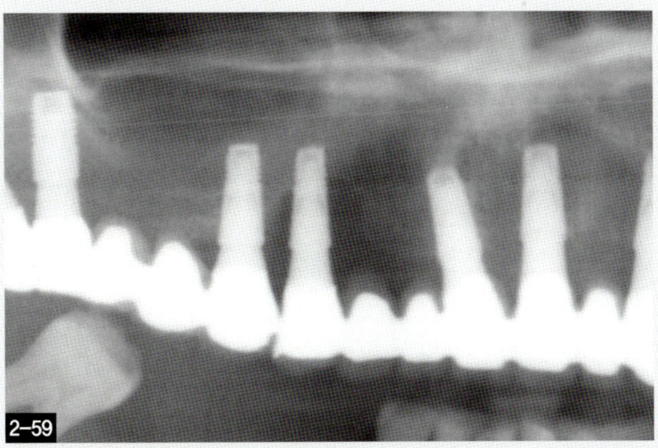

2-59

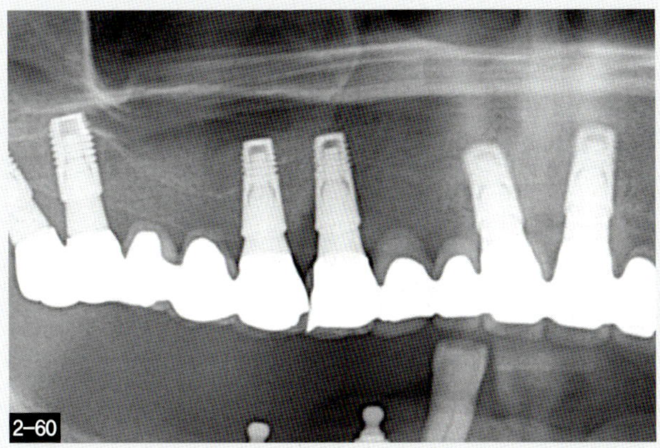

2-60

그림 2-59는 임플란트주위염이 발생한 시점이고, **그림 2-60**은 수술 후 11년이 지난 방사선 모습이다. 치조골이 많이 재생되었음을 볼 수 있다. 수술 시 사진**(그림 2-51)**에서 확인한 바와 같이 임플란트주위염으로 인하여 치조골이 많이 녹았지만 그 형상은 골내 결손부(contained defect)였다. 자가골로 둘러 싸인 결손부는 자가골로 차는 것이 생체의 반응이다.

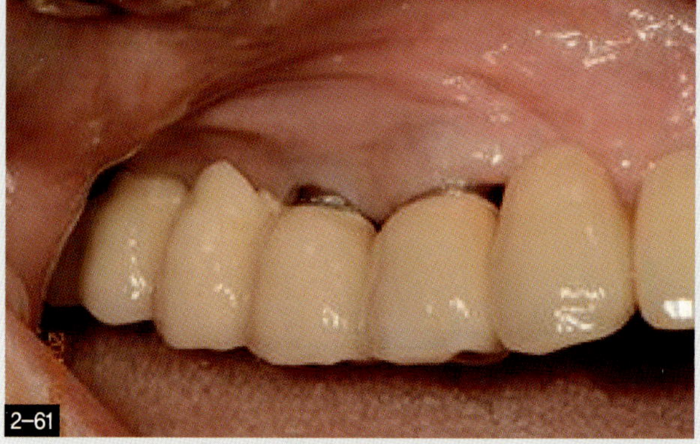

2-61

수술 8년 후 모습이다(**그림 2-61**). 치은에 염증이 없고 치은 퇴축이 조금 일어난 모습을 볼 수 있다. 수술 이후 환자는 한 번도 염증이 발생하지 않았다.

임플란트주위염 치료의 방법으로 치주낭의 깊이를 줄인다고 할 때 위와 같은 수술법은 아주 효과적이다. 이러한 수술법의 핵심은 치조골 깊이 하방 증식한 상피 조직의 퇴화이다(외과적 수술 시에 상피조직을 완벽히 제거할 수 없기에 퇴화를 통하여 제거한다). 따라서 이러한 수술법을 필자와 동료들은 상피 고립 수술법 (Epithelial Isolation Technique)이라고 부른다.

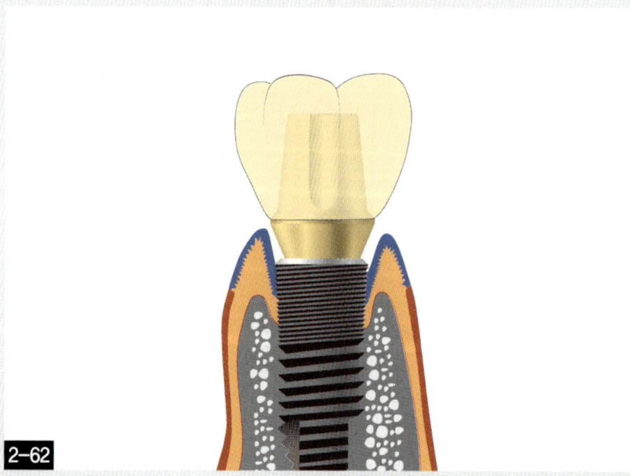

2-62

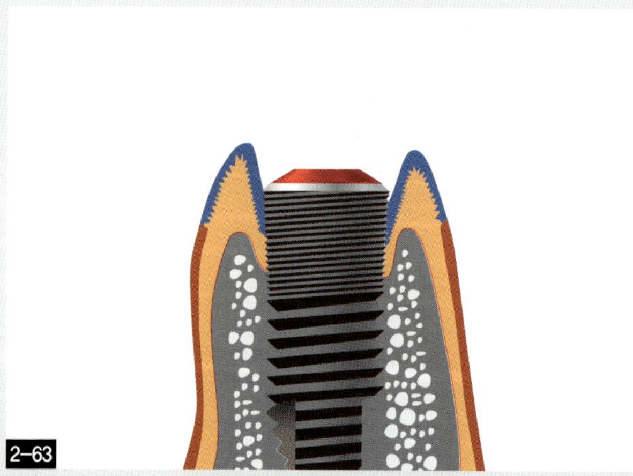

2-63

임상 시술과 설명만으로 쉽게 개념을 인지하기 어려우므로 그래픽으로 설명을 하고자 한다. 우선 지대주와 보철물을 동시에 제거하고 cover screw를 체결하게 되면 개통된 치은은 다시 정상 치유가 되어 임플란트는 덮이게 된다(**그림 2-62~64**).

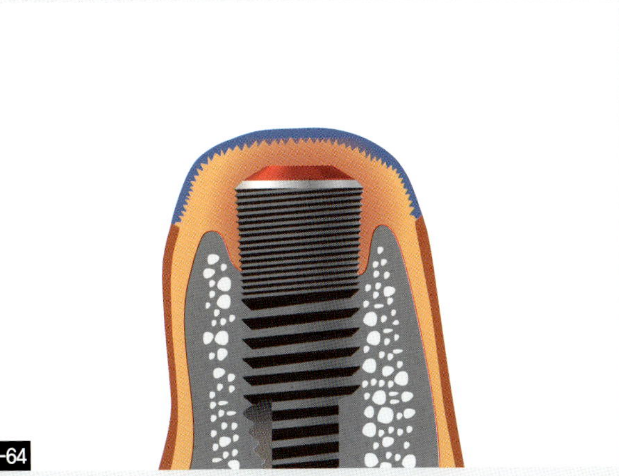

2-64

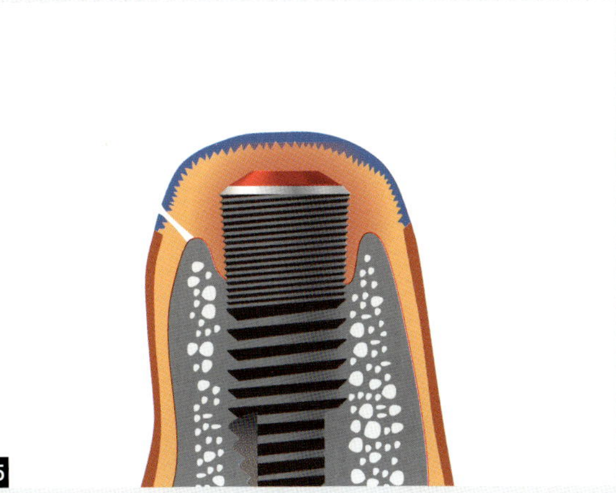

2-65

덮인 치은 속에는 여전히 감염과 염증은 존재하게 되고 이는 외과적 술식으로 제거되어야 한다(**그림 2-64**). 또한 이 속에는 치주낭을 이루던 상피 조직도 존재한다고 봐야 한다. 염증 조직과 상피조직은 외과적 수술을 통하여 제거되지만 모든 상피 조직의 세포 하나하나까지 완벽히 제거되었다고 장담하기 어렵다(**그림 2-65~67**).

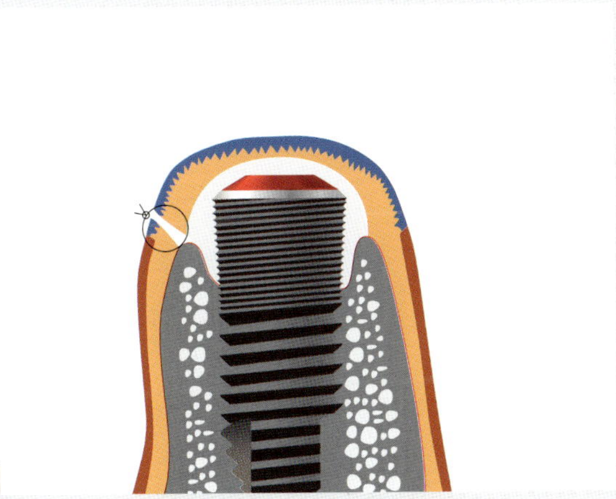

2-66

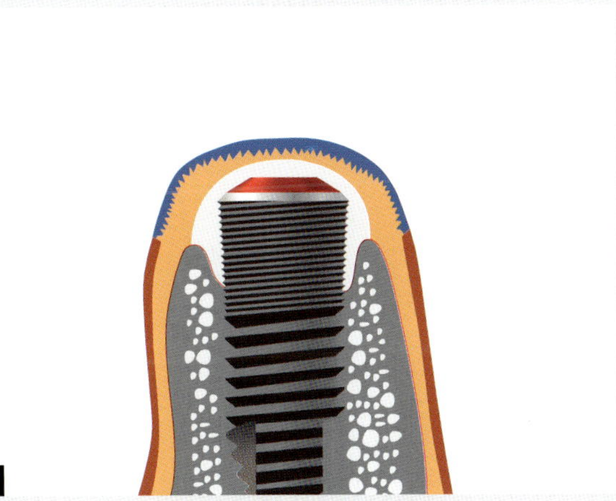

2-67

염증조직의 제거 및 상피조직의 제거와 더불어서 임플란트 표면은 반드시 깨끗하게 청소되어야 한다. 필자가 보여주는 임상 증례는 스웨덴에서 만들어진 Astra 임플란트가 사용되었다. 아스트라 임플란트는 표면이 RBM과 비슷한 Tioblast 표면이다.

이것은 Titanium oxide particle을 Blasting한 표면으로 SLA처럼 미세한 벌집 구조를 갖지 않는다. 즉 세균이 미세하게 표면 내로 침투가 어려운 구조를 갖고 있다. 하여 필자는 표면 청소를 위해서 과도한 기계적 삭제를 하지 않고 tetracycline 수용액을 사용하였다.

생체 조직 퇴화의 마지막 단계는 석회화이다. 임플란트 표면의 오염도 시간이 오래되면 표면에 석회화 잔류물이 형성될 수 있는데 이때에는 기계적 삭제가 필요하다.

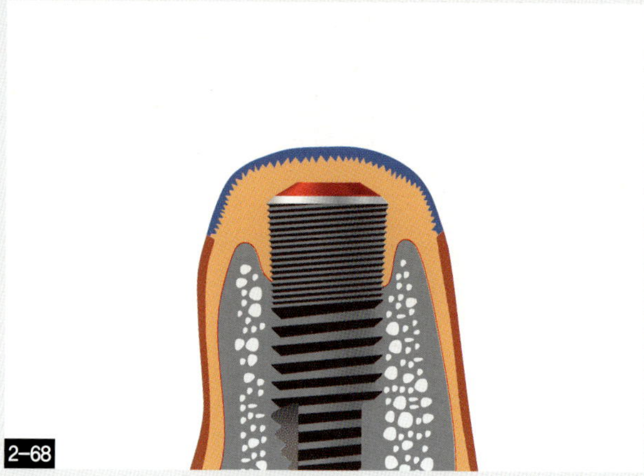

2-68

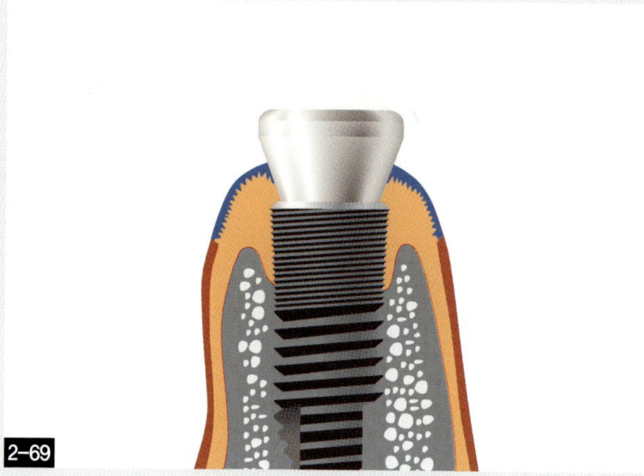

2-69

염증조직과 잔류 상피 세포를 제거하고 임플란트 표면의 오염이 청소된 경우 빈 공간은 염증이 없는 건강한 결합조직으로 채워지고 혹시라도 상피 세포가 잔류하게 되면 이는 계속 퇴화의 과정으로 사라지게 된다. 연조직의 치유는 보통 6주 정도 걸리므로 수술 후 6주에 정상적 이차수술을 하여 치유지대주(healing abutment)를 체결한다**(그림 2-68, 69)**.

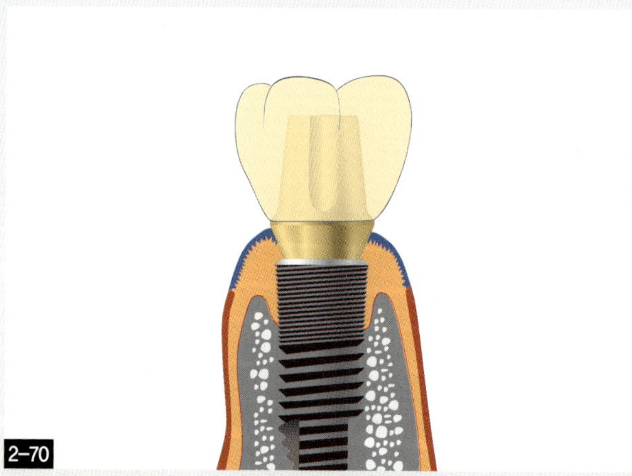

2-70

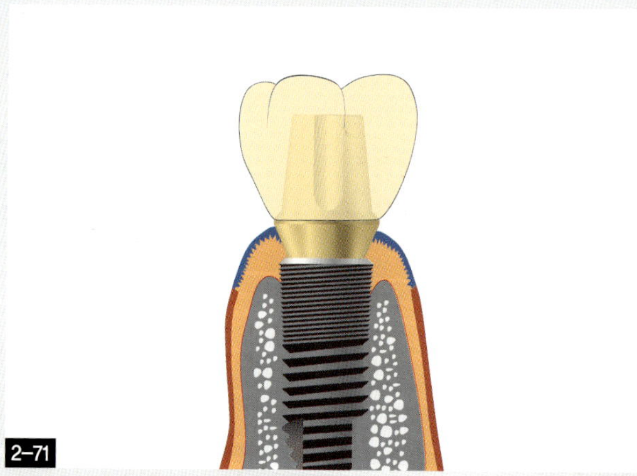

2-71

이차 수술 이후에 정상적으로 보철을 행하게 되면 상피 부착은 임플란트(fixture)에 생기지 않고 지대주(abutment)에 생기게 되고 깊은 치주낭은 얕은 치은 열구가 된다**(그림 2-70)**. 또한 시간이 흘러 치조골의 골내 결손은 다시 서서히 자가골로 채워지게 되어 치료는 성공적인 결과를 만든다**(그림 2-71)**.

필자는 이러한 수술을 함에 있어서 치조골 이식을 하지 않았다. 그 이유는 전술한 바와 같이 임플란트주위염 치료의 개념을 어떻게 확립해야 할지 연구를 하고 싶어서였다. 과연 임플란트주위염 치료에서 골이식이 핵심적 요소인지 아니면 치주낭 깊이의 감소가 핵심적 요소인지 알고 싶었다. 필자는 그동안 여러 차례 수술을 통해서 치주낭 깊이의 감소가 핵심적 요소이고 골이식은 결과를 좀 더 긍정적으로 만들어주는 도움 요소라고 생각하게 되었다.

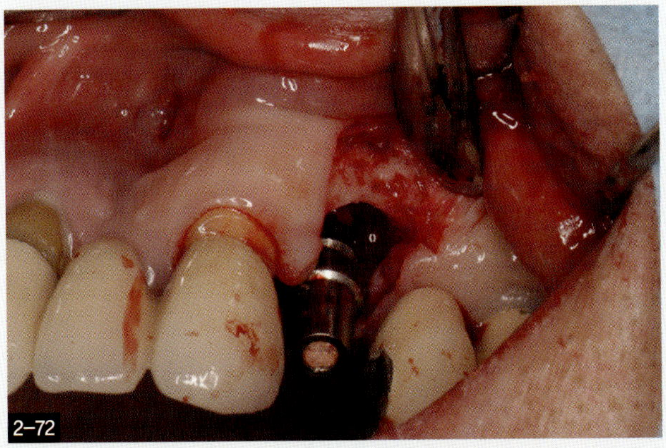

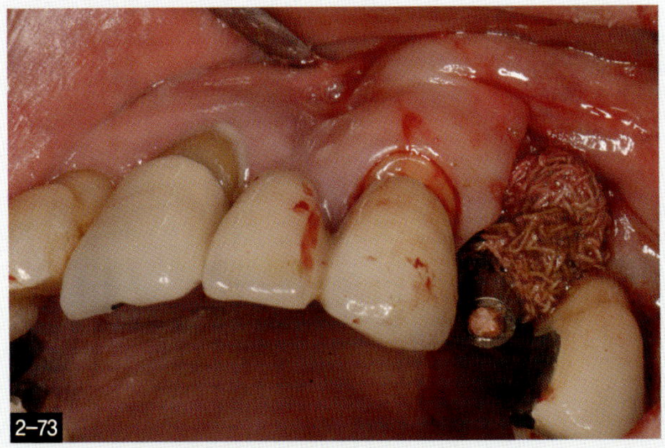

필자가 상피 고립 수술법(Epithelial Isolation Technique)을 개발한 것은 치주낭의 깊이를 감소시키는 방법이 그리 쉽지 않음을 경험했기 때문이다. 이제 이러한 수술 방법을 쓰지 않으면 어떤 결과가 나오는지를 한번 살펴본다.

필자는 단독개원의라서 모든 임플란트 수술 케이스 사진을 찍을 수 없다. 초진부터 수술 및 보철 전 과정의 임상 사진을 찍고 싶지만 현실적으로 불가능한 경우가 대부분이다. **그림 2-72, 73**은 임플란트주위염 수술을 진행하는 과정에서 우연히 임상 사진을 찍게 되었다. 앞서 설명드린 방식과는 다른 단순한 개념으로 임플란트주위염 수술을 하고 있다. 치주낭을 이루는 상피세포 및 염증 조직을 단순하게 제거하는 수술로 임플란트주위염을 치료하고자 하였다**(그림 2-72)**.

Tetracycline 수용액으로 임플란트 표면 청소를 하였다**(그림 2-73)**. 이후 임플란트주위염이 생긴 임플란트를 연조직으로 피개하지 않고 지대주가 있는 상태로 치유되도록 허용하였다**(그림 2-74)**.

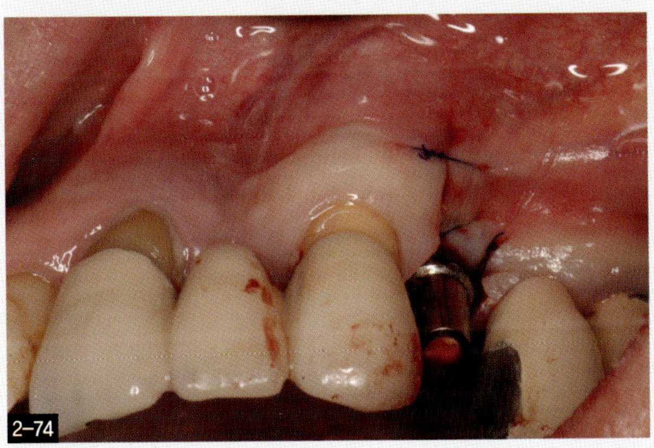

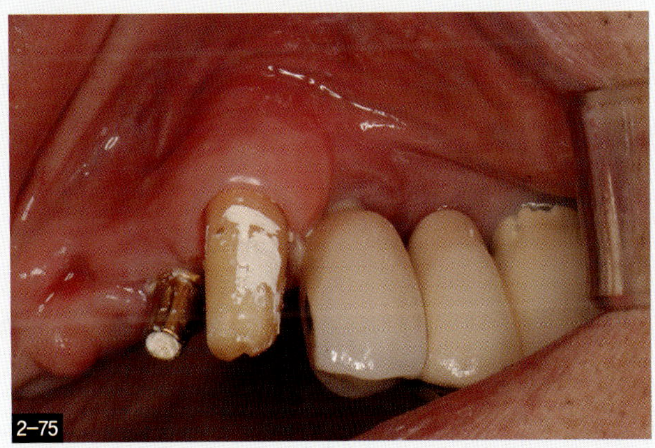

필자의 의도는 이러한 수술을 통하여 치주낭을 얕게 만드는 것이다. 염증 조직을 제거하였고 임플란트 표면을 tetracycline 수용액을 통하여 청소하였으므로 상피 세포는 abutment에 부착하여 치주낭은 얕아지고 하방의 빈 공간은 정상 조직으로 채워질 것으로 생각하였다**(그림 2-74)**.

수술 후 결과가 좋은 듯하여 보철까지 완료하였지만, 24번 임플란트 협측에서 농이 배출되고 있음을 볼 수 있다. 치주낭 및 염증조직을 제거하고 임플란트 표면을 청소하였지만 결국 임플란트주위염은 재발한 것이다. 필자의 의도대로 치유가 안 된 것이다**(그림 2-75)**. 치주낭이 다시 형성되었다고 생각된다.

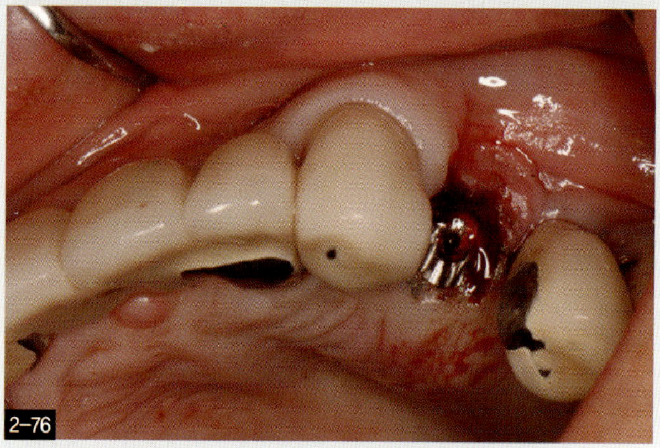
2-76

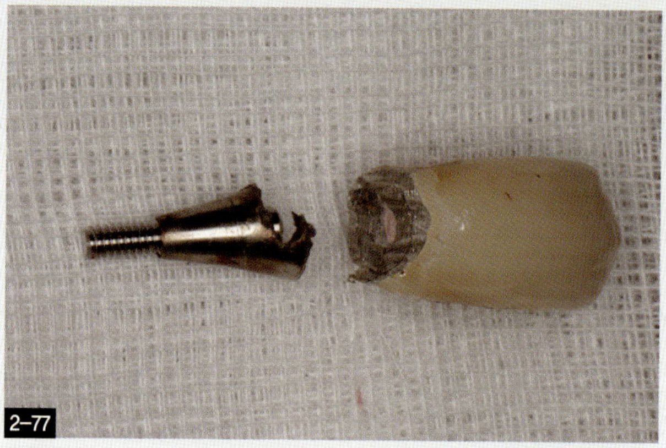
2-77

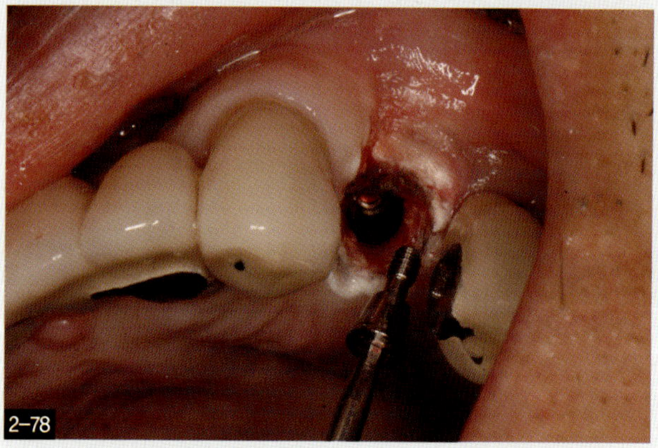
2-78

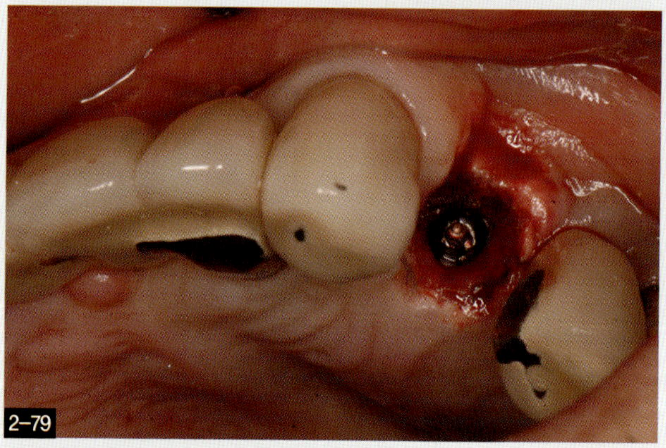
2-79

할 수 없이 상피 고립 수술법(Epithelial Isolation Technique)을 사용하기로 하였다. 그러한 수술을 하기 위해서는 임플란트가 치은으로 덮여야 하므로 지대주를 자르고 스크류를 제거하고 cover screw를 체결하였다**(그림 2-76~79)**(임플란트 보철물을 제거하는 경우 필자는 이와 같은 방법을 쓴다. PFM 크라운을 자르는 경우 너무 많은 시간이 소요되는 반면 abutment를 자르는 경우 330버를 쓰면 매우 짧은 시간에 가능하다).

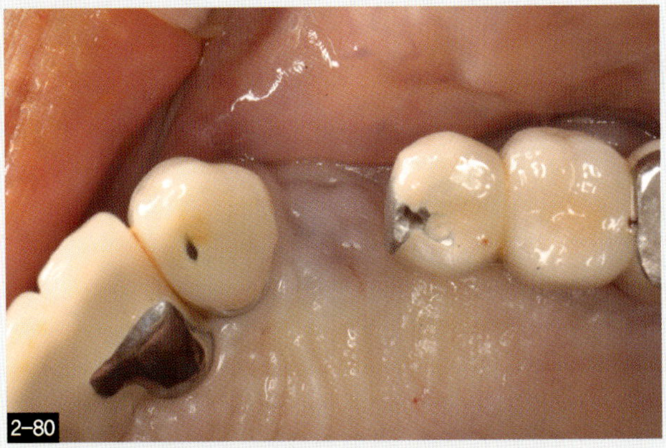

2-80

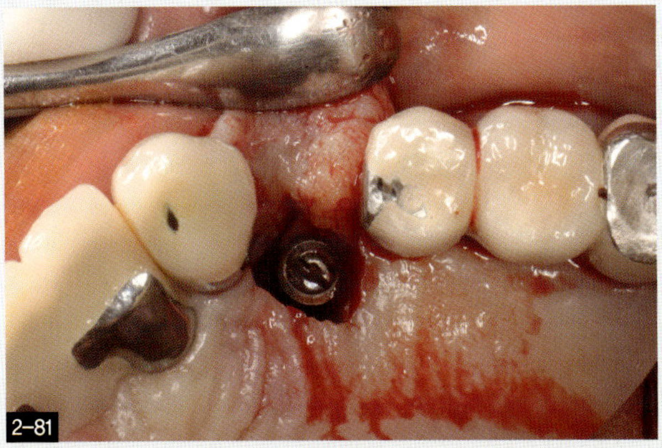

2-81

Cover screw를 체결하여 연조직이 닫혔지만 아직도 치은은 염증 상태임을 볼 수 있다**(그림 2-80)**. 그 이후부터는 이전 증례와 같은 과정의 수술을 시행하였다.

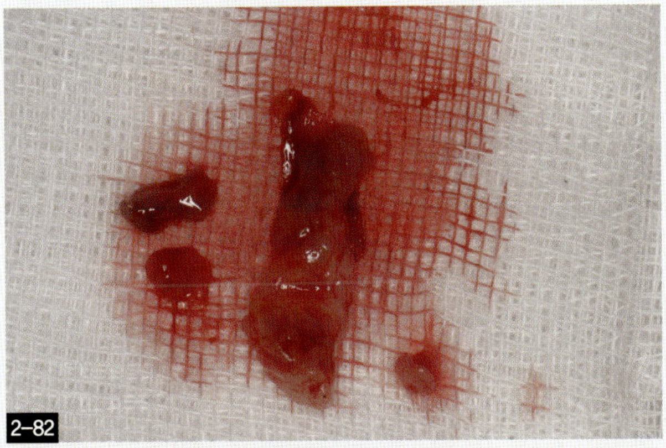

2-82

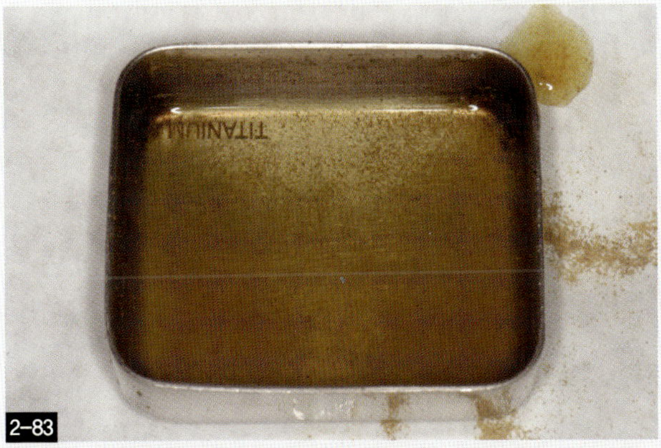

2-83

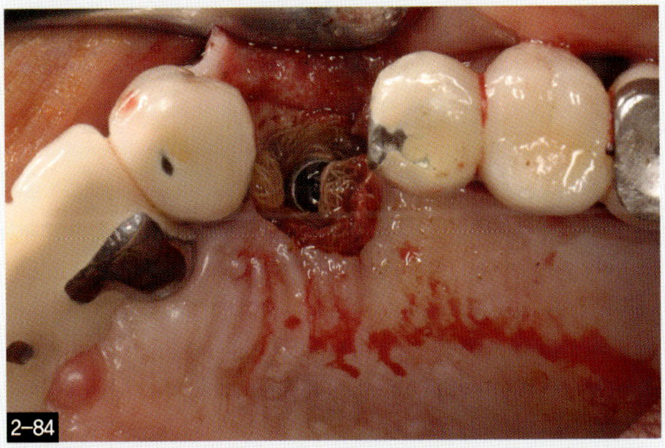

2-84

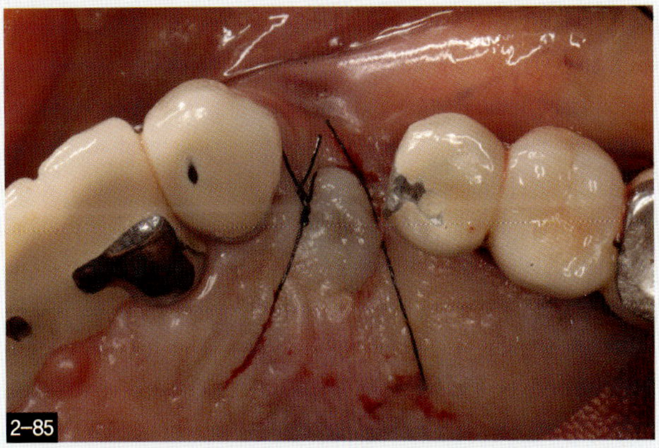

2-85

절개 후 염증 조직을 제거하고 Tetracycline 수용액으로 임플란트 표면 청소를 하고 골이식 없이 봉합을 하였다**(그림 2-81~85)**.

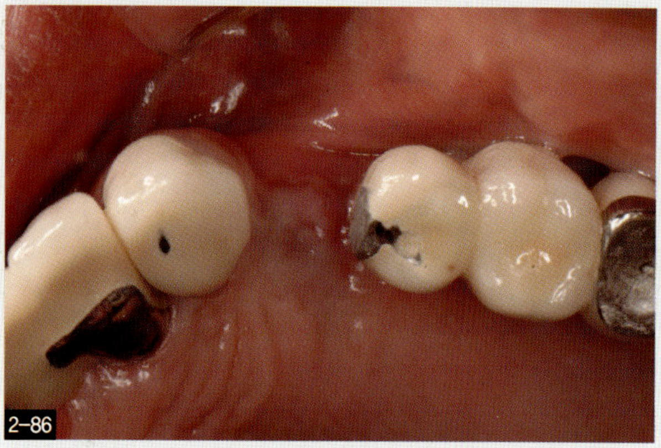

2-86

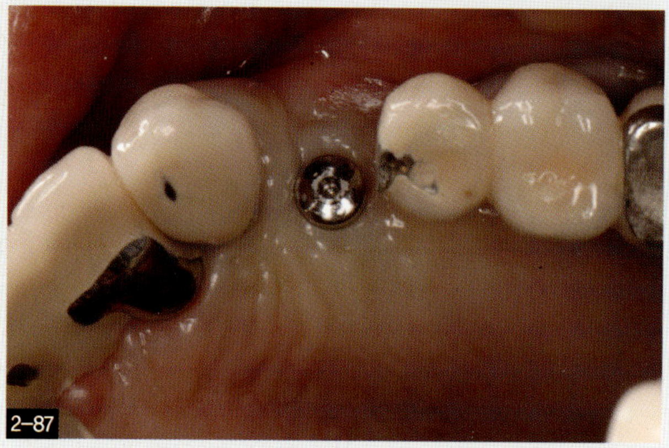

2-87

6주 후 통법대로 이차 수술을 행하고 치유 지대주를(healing abutment) 체결한다**(그림 2-86, 87).**

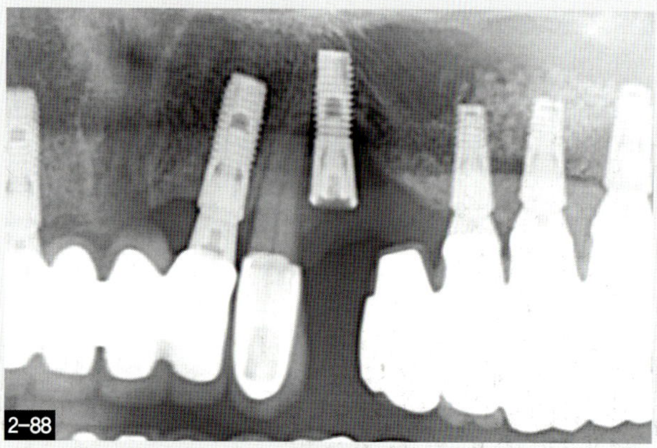

2-88

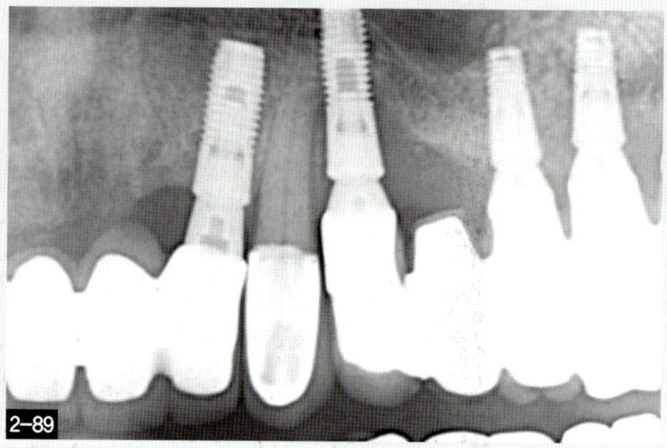

2-89

단순 수술법에서 실패한 증례를 상피고립 수술법(Epithelial Isolation Technique)을 통하여 성공시켰다. 보철을 새로 한 이후 치조골이 점점 차올라서 치유되는 양상을 볼 수 있다**(그림 2-88, 89)**.

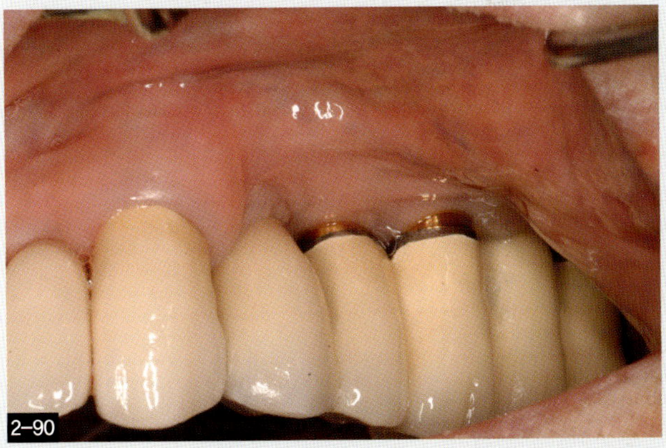

2-90

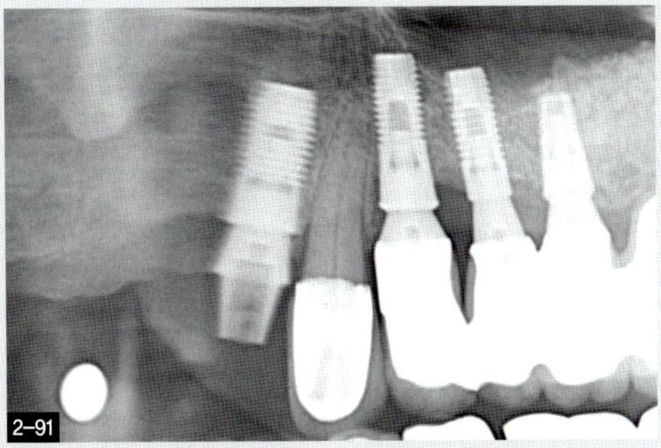

2-91

24번 임플란트에 더 이상의 배농도 없고 염증도 없다**(그림 2-90)**. 수술 약 4년 경과 후 방사선 사진에서 치조골의 재생이 많이 이뤄졌음을 볼 수 있다. 상피 고립 수술법(Epithelial Isolation Technique)의 의미를 되새겨 볼 수 있는 증례로 생각된다.

3 Chapter

임플란트주위염의 또 다른 원인

1. 지대주의 흔들림(지대주 나사 풀림을 동반)

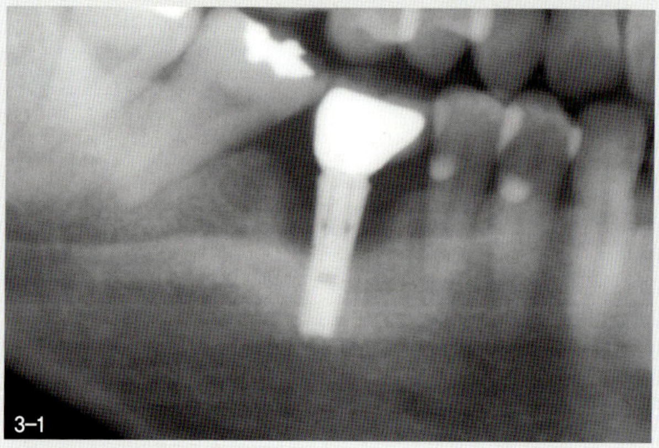
3–1

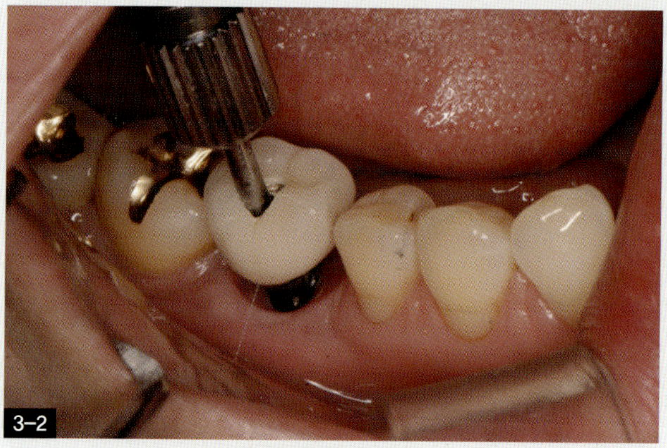
3–2

방사선 사진에서 보는 바와 같이 46번 임플란트에 임플란트주위염이 발생하였다**(그림 3–1)**. 정확한 원인을 찾기 위하여 교합면에 구멍을 뚫어서 보철물과 함께 지대주를 제거하였으나**(그림 3–2)** 뚜렷한 원인을 찾지 못하고 일단 치주낭의 깊이를 줄이는 수술에 들어갔다.

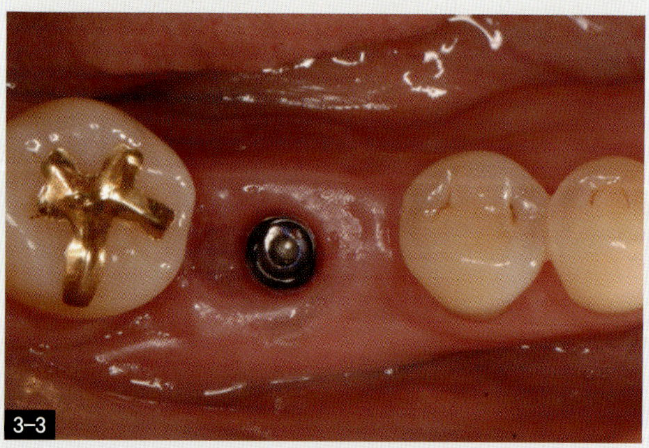
3–3

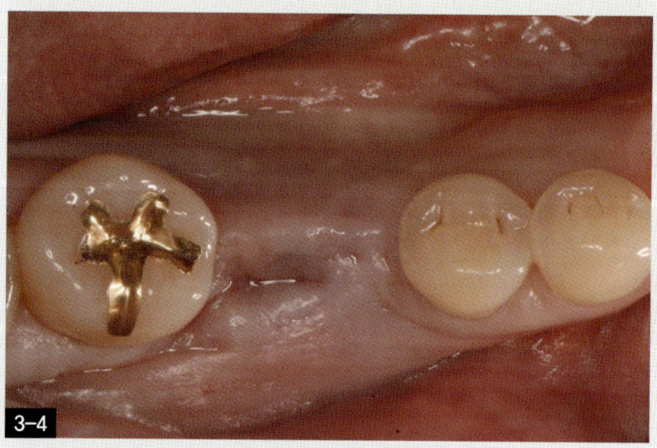
3–4

임플란트가 깊게 심긴 것처럼 느껴지지만 실제로는 얕게 심겼고, 치은이 부어서 마치 깊게 심어진 것처럼 보였다**(그림 3-3)**. Cover screw를 넣고 연조직이 닫히기를 기다렸지만 좀처럼 닫히지 않았다**(그림 3-4)**. 어쩔 수 없이 연조직이 닫히지 않은 상태에서 수술에 들어가기로 하였다.

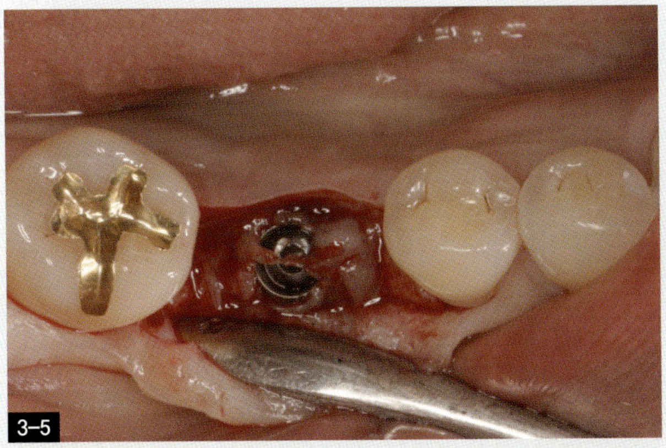
3-5

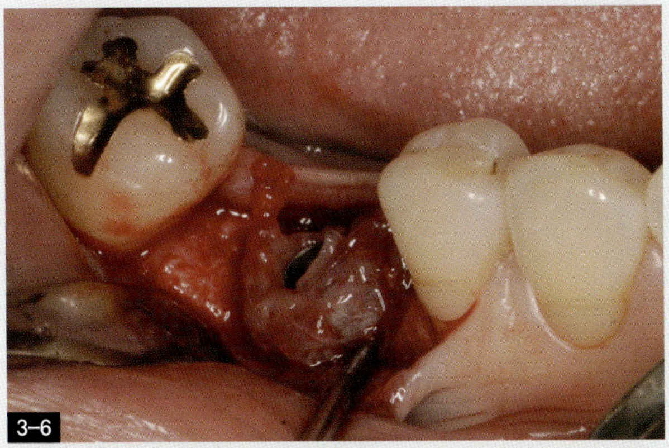
3-6

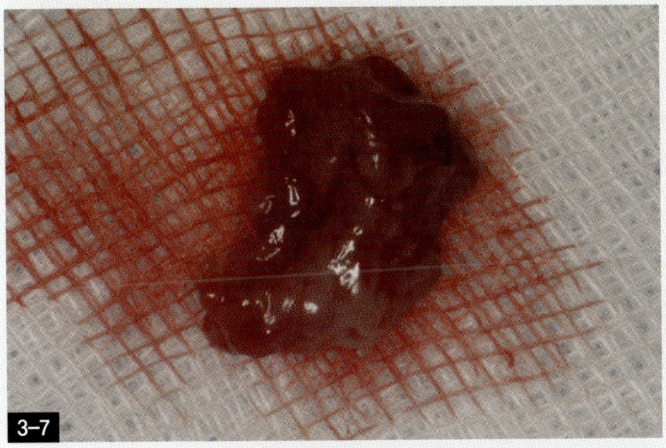
3-7

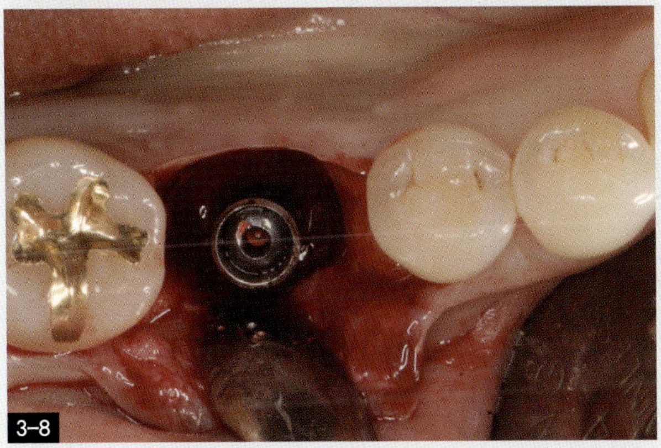
3-8

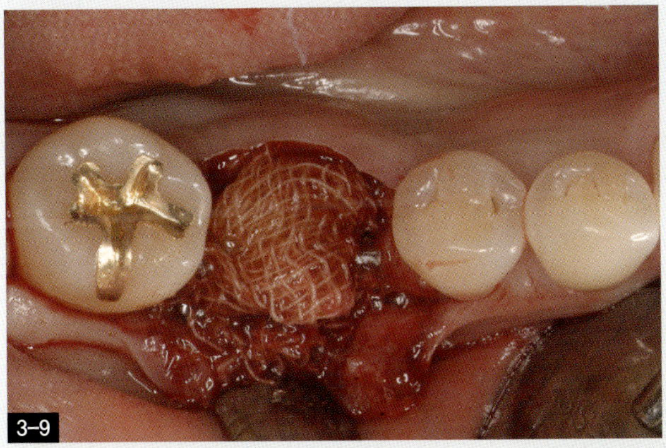
3-9

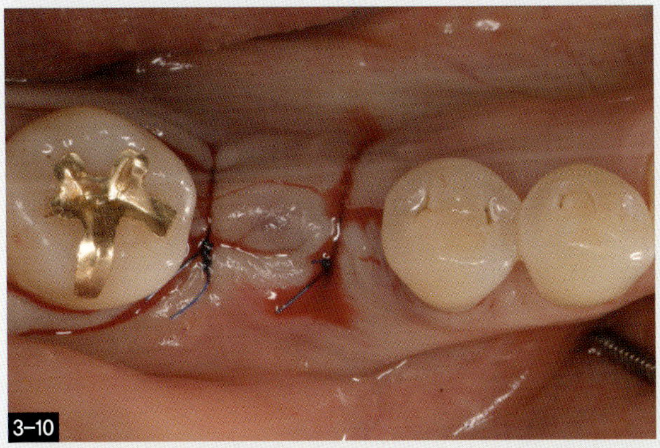
3-10

모든 수술 과정은 이전 증례와 동일하게 행해졌다**(그림 3-5~10)**. 골 결손부의 양이 너무 많아서 수술이 실패할 가능성도 있고 실패 시에는 임플란트를 빼야 하므로 치조골 이식은 하지 않았다. 확실한 결과를 예측할 수 없는 수술에 비용을 투자하는 것이 합당하지 않다고 판단하였다. 환자에게는 수술의 결과가 좋지 않으면 임플란트를 제거하고 새로운 임플란트를 식립하는 것이 좋다고 미리 고지를 하였다.

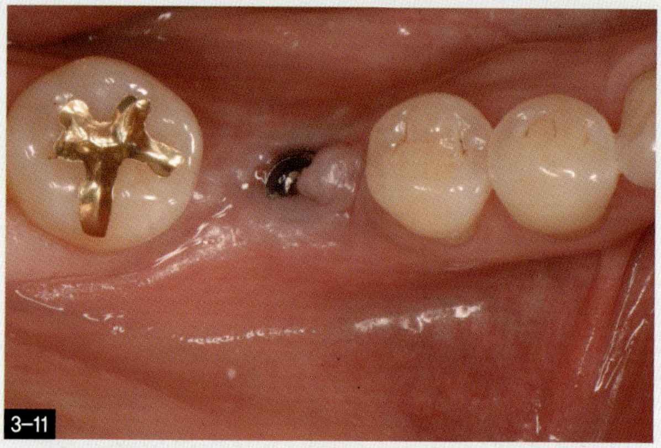
3-11

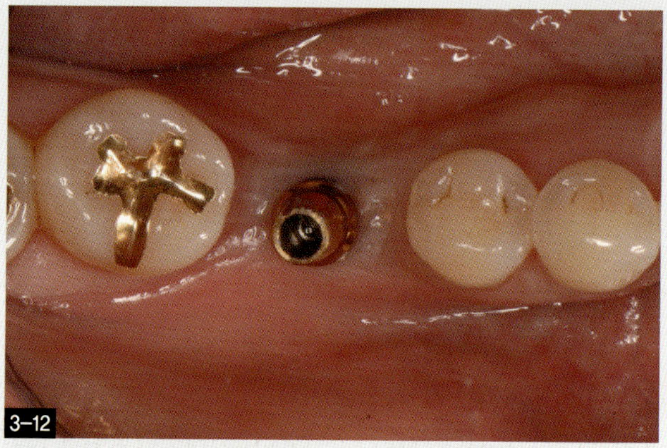
3-12

연조직의 염증은 사라졌다**(그림 3-11)**. 임플란트가 처음에 높게 위치되었기 때문에 위 그림처럼 cover screw와 fixture top이 연조직 밖으로 노출되었다. Fixture top이 노출되면 거친 표면에 세균이 많이 쌓이면서 연조직 염증을 일으키고 치주낭이 다시 깊어질 수 있어서 걱정을 하였지만, 그렇지 않아 통법대로 보철을 진행하였다**(그림 3-12)**(운이 좋았다고 판단된다). 이번 임상증례의 제품은 아스트라 임플란트이다. 표면이 전술한 바와 같이 쉽게 청소가 되어서 치료가 성공하는 데 도움이 되었으리라 생각한다.

SLA 표면의 임플란트에서 발생하는 임플란트주위염은 위와 같은 방식으로 하면 절대 성공하지 못한다. 현재 국내에서 임플란트주위염 치료에 관한 많은 세미나들이 있다. 표면 청소 방법에 대하여 많은 의견들이 개진되고 있고 이러한 청소가 가능하게끔 하는 도구들도 많이 개발되어 판매되고 있다. 하지만 표면처리 방법에 따라 청소 방법도 달라야 하므로 독자가 쓰는 임플란트 표면이 어떤 것인지 먼저 인지하고 대처할 것을 권한다.

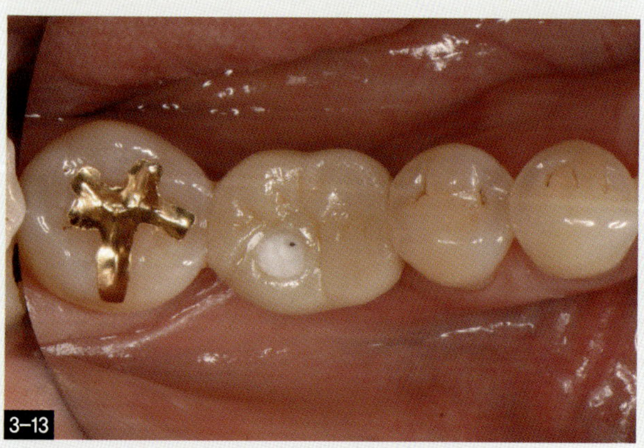
3-13

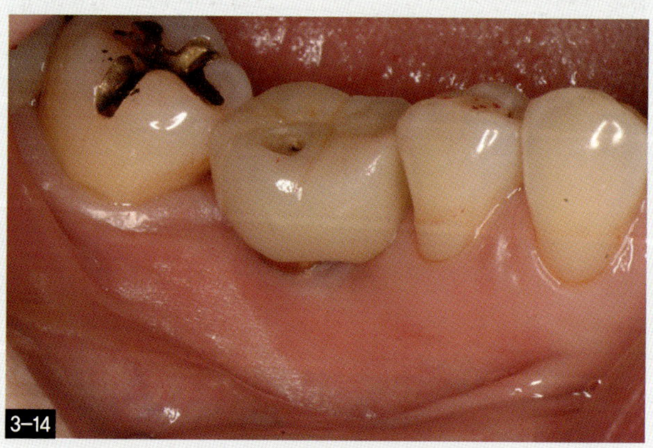
3-14

세라믹 보철로 마무리를 하였다. 임플란트가 협측에 식립된 관계로 협측에 치은이 많이 부족함을 볼 수 있다. 그러나 구강전정(vestibule)이 충분하여 별 문제가 안 되는 듯하다**(그림 3-13, 14)**. 다행히 염증은 모두 사라지고 치주낭은 얕아졌다고 판단되었다.

세균을 제거하는 것이 아니라 병원성 세균이 살 수 없도록 치주낭을 얕게 만들어 비 병원성 세균만 치은 열구에 존재할 것으로 사료된다.

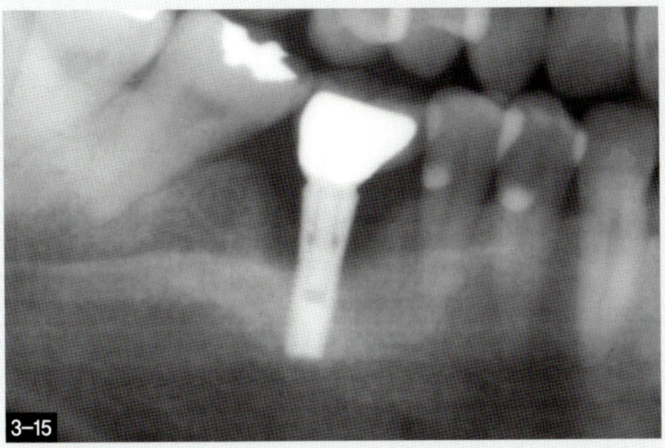
3-15

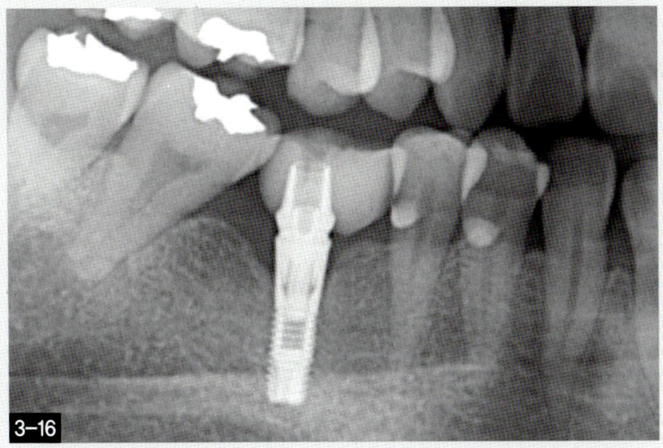
3-16

초진 시 모습과 약 4년 후 모습이다. 치조골이 자연적으로 많이 회복되었다**(그림 3-15, 16)**. 임플란트주위염 치료에서 골이식이 첫 번째로 중요한 요소가 아님을 알 수 있다.

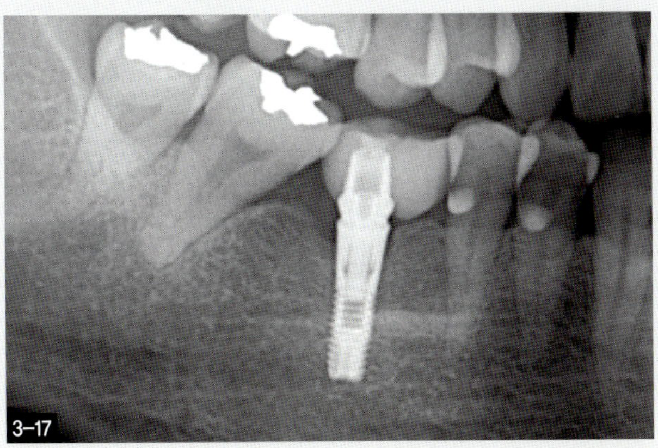
3-17

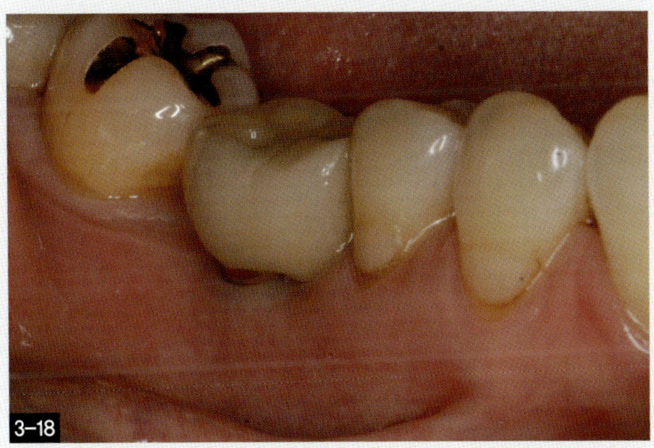
3-18

수술 후 약 8년이 지난 모습이다. 치조골은 더 증식하였고 임상적으로 여전히 염증은 없다**(그림 3-17, 18)**. 이제 이 증례에서 임플란트주위염이 발생한 원인에 대하여 고민해 보고자 한다.

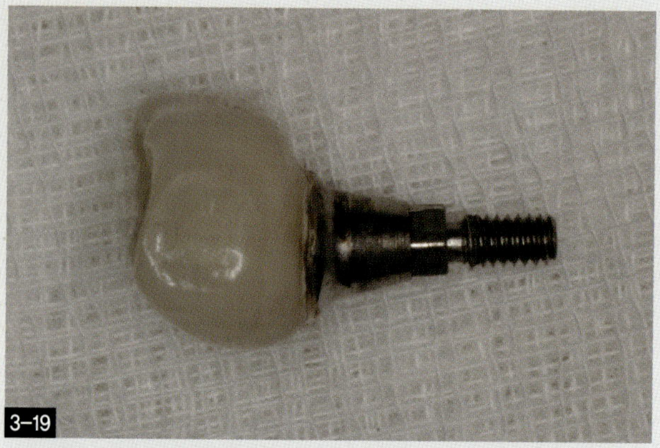

3-19

필자는 유심히 관찰하였다**(그림 3-19)**. 뭔가 임플란트주위염을 일으키는 원인이 있을 것으로 생각하였다. 잔류 접착제 같은 것이 존재할 것으로 생각하였는데 도저히 발견할 수가 없었다. 오랫동안 관찰한 결과 아래 그림과 같은 부분을 볼 수 있었다.

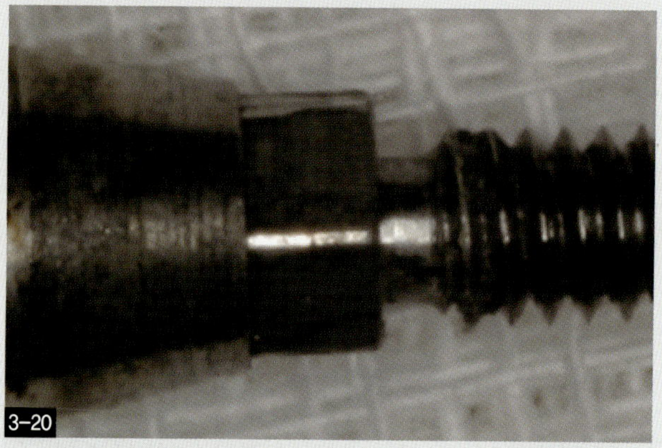

3-20

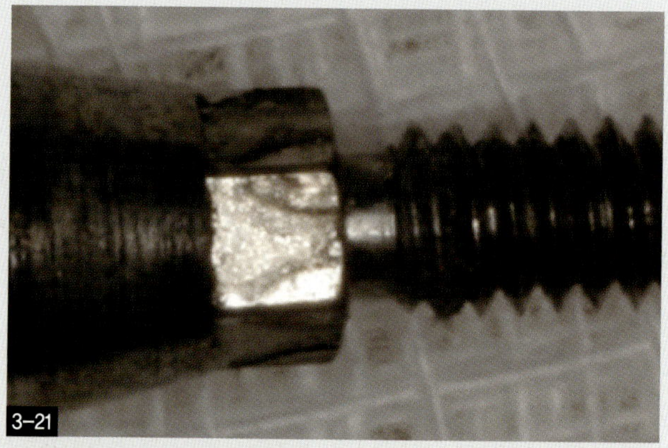

3-21

지대주 hex부위를 보면서 필자는 전율을 느꼈다**(그림 3-20, 21)**. 임플란트 주위의 변연골 소실 원인은 크게 2가지로 분류된다. Micro-gap과 Micro-mobility가 그것들이다. 필자는 오래전부터 후자가 변연골 소실의 원인이라고 생각해 왔다. 위 사진에서 보는 바와 같이, hex부위의 손상을 보면서 fixture 내부에서 끊임없이 미세하게 지대주(abutment)가 움직였다고 생각되었다. 지대주(Abutment)의 micro-mobility는 연조직의 mucosal seal을 파괴함으로써 세균의 침범을 허용하게 된다. 그러한 세균의 침범이 변연골 소실을 일으킨다. 단순히 세균의 존재 그 자체가 변연골 소실의 원인이 아니고 세균의 침범을 허락하는 mucosal seal의 부재 또는 파괴가 원인인 것이다.

한 번 임플란트주위염이 발생하면 치주낭이 깊게 되고 깊어진 치주낭은 병원성 세균의 온상이 되면서 저절로 치유되는 일은 절대 일어나지 않는다. 그러므로 수술을 통해서 치주낭의 깊이를 줄여주고 또 한편 다른 원인이 되는 micro-mobility를 없애줘야 한다. 임플란트-지대주 체결부(Fixture-abutment connection)의 micro-mobility를 없애는 방법에 대해서는 다음 장에서 자세히 언급될 것이다.

지대주의 흔들림이 임플란트주위염을 만들 수 있는지에 대한 임상 사례들을 더 살펴보도록 하자(임상 증례를 하나만 제시하면 우연히 일어난 일이 될 수 있으나 비슷한 증례가 많이 있다면 우연이라고 보기 어렵다).

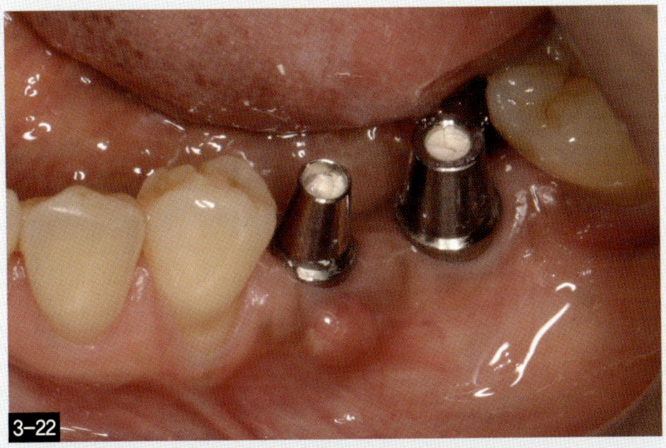

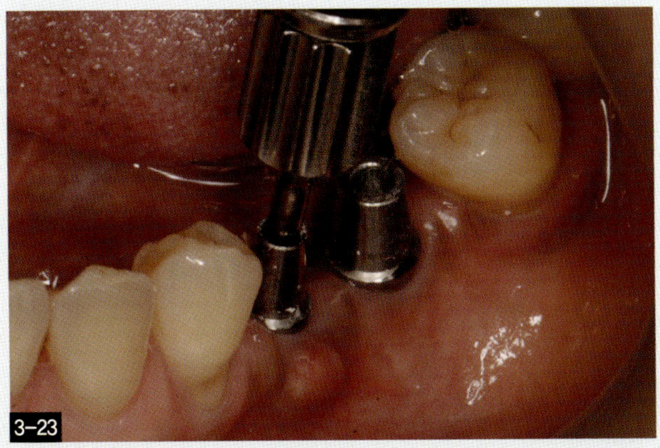

35번 임플란트에 치은 염증이 생겼다**(그림 3-22)**. 세균의 침범이 의심된다. 구강내 세균의 존재 자체를 감염의 원인으로 볼 수는 없다. 뭔가 이유가 있을 것이다.

필자는 지대주(abutment)의 흔들림이 mucosal seal의 파괴를 불러 세균의 침범을 허락했다고 생각하였다. 소독도 하지 않고 항생제 복용도 하지 않고 단순히 hex driver를 이용해서 헐거워진 지대주 나사를 조여주는 조치만 취하였다(지대주 나사는 풀려 있었고 지대주는 흔들리는 상태였다)**(그림 3-23)**.

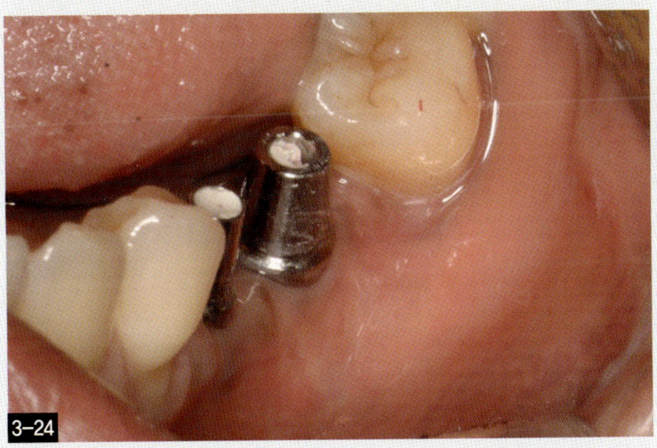

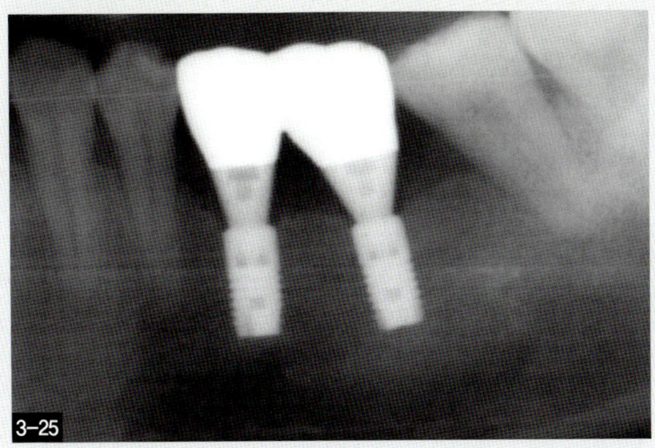

1주일 후 거짓말처럼 치은 염증이 사라졌다**(그림 3-24)**. 지대주 나사 풀림이 원인이었음이 확인되었다. 방사선 사진상으로 다행히 치조골 소실이 발견되지는 않았다**(그림 3-25)**.

만약 지대주 나사 풀림 상태로 계속 시간이 흘렀다면, 변연골 소실이 발생하면서 임플란트주위염으로 이행되었으리라 생각한다. 그러므로 지대주 나사 풀림은 임상의가 세심하게 살펴야 할 사항이다.

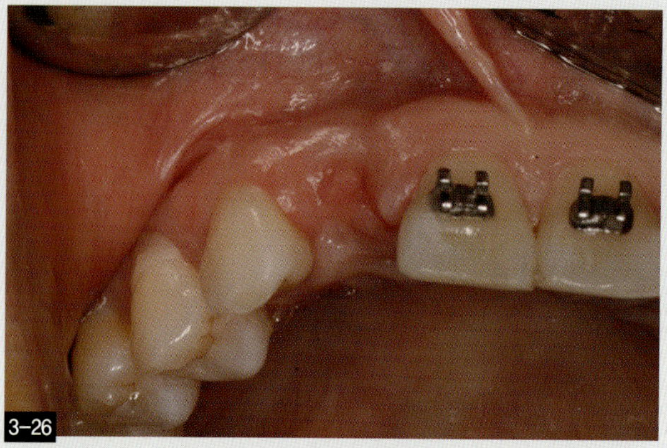
3-26

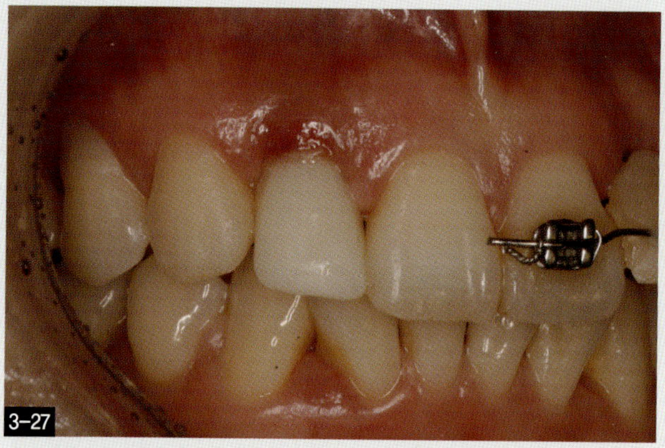
3-27

또 다른 임상 증례를 살펴보자. 환자는 12번 임플란트 임시 수복물 장착 중이다. 치은에 염증이 생겨 부종이 관찰된다**(그림 3-27)**.

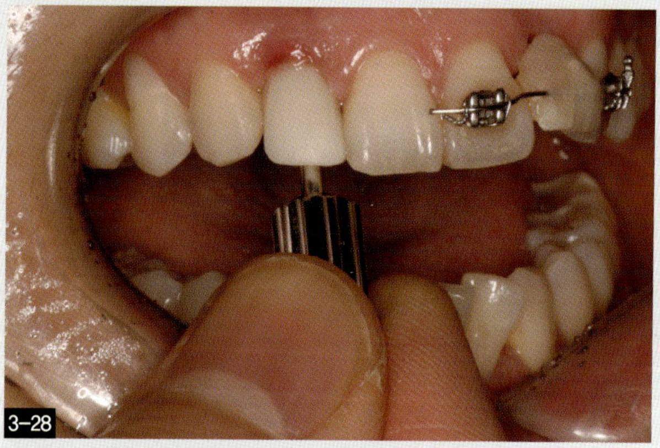
3-28

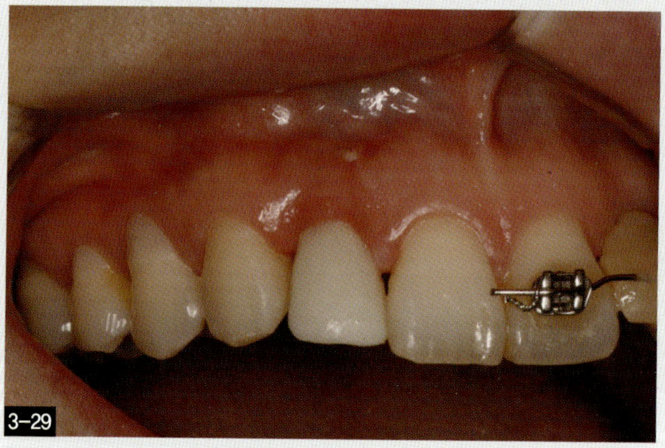
3-29

필자는 다른 것은 아무것도 하지 않고 오로지 나사 조임만 하였다**(그림 3-28)**.

1주일 후 염증이 대부분 사라짐을 볼 수 있다**(그림 3-29)**. 나사 풀림과 치은의 염증이 서로 연관되어 있음을 알 수 있다. 기계적 문제가 생물학적 문제를 일으킨 것이다. 나사 풀림은 단순히 기계적 문제가 아니고 생물학적 문제와 밀접한 연관성을 가지고 있다.

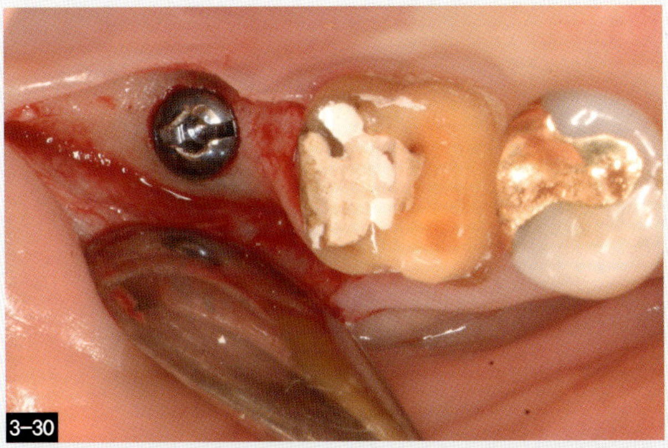

3-30

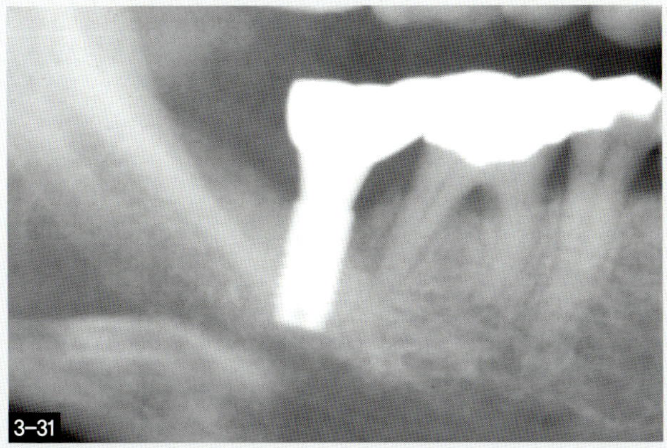

3-31

47번 임플란트 수술 및 방사선 모습이다. 치조골 소실은 전혀 없었고 방사선 상으로 훌륭한 골반응을 보였다**(그림 3-30, 31)**.

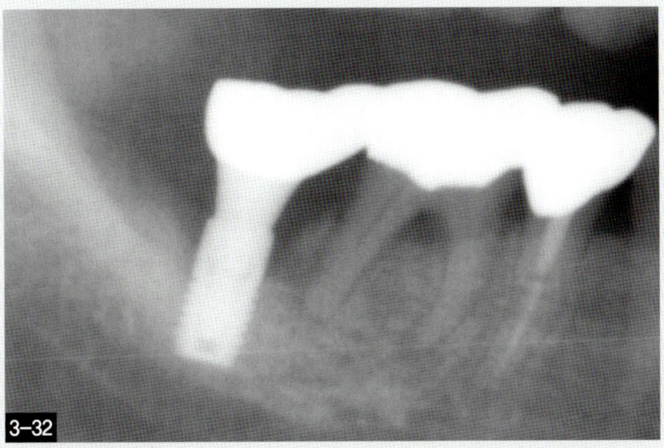

3-32

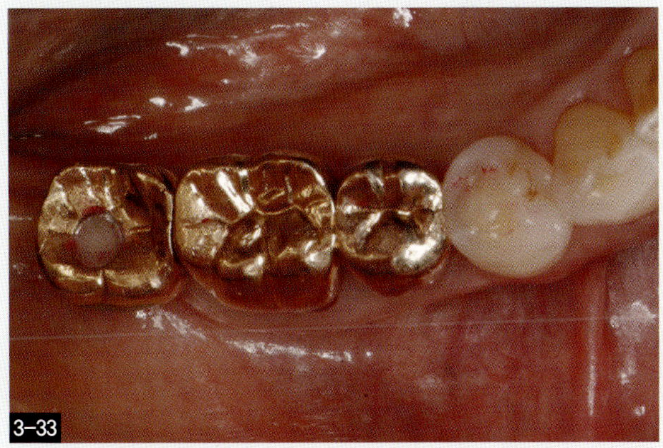

3-33

약 8년 지난 후 변연골 소실을 보이면서 임플란트주위염이 발생하였다**(그림 3-32)**. 지대주 나사는 이미 풀려 있었고 치주낭은 깊어졌으며 치조골 소실까지 관찰되어 손을 쓰기에는 늦어버렸다.

결국 이 임플란트는 나중에 발거할 수밖에 없었다**(그림 3-33)**. 지대주 나사 풀림은 미리 예방되어야 하고 만약 예방되지 못한다면 발견 즉시 조치되어야 한다. 그렇지 못하면 임플란트를 발거해야 하는 지경까지 가게 된다. 나사 풀림과 지대주 흔들림을 가벼운 사고로 취급해서는 절대로 안 될 일이다.

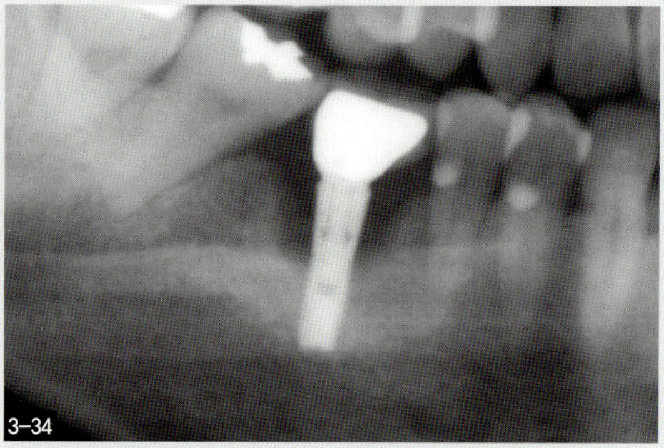

3-34

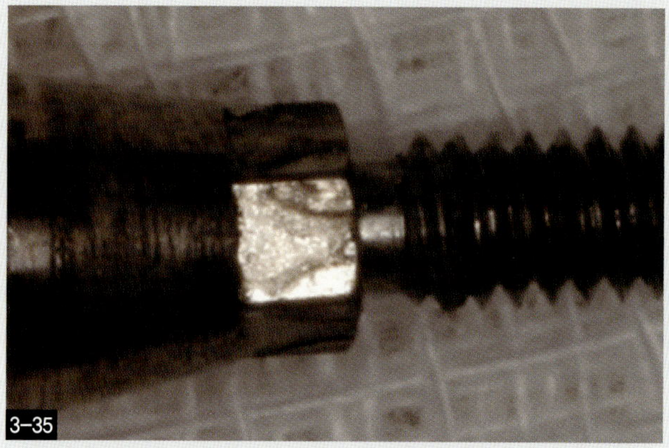

3-35

필자는 특별한 일이 없는 한 모든 지대주(abutment)를 non-hex로 사용한다. 지대주(abutment) 선택에 있어서 hex type을 쓸 것인지 non-hex type을 쓸 것인지 의견들이 분분하다. 필자의 경우 뭘 쓰던 크게 중요하다고 생각하지 않고 특정 타입이 다른 타입에 비하여 더 우수하다고 생각하지도 않는다. 그런데도 불구하고 필자가 non-hex type 지대주(abutment)를 선호하고 즐겨 쓰는 이유는 아주 단순하다.

만약 hex type 지대주를 쓰게 되면, 위 그림처럼 임플란트주위염이 발생할 때까지 나사가 풀렸고 지대주가 흔들리는 것을 감지할 수 없다**(그림 3-34, 35)**. 그러나 non-hex 지대주를 쓰게 되면 보철물과 지대주가 동시에 같이 흔들리게 되니 환자는 불편해서 병원에 내원하게 된다.

즉 필자가 non-hex 지대주(abutemnt)를 쓰는 것은 나사 풀림 여부를 보철 이후에 쉽게 알 수 있게 하기 위함이다. Hex type 지대주(abutment)를 사용한 후 많은 임플란트에서 실제로는 지대주 나사가 풀려 있는데 임상적으로 못 느끼거나 발견되지 않는 경우가 많다(보철 후 3개월 이상 지난 증례에서 교합면 구멍을 통하여 나사를 조여 보면 쉽게 많이 돌아간다는 것을 알 수 있다).

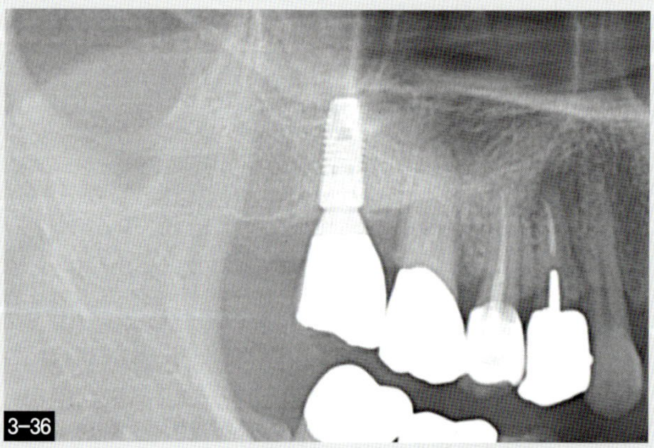

3-36

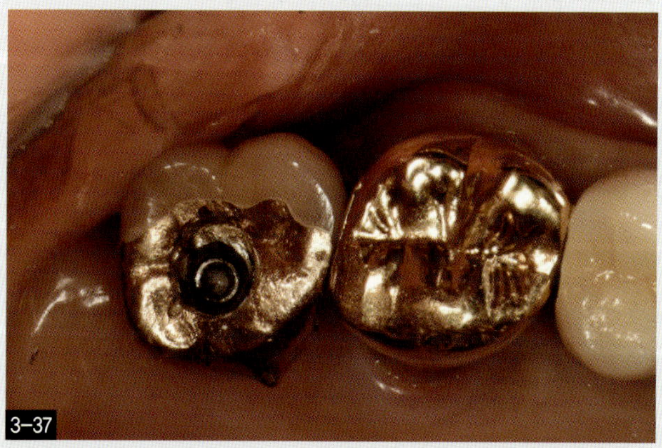

3-37

환자는 17번 임플란트 보철물이 흔들린다고 내원하였다. 지대주 나사가 풀렸다는 생각을 하고 17번 임플란트 보철물 교합면에 구멍을 내고 보철물과 치대주를 한꺼번에 제거하였다**(그림 3-36, 37)**.

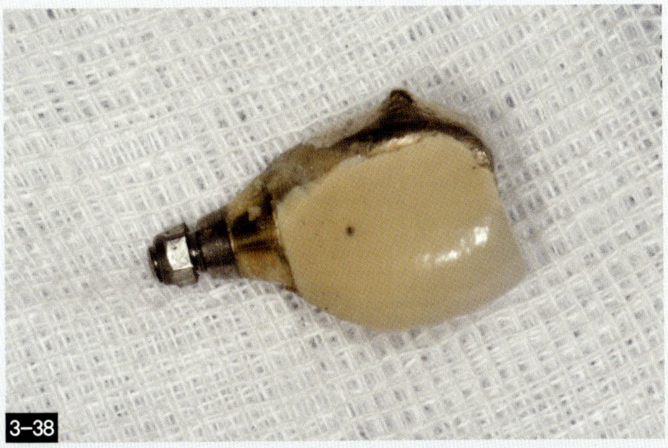
3-38

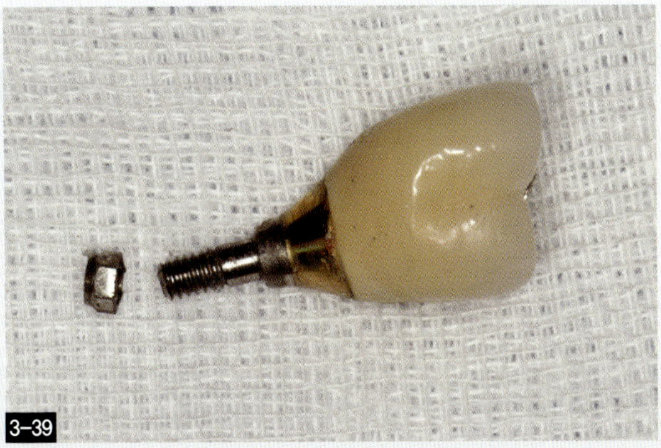
3-39

제거된 지대주의 Hex 부분이 부러져 있는 것을 보고 필자는 깜짝 놀랐다**(그림 3-38, 39)**. 환자는 보철을 한 지 10년이 흘렀다고 한다. Hex의 역할은 원래 임플란트를 치조골에 돌려 넣기 위한 도구인데 지금은 보철적 수단으로 사용되고 있다. 저런 모습을 보면서 우리 임상의들이 hex를 보철적 수단으로 믿고 써도 되는지 의심이 든다.

필자는 안정적 체결을 위해서는 hex를 믿어서는 안 된다고 생각한다. Hex는 보철을 도와주는 보완적 도구이지 절대적 도구는 아니다. 안정척 체결을 위해서는 어떤 개념이 적용되어야 하고 어떤 임상적 술식이 행해져야 하는지에 대하여 다음 장에서 이어진다(여인성 교수님 저술 내용).

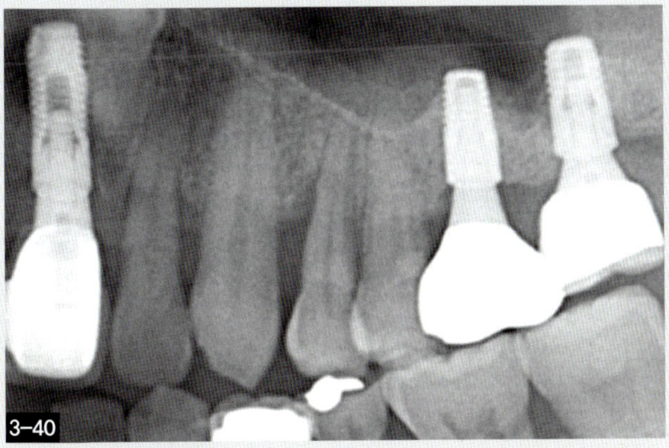
3-40

24번 치아의 치주가 많이 나빠져 있다**(그림 3-40)**.

Chapter 4

임플란트주위염 예방을 위한 수술법

1. 치주염 이환 자연치 증례(상악 전치부)

필자는 임플란트주위염 치료에서 mucosal seal을 abutment에 형성시키는 경우 소실된 치조골이 저절로 재생됨을 주장하였다. 이러한 개념으로 치주염에 이환된 치아를 발치하고 즉시 임플란트를 식립할 때 임플란트주위염을 방지하고 치조골이 저절로 회복되기 위한 수술법에 대하여 소개한다.

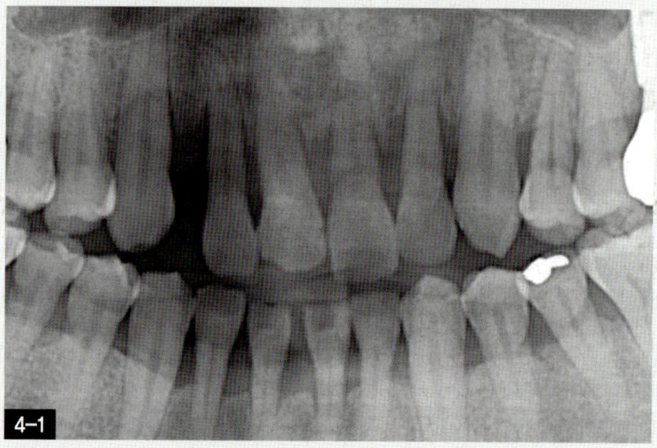
4-1

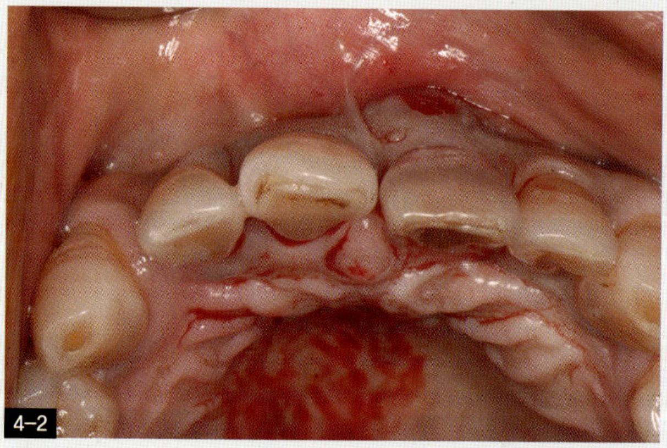
4-2

21번 치아에 치주염이 발생하여 순측 농양이 생겼음을 본다(마취 후 모습). 보통의 경우 이렇게 활성적인 농양이 존재하는 경우 임플란트 식립을 권하지 않는다**(그림 4-1, 2)**.

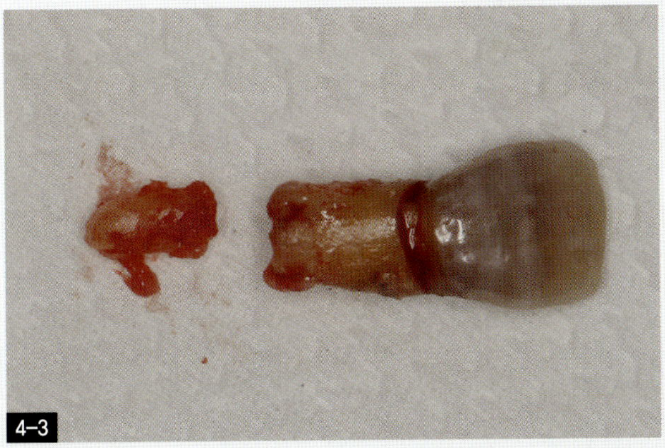
4-3

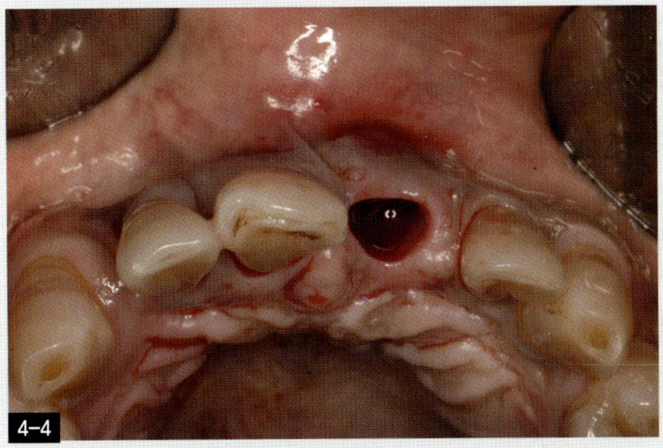
4-4

발치된 치아와 발치 후 모습을 볼 수 있다**(그림 4-3, 4)**. 21번 치아는 파절되어 있었고 이러한 치아의 파절은 치아의 동요를 만든다. 치아의 동요는 mucosal seal을 파괴하여 세균의 침범을 허용하여 치주염을 만든다(임플란트와 자연치에서 동일한 법칙이 적용된다).

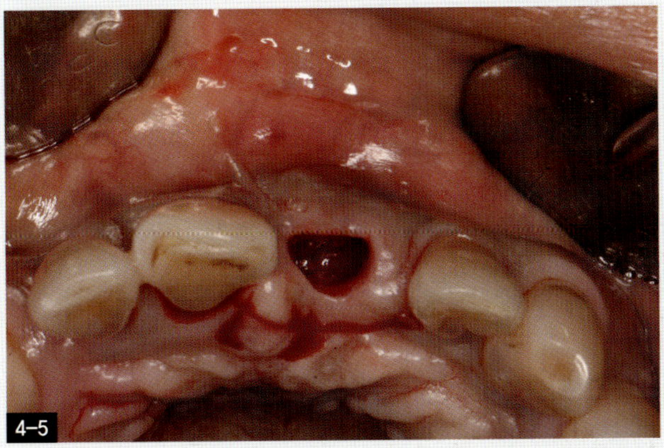
4-5

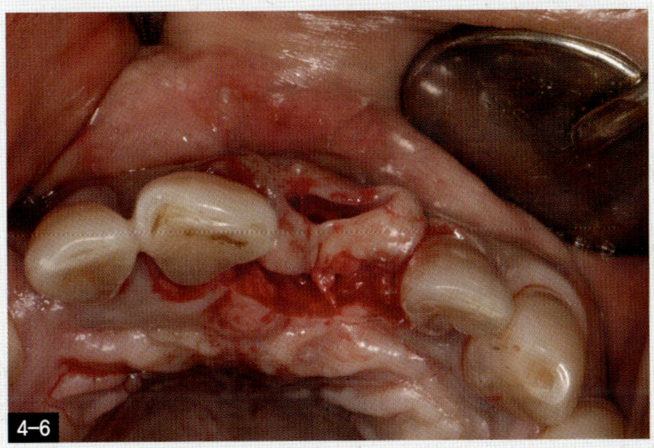
4-6

발치될 치아를 회복시킬 다양한 방법 중에서(브릿지 또는 임플란트) 환자의 동의 하에 임플란트를 식립하기로 하였다. 치주염에 이환된 치아를 발거하고 임플란트를 식립하는 경우 필자는 위의 사진처럼 구개측으로 절개를 하여 발치와가 직접적으로 절개에 포함되지 않게 한다**(그림 4-5, 6)**.

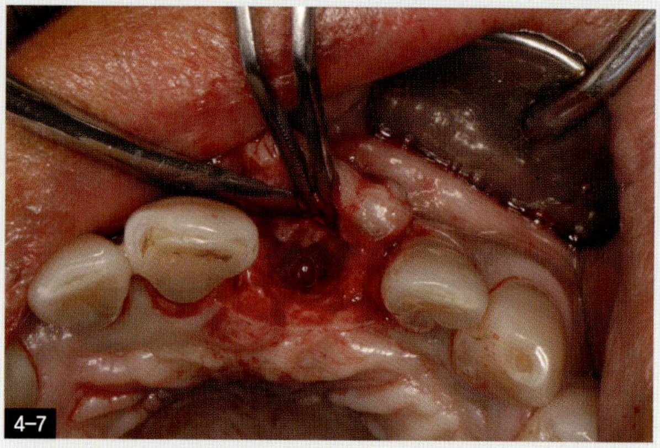
4-7

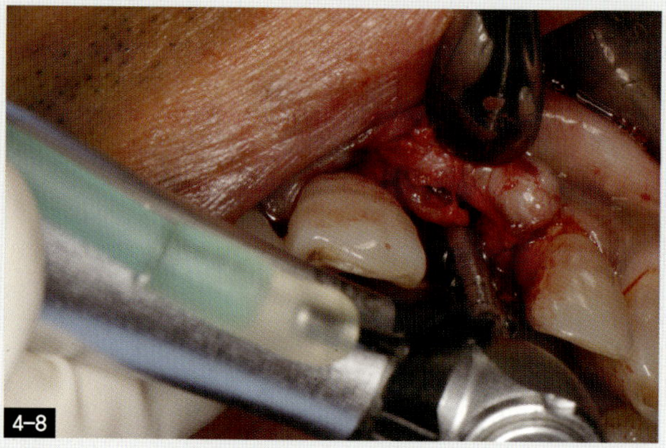
4-8

연조직 박리는 치주염에 이환된 치아에 형성된 연조직 및 상피의 하방 증식을 포함하여야 한다. 가능하면 찢어지지 않고 한 덩어리로 깨끗하게 판막을 박리하는 것이 중요하다. 이러한 박리를 위해서는 외과용 큐렛으로 연조직을 긁지 말고 치조골을 긁어야 한다**(그림 4-7)**.

독자 여러분들이 다 아는 바와 같이 상악 전치 임플란트 식립에 있어서는 발치와의 중앙에 드릴링이 되어서는 안 된다. 발치와 보다 더 구개측에 드릴링이 되어야 하는데 이는 쉽지 않다. 필자는 이를 위하여 trephine drill을 자주 사용한다**(그림 4-8)**.

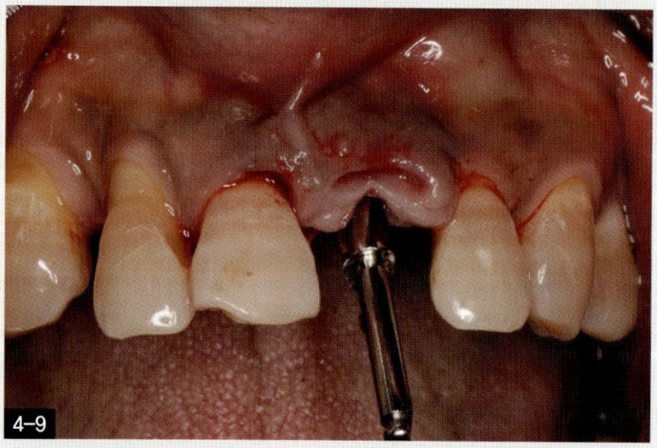
4-9

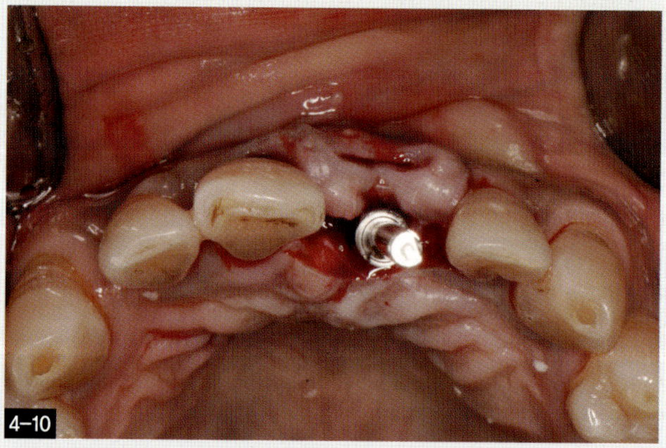
4-10

임플란트 식립 후 보철 수복을 하는데, 보철 수복을 위하여 임플란트를 식립한다는 것이 더 올바른 개념이라고 본다. 보철이 예쁘게 잘 될지 여부를 수술 시에 반드시 예측하여야 한다. 드릴링된 위치와 방향은 최종적으로 사용한 드릴을 이용하면 쉽게 확인이 가능하다. 드릴링이 아주 만족스럽게 잘 되어 예쁜 보철 수복이 예측된다**(그림 4-9, 10)**.

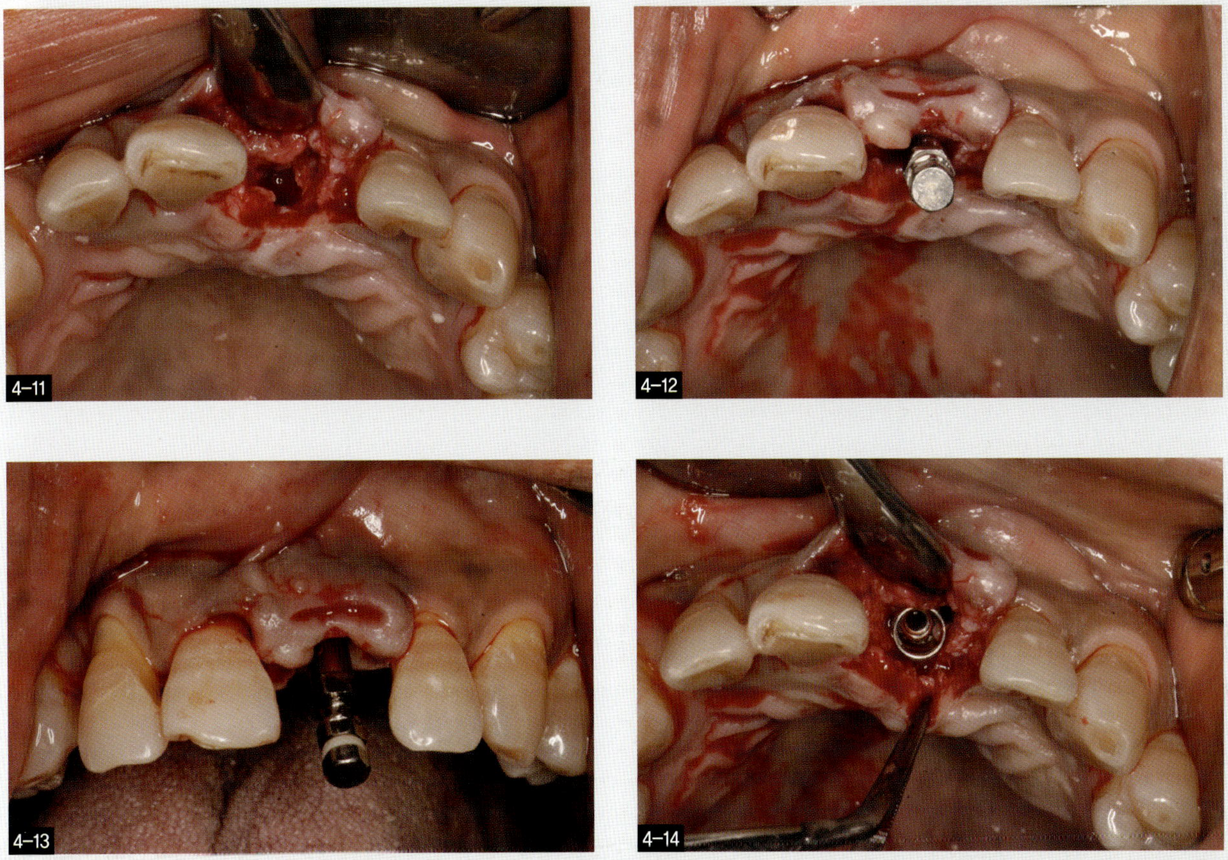

드릴링 후 임플란트가 식립된 상태이다. 필자는 임플란트 식립에 마운트를 꼭 사용하는데, 이는 식립 후 임플란트 위치와 방향을 확인하는데 매우 유용하다. 또한 최종 보철 상태도 예측할 수 있다**(그림 4-11~14)**.

필자는 전치 임플란트 수술 시에 반드시 수복될 치아의 cingulum에 screw hole이 나오게 식립하지는 않는다. 그렇게 식립하려면 임플란트 상부를 구개측으로 많이 기울여야 한다. 그런 경우 임플란트 첨부(fixture apex)가 순측 치조골을 뚫고 나오는 경우가 많아 위험하다. 또한 보철 시에 지대주의 구개측 길이가 짧아져서 보철물의 유지력이 떨어져 보철물 탈락의 원인이 되기도 한다.

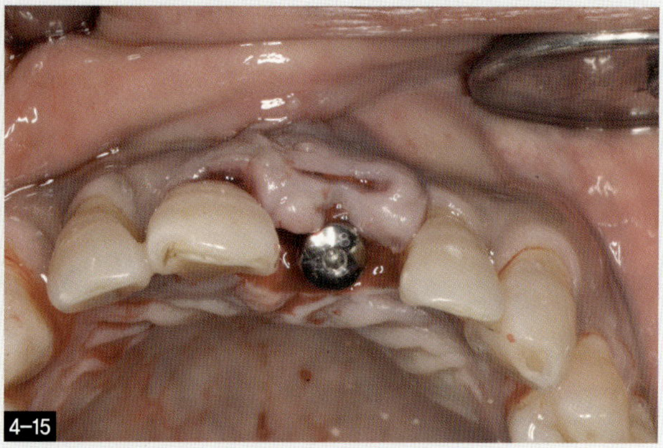

4-15

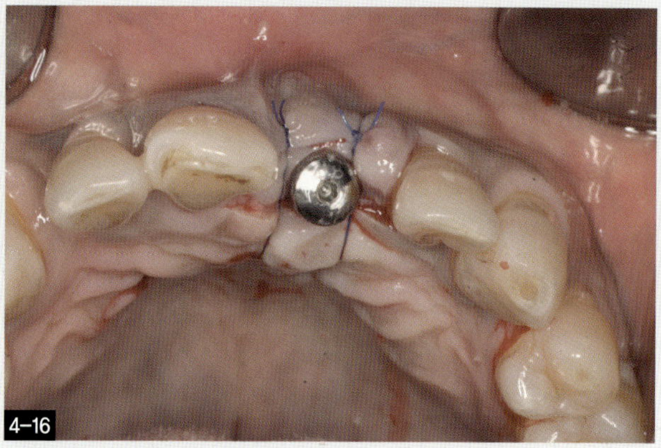

4-16

연조직 처치는 매우 중요하다. 연조직을 전부 순측으로 보낸 상태에서 봉합을 하였다**(그림 4-15, 16)**. 이것은 매우 중요한 의미를 지니고 그 개념은 아래에서 그래픽으로 설명할 것이다. 순측의 연조직 함몰을 방지하기 위하여 순측 연조직의 양을 늘렸다고 볼 수도 있지만 필자의 의도는 그것이 아니다. 연조직을 아무리 순측으로 보내도 치조골이 흡수되면 volume은 줄어들고 연조직만으로 volume을 만드는 일은 결코 쉽게 이뤄지지 않는다.

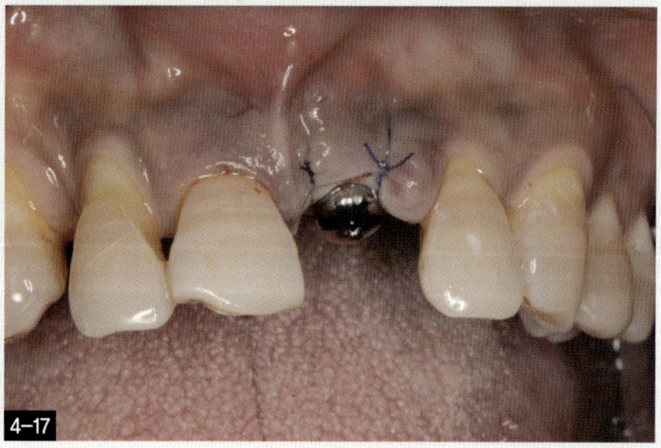

4-17

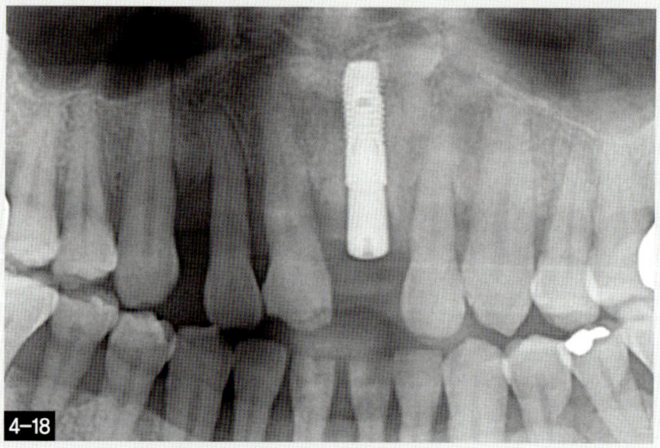

4-18

치주염으로 하방 증식된 염증 조직과 상피 조직은 모두 순측으로 보내졌다**(그림 4-17)**. 엑스레이 상으로 수술이 잘 이뤄진 모습을 볼 수 있다**(그림 4-18)**.

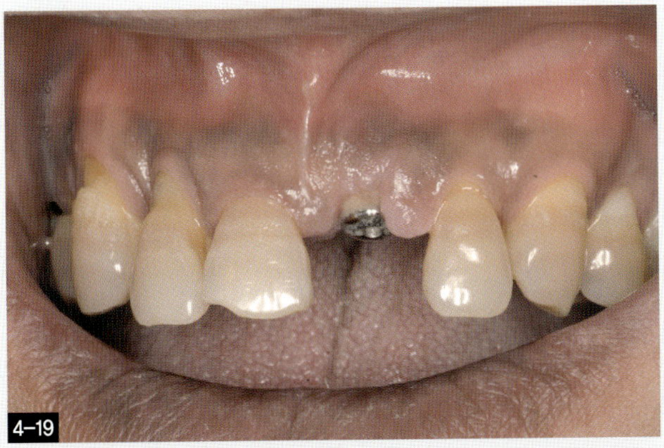

4-19

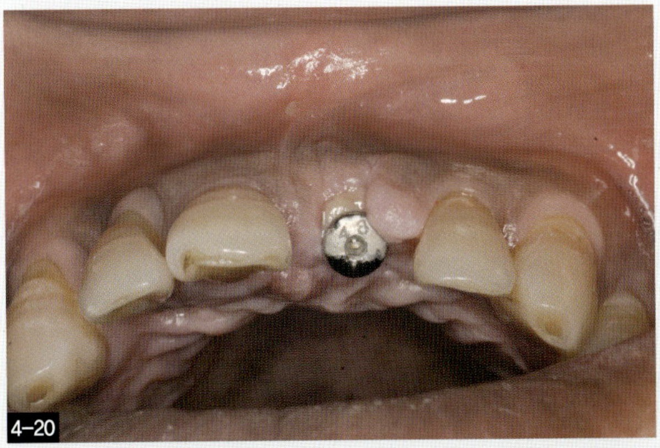

4-20

일주일 후 봉합 제거 후 모습이다.

순측의 발치와를 감싸던 연조직 구멍은 없어지고 잘 치유되고 있는 모습이다**(그림 4-19, 20)**.

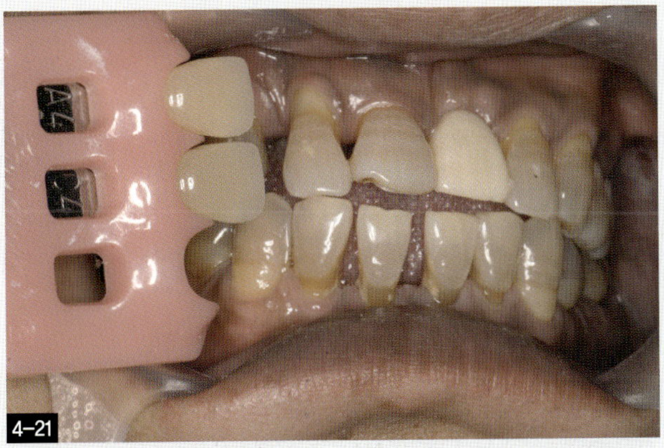

4-21

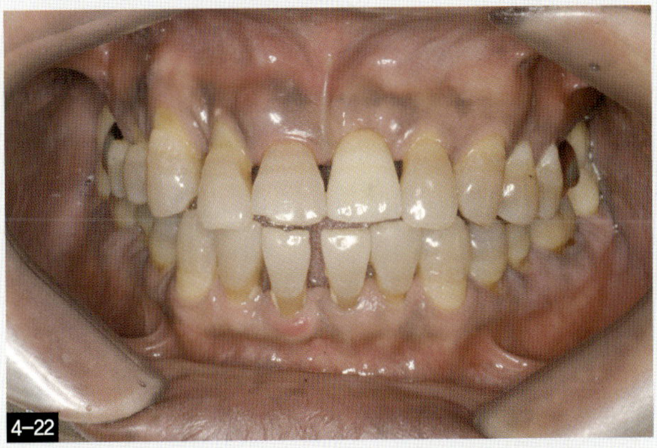

4-22

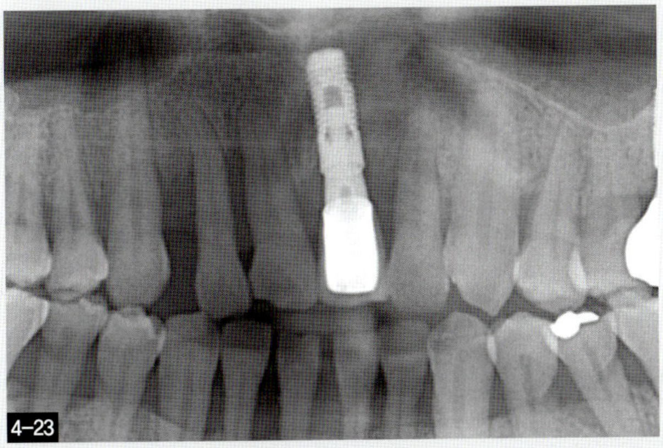

4-23

임시 치아 장착 후 환자는 불편함이 없어 최종 보철을 완료하였다**(그림 4-21, 22)**. 최종 보철물 색상이 완벽하지 않지만 환자는 만족하여 치료를 완료하였다. 치은은 완전히 치유되었고 농양도 생기지 않고 치주염도 다 해결되었다. 방사선 사진상으로도 문제가 없다**(그림 4-23)**.

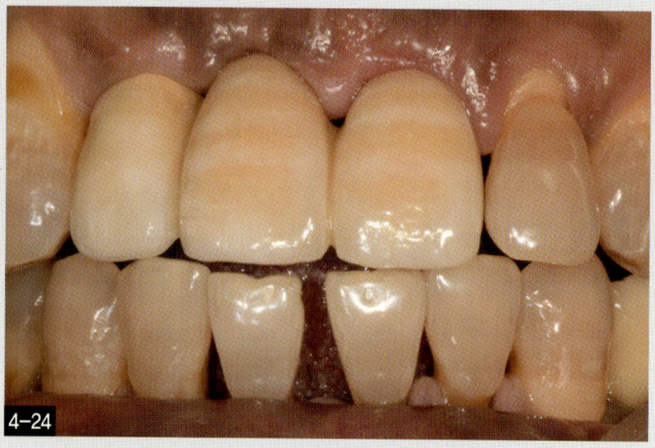
4-24

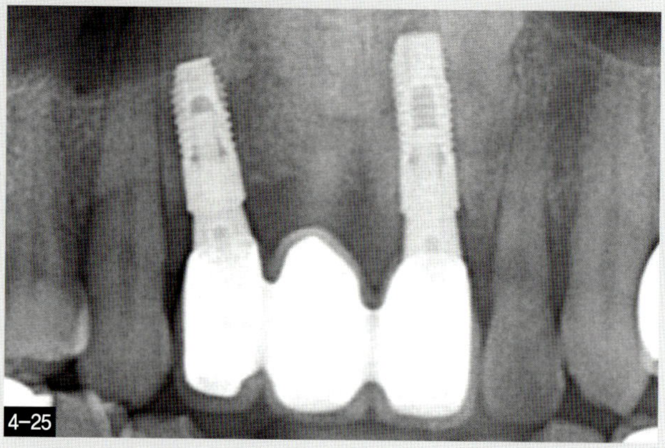
4-25

환자의 우측 중철치 및 측절치 또한 치주상태가 나빠져서 발치 후 임플란트를 추가하고 bridge로 다시 보철 수복하였다. 21번 임플란트 식립 후 6년이 흘렀지만 임상적으로 전혀 문제를 일으키지 않는다**(그림 4-24, 25)**.

자연치에 생기는 치주염과 임플란트에 생기는 임플란트주위염 모두에서 치주낭이 깊어진다. 이러한 치주낭이 임플란트 식립 후에도 존속하면 임플란트주위염이 발생한다. 임플란트주위염을 안 만들기 위하서 어떻게 연조직을 다뤄야 하는지를 살펴보았다. 좀 더 쉽게 이해하기 위하여 그래픽으로 설명하고자 한다.

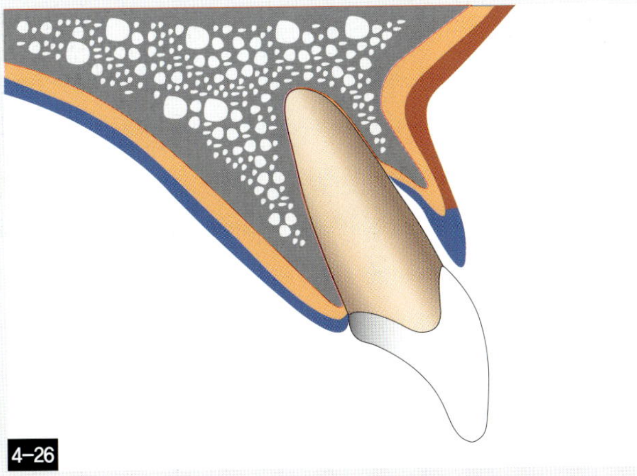

4-26

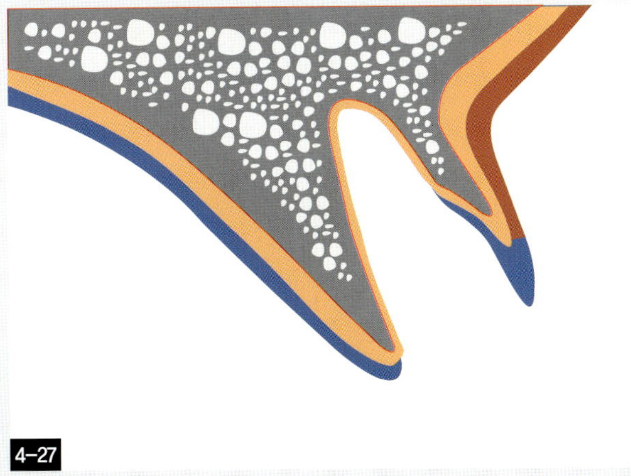

4-27

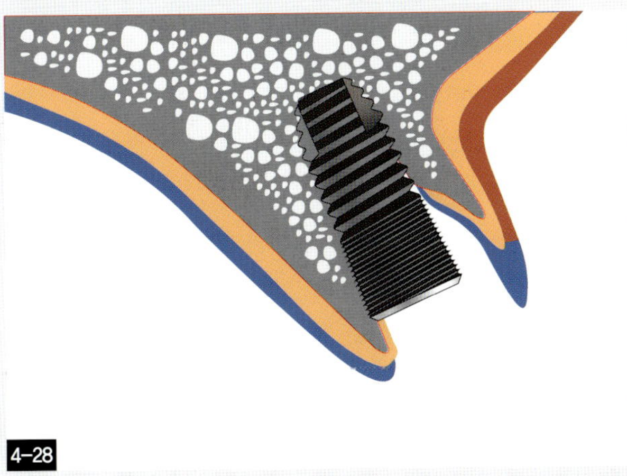

4-28

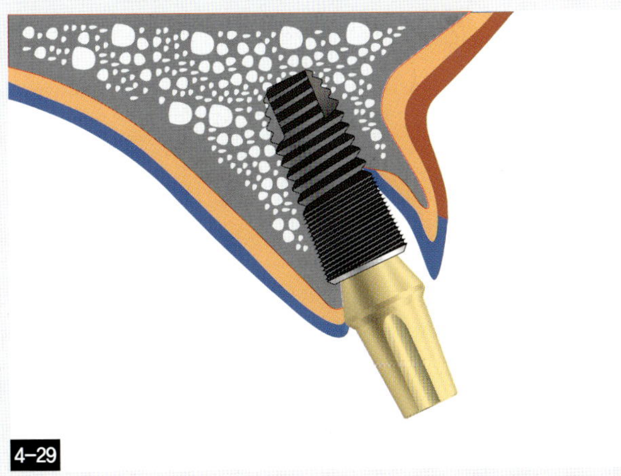

4-29

연조직 처치를 하지 않고 치주염으로 발치된 부위에 임플란트를 그냥 심는 경우를 상정해 보았다**(그림 4-26~29)**.

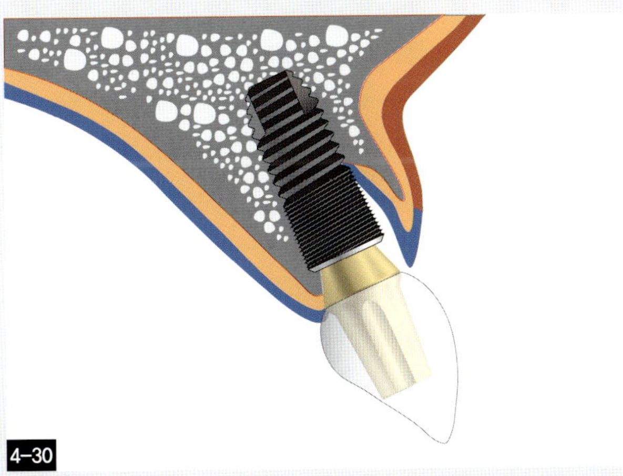

4-30

자연치 상태에서의 순측 치주낭은 임플란트 시술 후에 그대로 잔존하게 된다**(그림 4-30)**. 자연치의 치주염이 임플란트 이후 고스란히 임플란트주위염으로 진행된다.

이를 방지하기 위해서는 발치와의 연조직이 치유된 다음에 임플란트를 식립할 수 있으나, 환자의 편의를 위하여 발치 즉시 임플란트를 시술하게 되는 경우, 임플란트주위염 예방을 위해서는 치주낭을 없애야 하고 이를 위한 수술법에 대하여 알아본다.

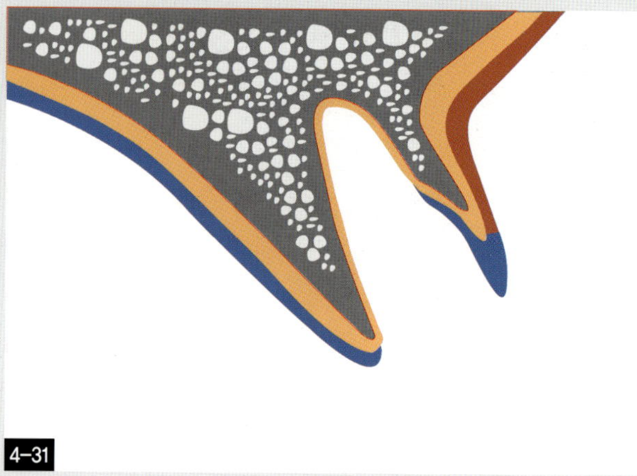

4-31

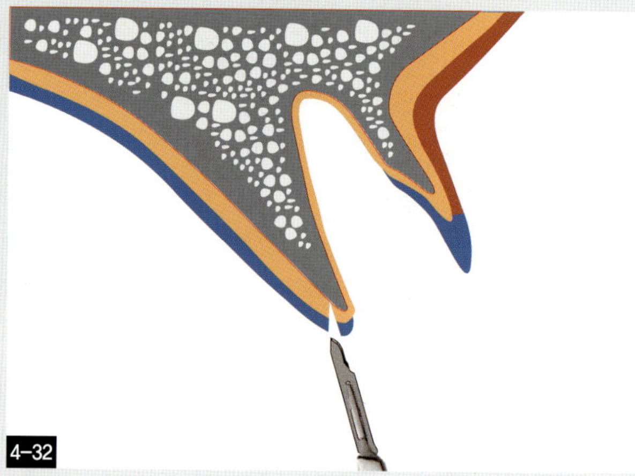

4-32

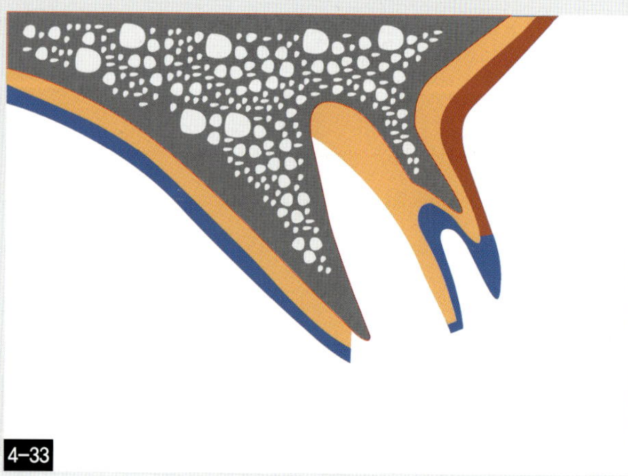

4-33

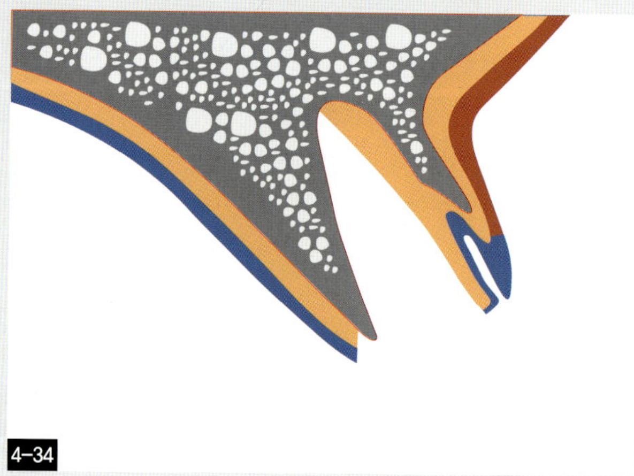

4-34

치주염에 이환된 치아를 발치한 상태에서 발치와 구개측에 절개를 한다**(그림 4-32)**. 임상 사진에서 봤던 대로 발치와의 치조골을 긁어서 치주염을 만든 염증 조직과 상피 조직을 점점 순측으로 민다**(그림 4-33, 34)**.

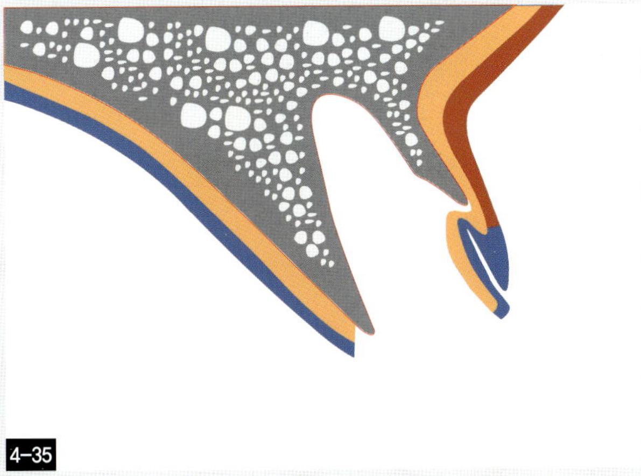

4-35

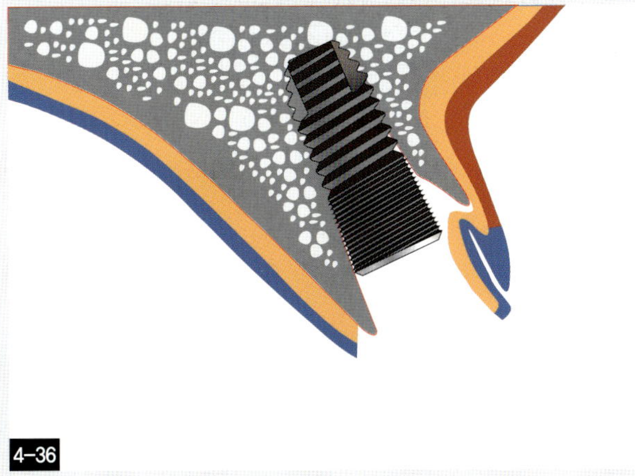

4-36

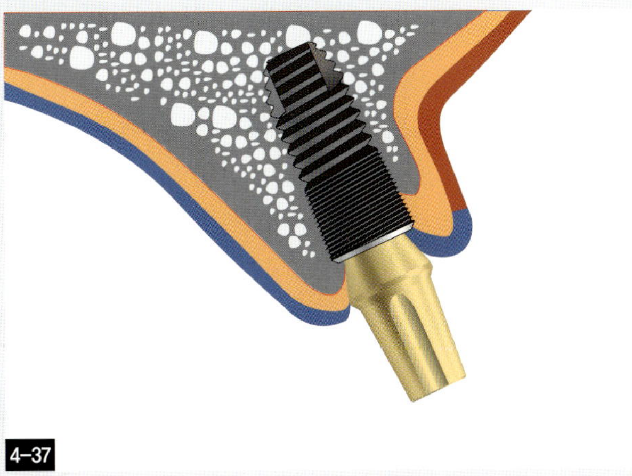

4-37

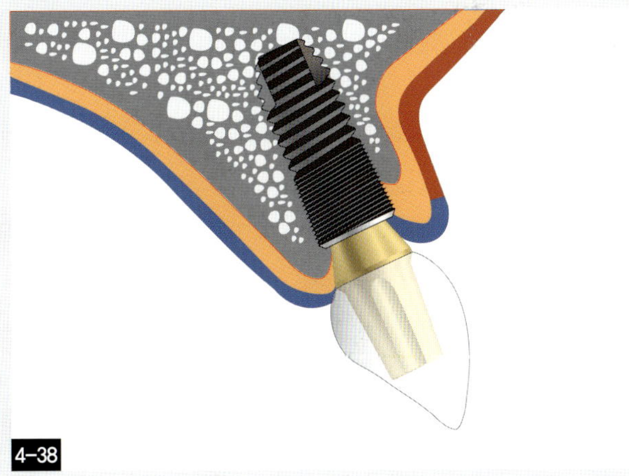

4-38

치조골의 재생을 바라면 염증 조직이 덮고 있던 치조골을 전부 노출시키는 것이 좋다. 구개측에서 순측으로 연조직을 밀어내는데 순측골의 끝이 확인될 때까지 하는 것이 좋다. 순측 골의 순측면이 노출되면 순측골의 소실이 예상되니 그곳까지는 박리를 안 하는 것이 좋다.

연조직을 완전히 순측으로 밀었다면 이제 임플란트를 식립해야 한다. 그 이후 보철을 하게 되면 순측에 상피 세포가 지대주(abutment)와 접촉하지 않고 결합조직이 접촉하게 된다. 발치와에 존재하던 치주낭의 상피 세포는 결합조직 사이에 접혀 존재하다가 퇴화되어 사라진다. 즉 순측에는 치주낭이 형성되는 것이 아니고 치은열구가 형성된다. 치은 열구는 병원성 세균이 존재할 수 없으므로 치주염은 치유되고 임플란트주위염도 생기지 않게 된다**(그림 4-35~38)**.

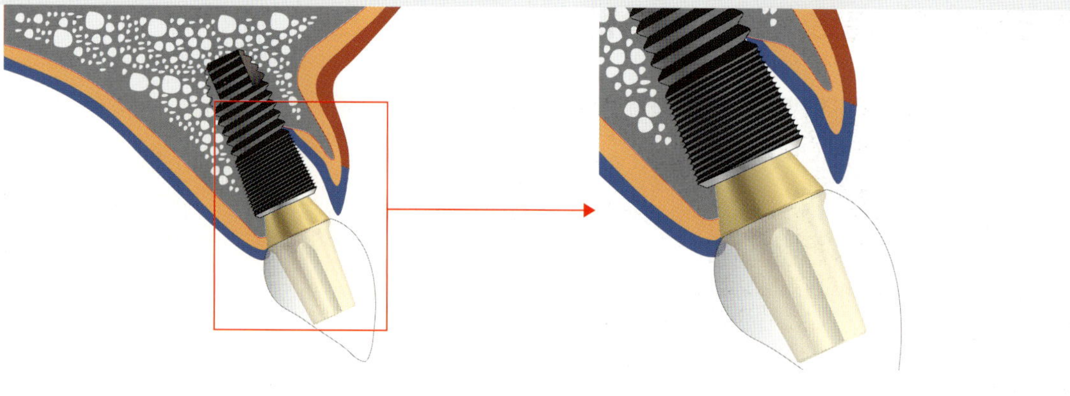

4-39

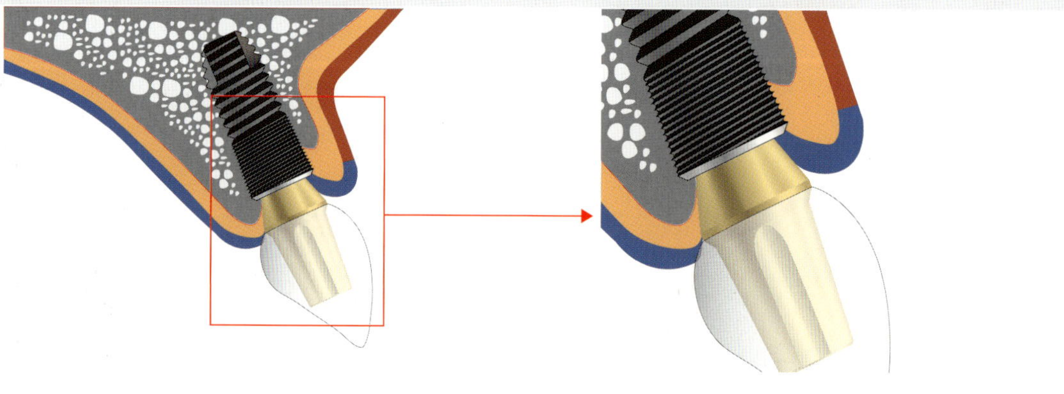

4-40

위의 그림에서 연조직 처치의 개념을 볼 수 있다.

위의 경우는 임플란트주위염이 발생하여 계속 화농이 생길 것이고**(그림 4-39)** 아래는 화농이 안 생기면서 연조직은 건강해지고 치조골도 어느 정도는 재생이 될 것이다**(그림 4-40)**.

임플란트주위염의 발생 및 치료에서 관심을 세균에서 치주낭으로 옮기게 되면 이 증례와 같은 수술을 하여 장기적 예후를 보장하게 된다.

2. 실패한 임플란트 재식립 수술법

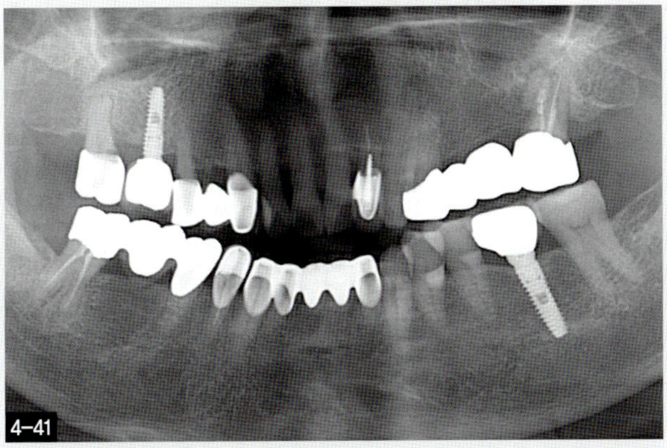
4-41

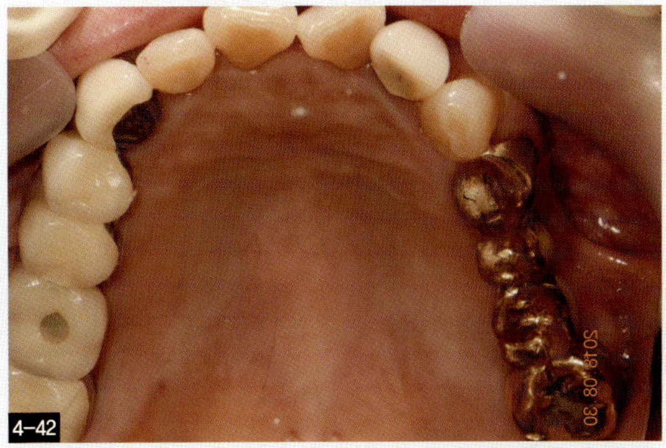

4-42

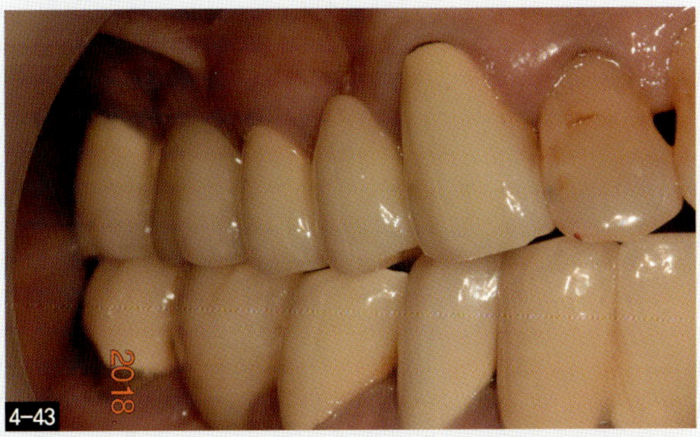

4-43

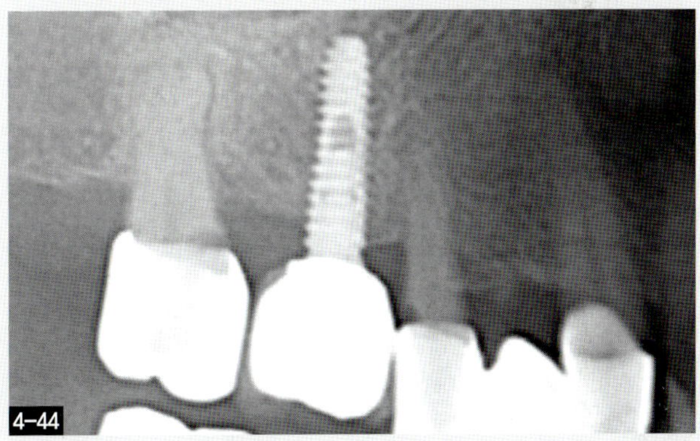
4-44

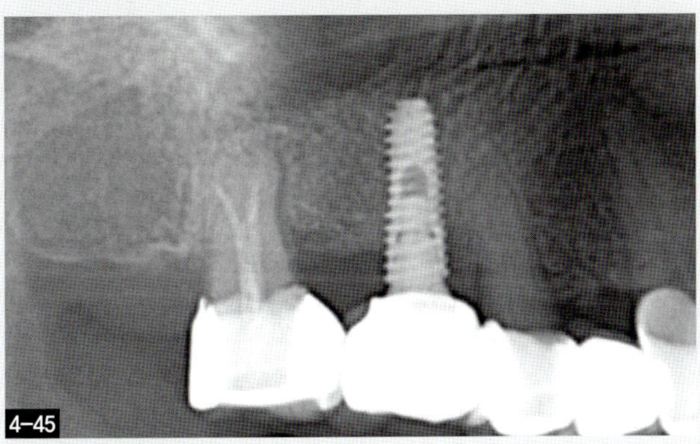
4-45

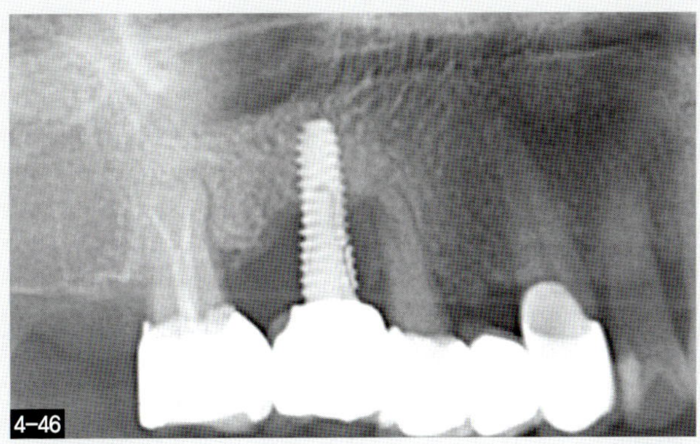
4-46

첫 내원 시에는 16번 임플란트에 아무 문제가 없었으나 시간이 지나면서 치조골이 점점 소실되는 방사선 소견을 보였다. 급기야 임플란트의 파절이 방사선 사진상으로 명확하게 관찰되었다**(그림 4-41~46)**. 임플란트의 파절이 치조골 소실의 원인이라고 여겨진다. 대구치 싱글 임플란트 수복에 너무 얇은 임플란트를 식립했다고 생각된다. 임플란트 제거 후 새로운 임플란트를 식립하여야 한다. 현재 임플란트 파절로 인하여 임플란트주위염이 발생해 있고 그 양상은 자연치 치주염과 동일한 상태라고 봐야 한다. 임플란트 제거 후 다시 심었을 때 임플란트주위염이 안 생기도록 연조직 처치를 하여야 한다.

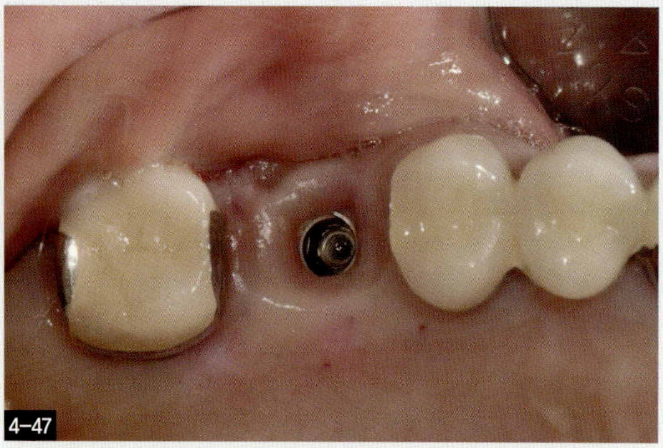
4-47

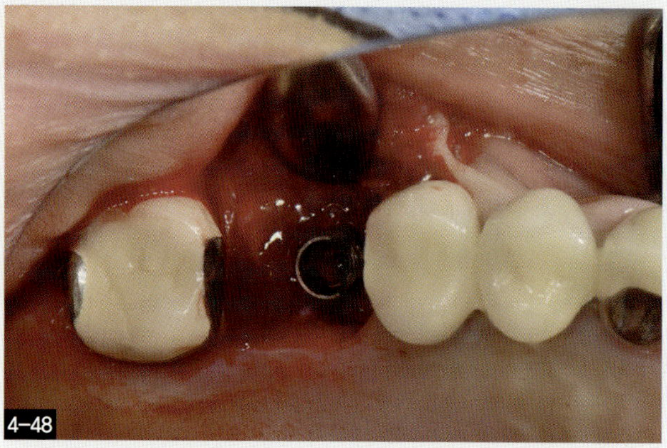
4-48

보철물을 제거한 모습이다**(그림 4-47)**. 상황을 진단함에 있어서 치조골 소실만 생각하면 안 된다. 치조골 소실과 더불어 염증 조직과 상피 세포 또한 하방으로 깊게 내려가 있다. 이를 무시하고 동일 위치에 임플란트를 식립하게 되면 또다시 임플란트 주위염이 발생한다. 앞에 소개한 상악 중절치 임플란트 수술에 쓰였던 동일한 개념을 이번 수술에도 사용해야 한다.

일단 임플란트 및 지대주를 감싸던 연조직을 포함하지 않는 구개측 절개가 필요하다**(그림 4-48)**. 절개 후 염증조직 및 주위 조직을 협측으로 긁으며 밀어서 이동시킨다.

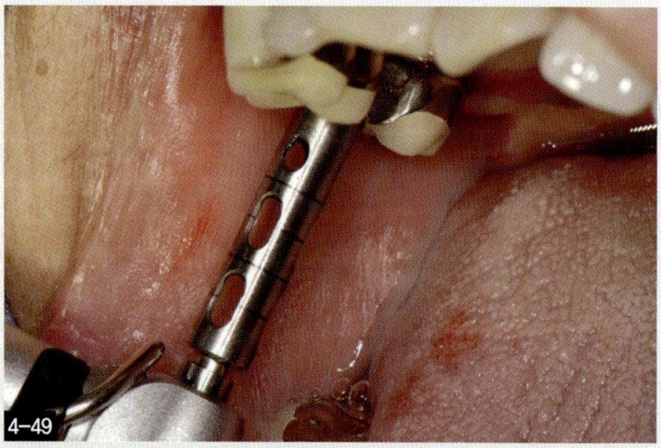
4-49

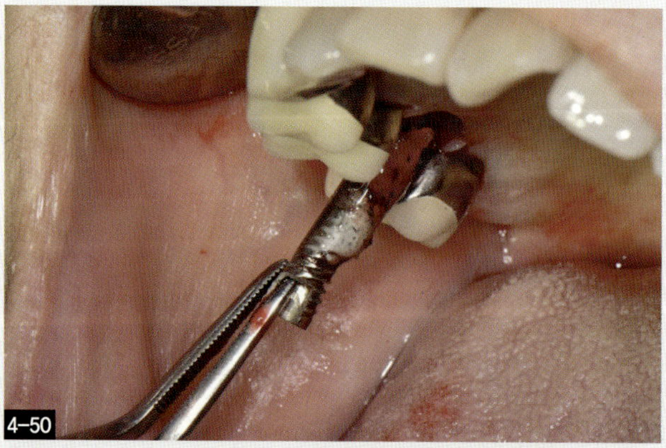
4-50

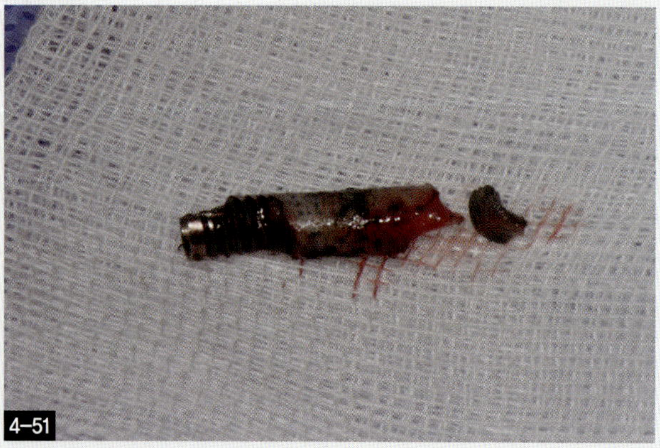
4-51

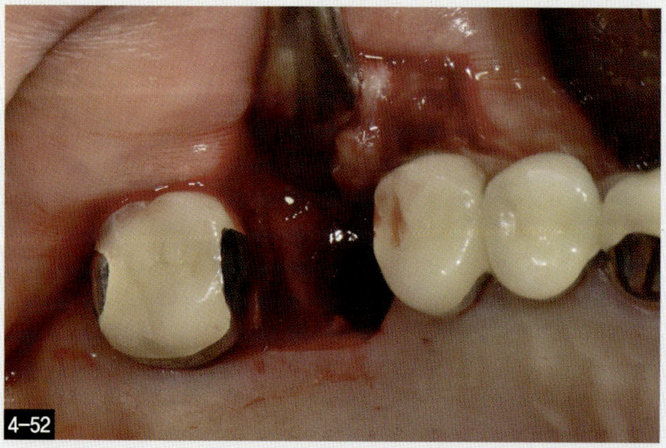
4-52

임플란트의 제거는 통법대로 한다. 다양한 방법이 있지만 필자는 trephine drill을 사용하는 방법을 가장 선호한다**(그림 4-49~52)**. 제거된 임플란트를 볼 수 있는데**(그림 4-51)** 상부가 파절된 모습을 보이고 있다. 독자 여러분들은 파절이 잘 일어나지 않는 제품을 선택하여야 한다(단순히 임플란트 직경이 굵다고 파절이 안 일어나는 것은 아니다).

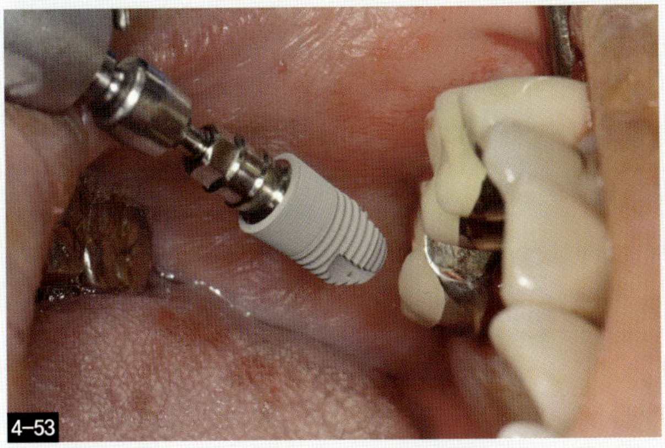
4-53

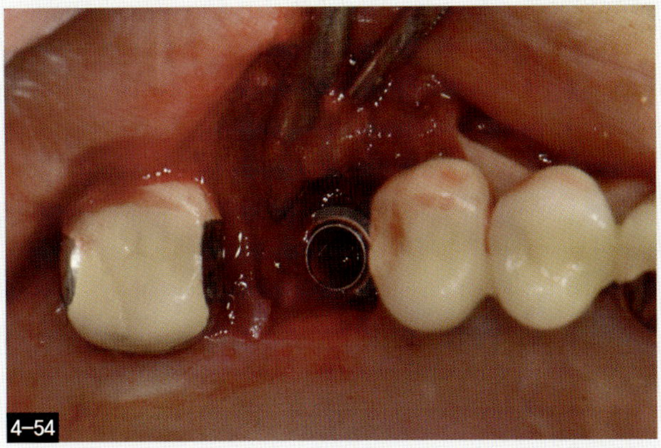
4-54

바로 심는 경우 우리는 여러 가지를 고민해야 한다. 우선 고정을 얻어야 한다. 고정을 얻는 방법에는 여러 가지가 있는데 치조골의 폭경이 넓고 치은 또한 폭경이 넓으면 단순히 굵은 임플란트를 식립하는 것만으로도 충분하다. 임플란트를 제거하기 위해서 사용된 Trephine drill의 내경은 4 mm이고 외경은 5 mm이다. 그러므로 치조골에 형성된 구멍의 직경은 최소한 5 mm이다. 직경 5.5 mm 임플란트를 다시 넣을 수도 있지만 확실한 고정을 위하여 6.0 mm 직경의 임플란트를 사용하였다 **(그림 4-53, 54)**.

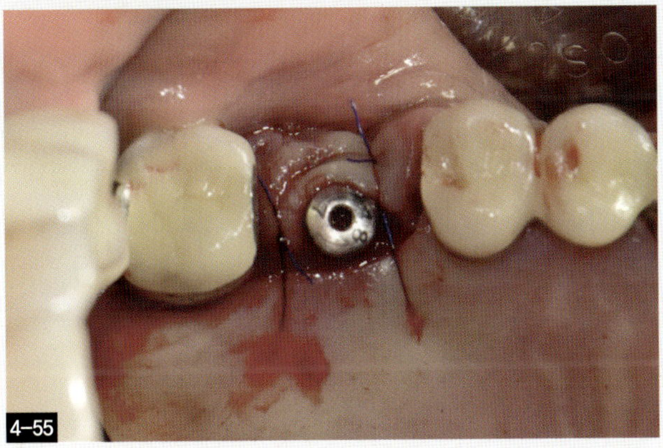
4-55

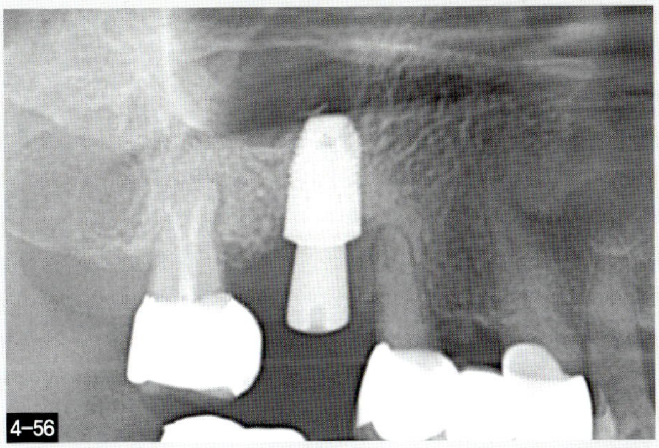
4-56

충분히 고정을 얻은 후 임플란트주위염으로 만들어진 육아조직과 하방 증식된 상피 조직을 협측으로 전부 보냈다**(그림 4-55)**. 앞서 설명드린 바와 같이 이러한 연조직 처치는 지대주에 치주낭이 형성되는 것을 방지하고 얕은 깊이의 치은 열구가 형성되도록 하기 위함이다. 방사선 사진상으로 수술이 성공적으로 잘 진행되었음을 볼 수 있다**(그림 4-56)**.

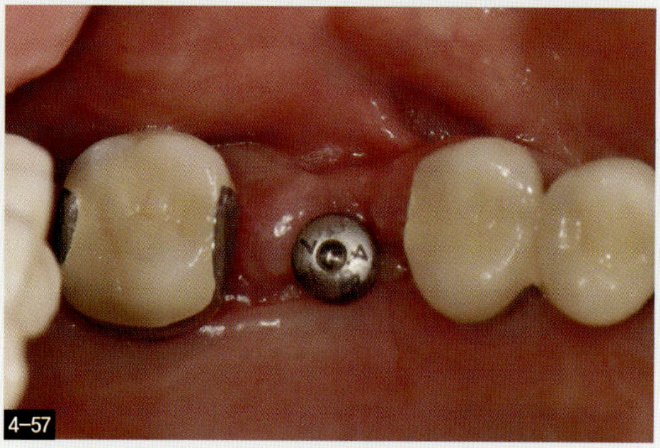

4-57

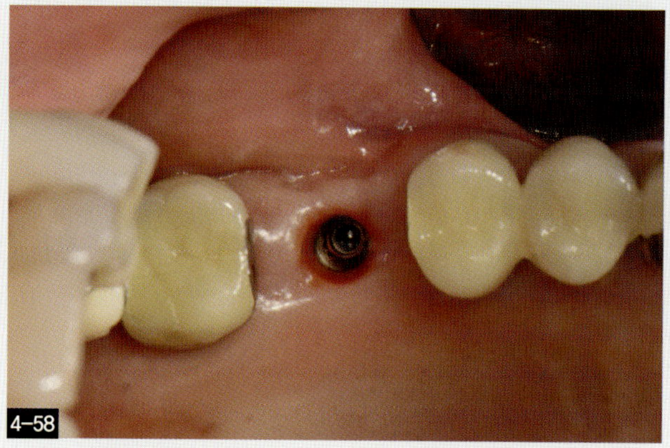

4-58

수술 1주 후 및 6주 후 모습으로 정상적 치유를 보여주고 있다(**그림 4-57, 58**).

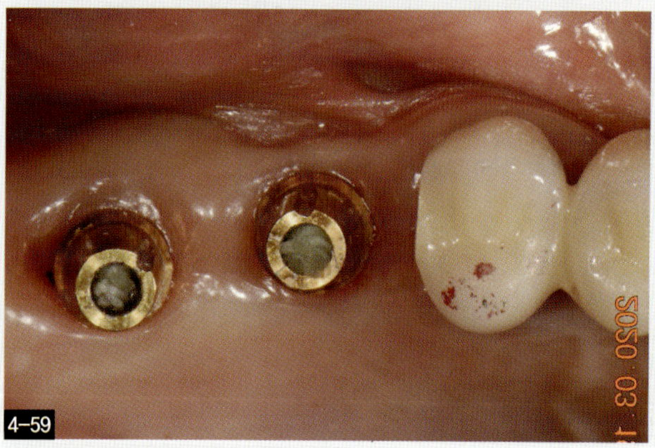

4-59

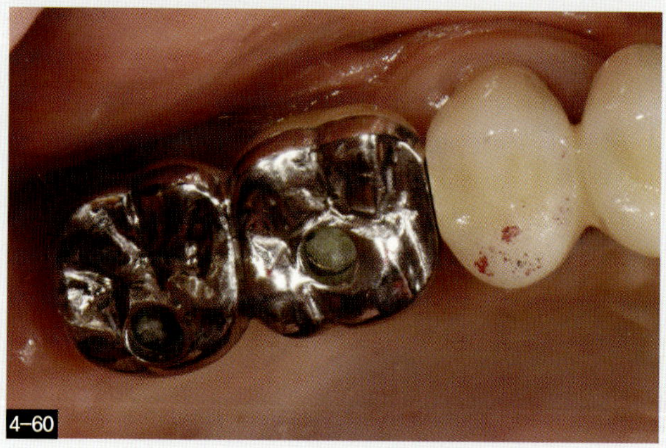

4-60

17번 치아의 상태도 좋지 않아 발치 즉시 임플란트를 식립한 후 둘을 묶어서 보철을 완료 하였다(**그림 4-59, 60**).

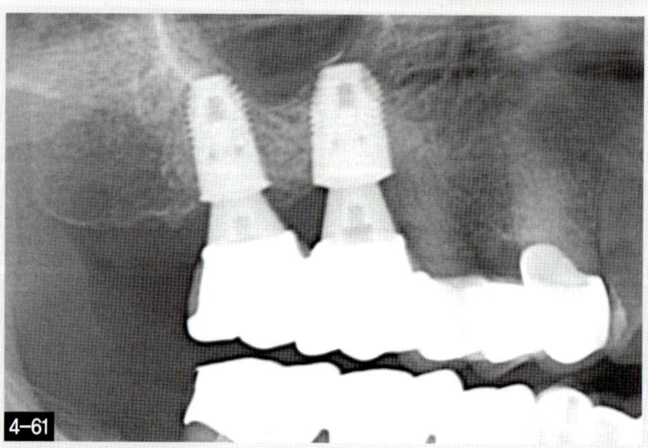

4-61

시술 약 1.5년 후 모습으로 아주 양호한 상태를 보인다.
소실된 치조골도 모두 회복된 것으로 보인다(**그림 4-61**).

본 증례의 이해를 돕기 위하여 그래픽을 이용하여 설명한다.

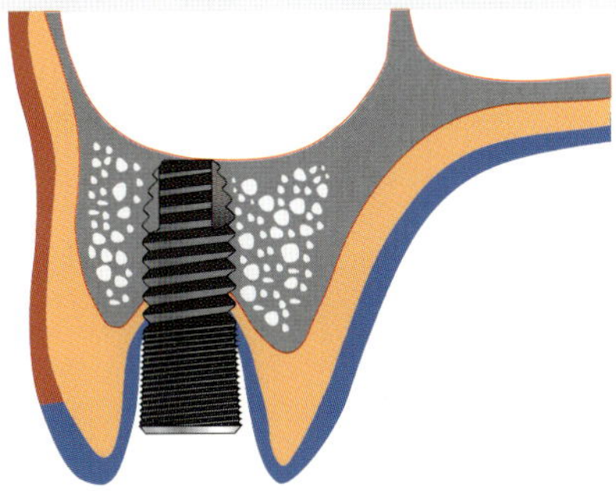

4-62

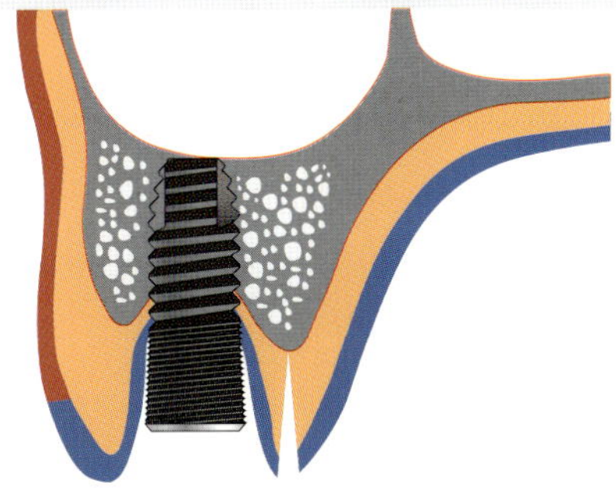

4-63

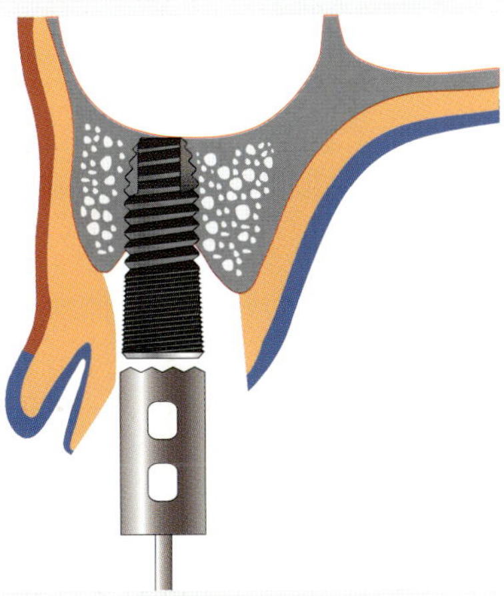

4-64

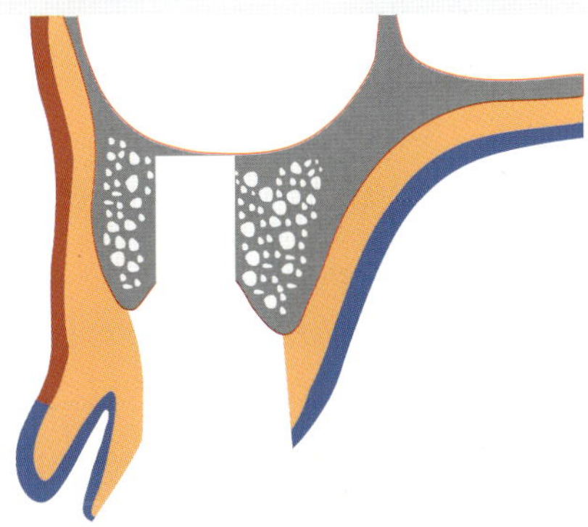

4-65

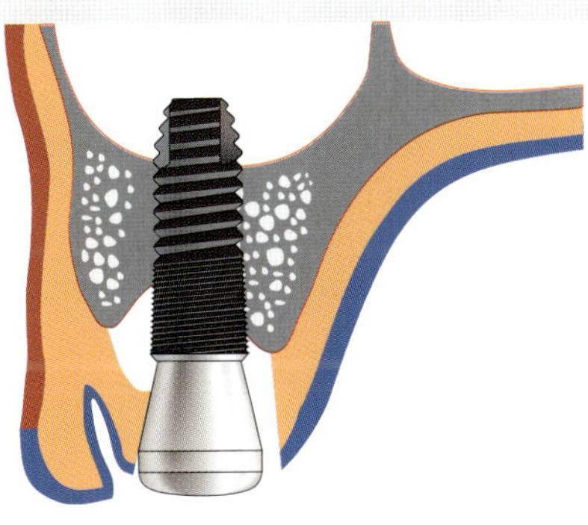

4-66

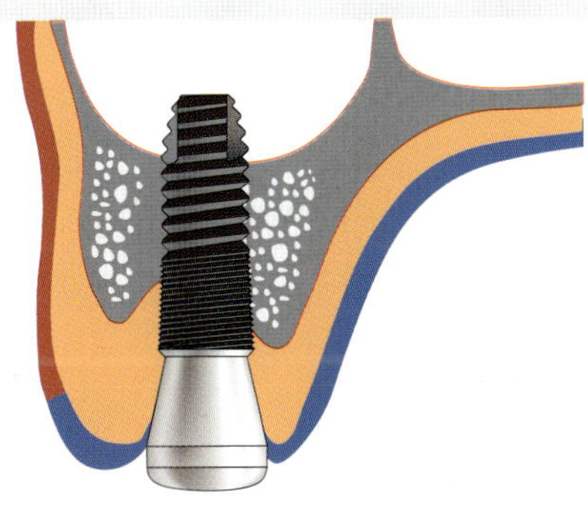

4-67

임플란트의 파절로 인한 합병증인 임플란트주위염의 발생, 그리고 치조골의 소실이 주요 증상인 경우에, 임플란트를 제거하면서 다시 심었을 때 깊은 치주낭이 그대로 유지되면서 다시 임플란트주위염이 생긴다는 것을 독자 여러분들은 알고 있다.

그러므로 구개 측에서 절개를 하여 정상적인 결합조직 및 치주낭 속의 상피 조직을 모두 협측으로 보내서 치유 지대주(healing abutment)에는 건강한 결합조직이 접촉하여 치주낭이 아닌 치은열구가 형성되게 하여야 한다**(그림 4-62~67)**.

치주낭을 만드는 상피 세포는 무조건 하방 증식을 하지 않고 결합조직에 염증이 있는 경우에만 하방 증식을 하게 된다. 위에 설명한 수술의 경우 임플란트가 새 제품이므로 결합조직에 염증을 만들지 않으니 상피는 하방 증식을 하지 않고 상부에 부착하여 머물게 된다. 즉 치주낭을 형성하지 않고 치은열구만 형성하게 되는 것이다.

임플란트주위염 수술에서 염증 조직과 치주낭의 상피 세포를 밀어내 치주낭을 없애는 방법이 있고 또 다른 방법으로 치주낭을 없애는 방법이 있는데, 이를 한번 살펴보도록 한다.

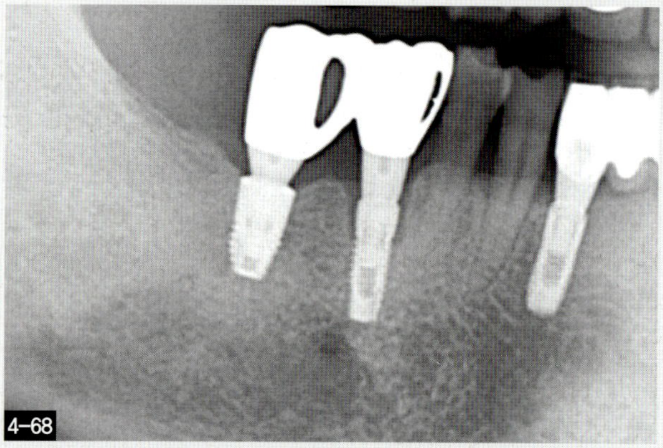
4-68

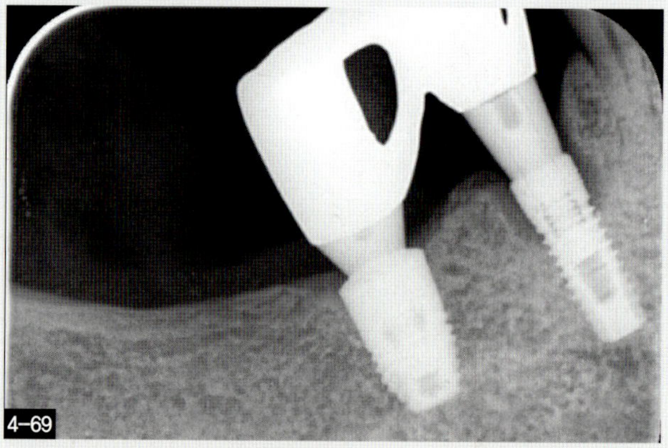
4-69

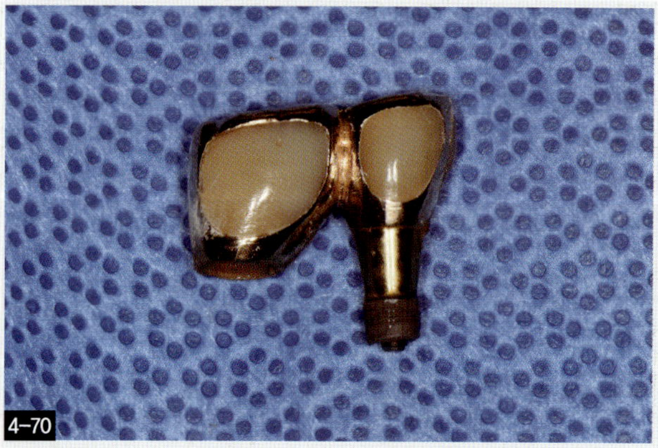
4-70

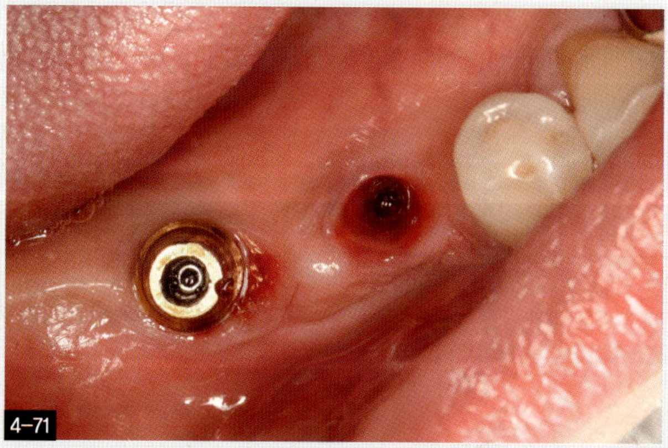
4-71

45번 임플란트의 부러진 모습과 치조골 소실을 볼 수 있다**(그림 4-68, 69)**. 임플란트가 제거된 모습의 임상 사진을 보면서 우리는 단순히 치조골 소실만 생긴 것이 아니고 그 속으로는 염증 조직이 형성되어 있고 상피 세포의 하방 증식도 있다는 것을 알 수 있다**(그림 4-70, 71)**. 그 상태로 바로 식립하면 치주낭이 그대로 다시 형성될 것이 예측되므로 통상적이지 않은 수술이 진행되어야 할 것이다.

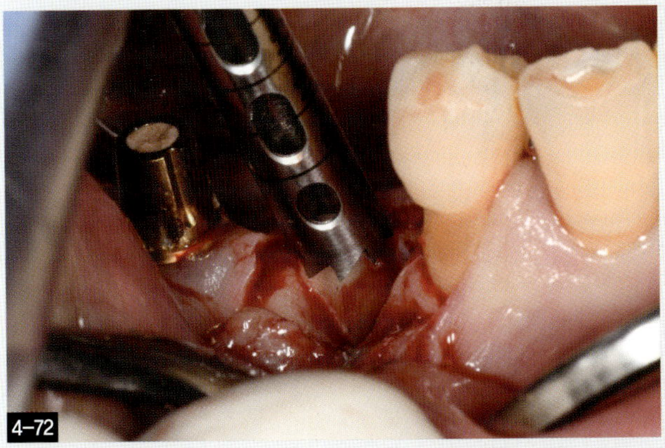

4-72

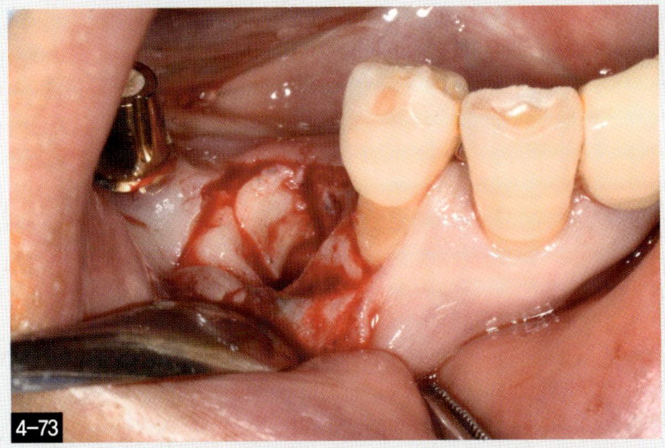

4-73

수술은 1주일 후 진행되었으며 이때 연조직의 구멍은 거의 닫혀 있었다. 필자가 이 사진은 찍지 못하였다. 임플란트 제거는 내경 4 mm 외경 5 mm trephine drill을 사용하였다. 그러므로 치조골에는 최소한 5 mm 직경의 구멍이 형성되어 있다. 이렇게 넓혀진 구멍에서 고정을 얻으려면 직경 5.5 mm 또는 6 mm 정도의 임플란트(fixture)를 식립하여야 하는데 그렇게 되면 잔존 치조골의 두께가 얇아져 상당한 양의 변연골 소실이 예상된다.

임플란트가 치조정의 중앙보다는 약간 협측으로 식립되어 있어서 협측 치조골이 특히 얇고 어느 정도 치조골의 퇴축도 발생되어 있다. 이러한 상황에서 굵은 임플란트를 식립하면 치조골은 심하게 소실되어 45번 임플란트 협측에는 치은이 존재하지 않거나 존재하더라도 부착치은이 아닌 유리치은이 된다. 그리하여 임플란트가 제거된 구멍 후방에 Trehpine drill로 초승달 모양의 자가골을 채취하였다**(그림 4-72, 73)**.

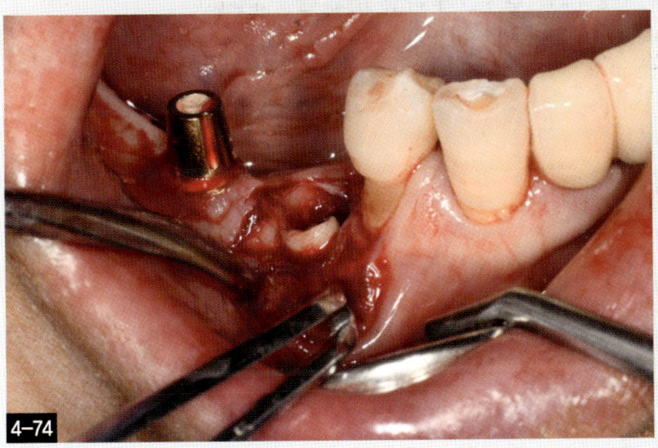

4-74

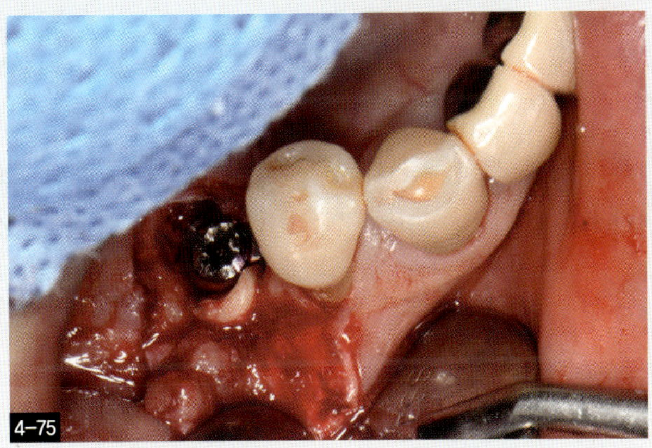

4-75

협측에 채취한 초승달 모양의 치조골을 끼워 넣고 직경 5.0 mm 임플란트(fixture)를 식립하여 초기 고정을 얻었다(고정이 강하지 않아 2차 수술까지 3개월을 기다렸다). 위 그림에서 협측에 끼워 넣은 자가골이 협측 치조골 퇴축을 보상하고 있다. 우측 그림에서 끼워 넣은 자가골을 이용해서 임플란트(fixture)가 고정을 얻는 것을 볼 수 있다**(그림 4-74, 75)**. 설측의 치조골 그리고 협측의 이식골을 이용하여 초기 고정을 얻어야 하므로 수술의 난도는 높고 섬세한 손놀림이 절대적으로 필요하다.

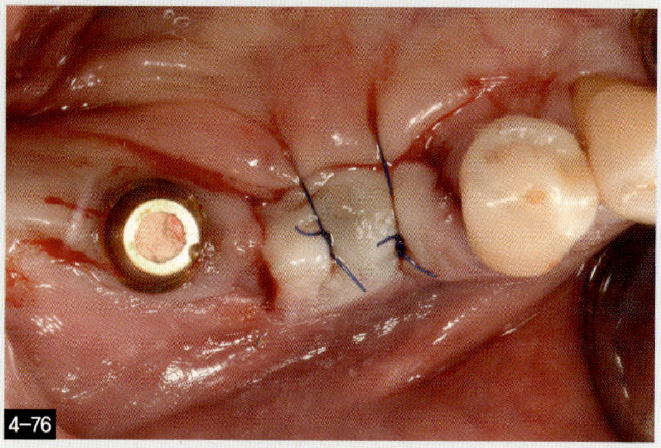
4-76

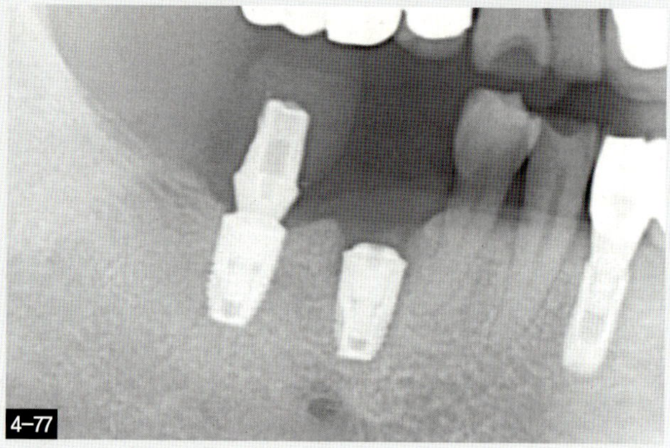
4-77

수술은 파절된 임플란트를 제거한 후 1주일 뒤에 이루어져 파절 임플란트가 제거된 연조직 구멍이 거의 닫혀 있는 모습이다. 위 그림에서 보듯이 임플란트 상부는 치조정보다 매우 낮게 위치되었다. 이는 연조직에 있던 구멍이 없어지면서 임플란트와 이식 치조골이 연조직으로 확실히 덮이게 하기 위한 술식이다(임플란트가 높게 위치되면 노출의 가능성이 증가한다)**(그림 4-76, 77)**.

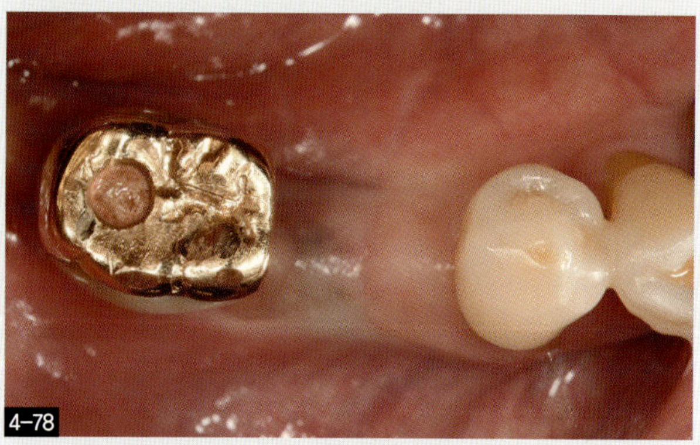
4-78

수술 4주 후 모습이다**(그림 4-78)**. 임플란트와 이식 골편 모두 연조직으로 잘 덮여 있음을 볼 수 있다. 수술은 매우 성공적이다. 이렇게 연조직으로 완전히 덮이게 되면 상피 세포가 치주낭을 형성하는 것을 확실히 예방하게 된다. 치은 절개 및 판막 거상 후 혹시라도 상피 세포가 남아 있더라도 모두 퇴화되어 버린다. 상피 고립 수술법(Epithelial Isolation Technique)과 동일한 개념이다.

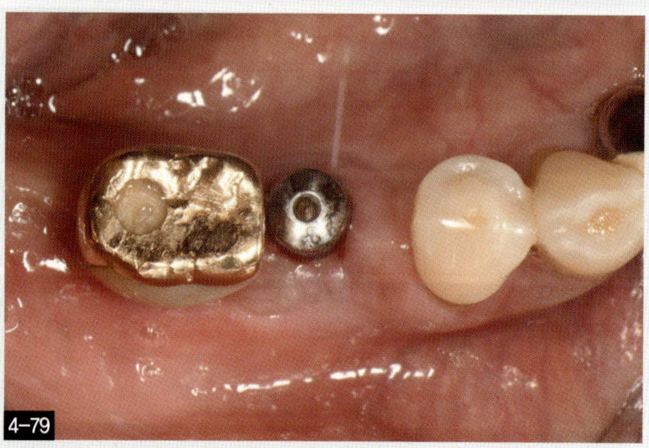
4-79

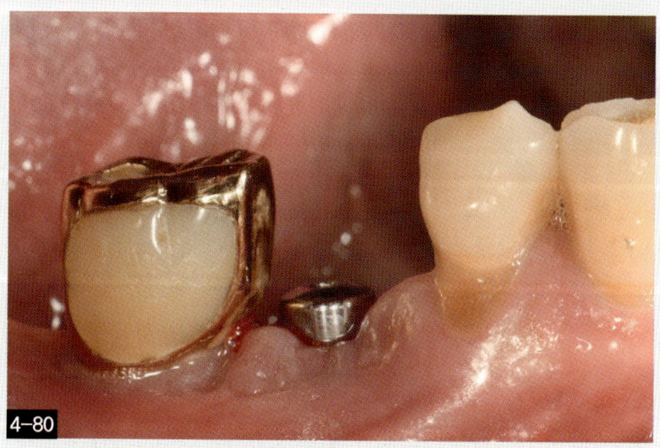
4-80

이차수술이 3개월 후에 이뤄졌다. 모든 수술이 순조롭게 이뤄졌고 임플란트(fixture)는 골융합이 잘 일어났고 이식한 자가골도 협측골과 잘 융합되었다고 판단된다**(그림 4-79, 80)**.

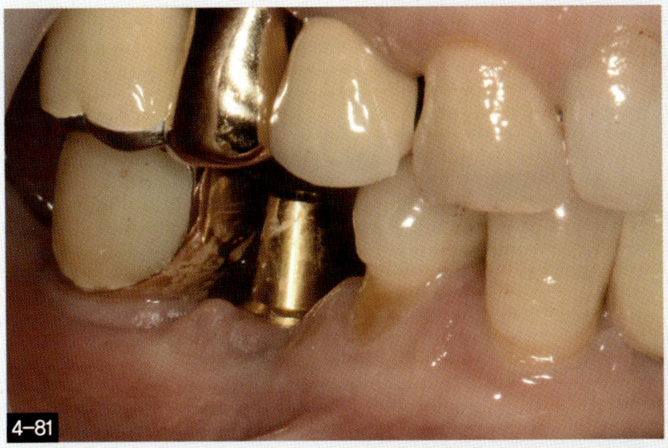
4-81

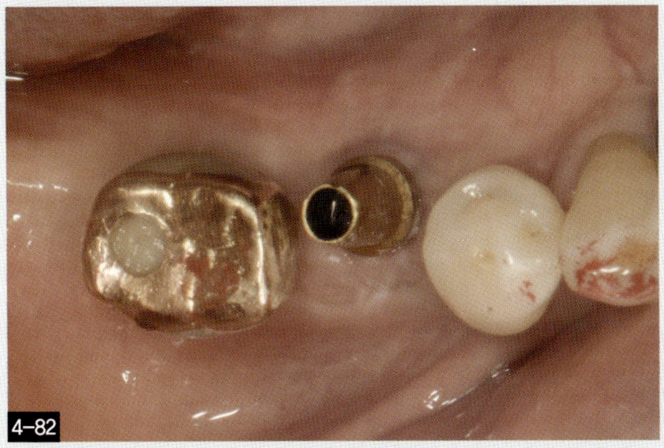
4-82

협측의 치은을 확보하고 초기고정을 위하여 협측에 초승달 모양의 자가골을 이식하는 바람에 임플란트는 심하게 설측으로 위치되었다**(그림 4-81, 82)**.

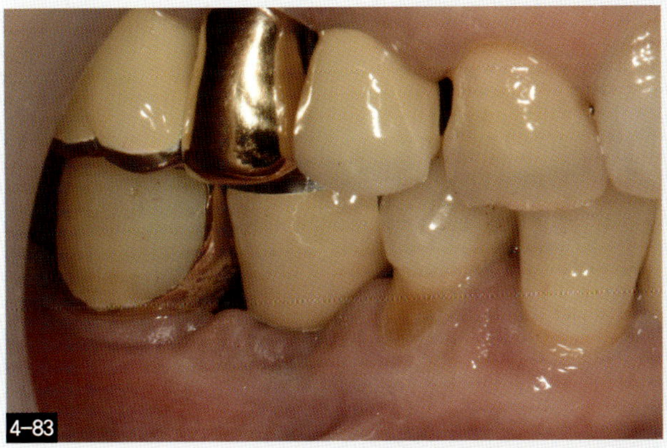
4-83

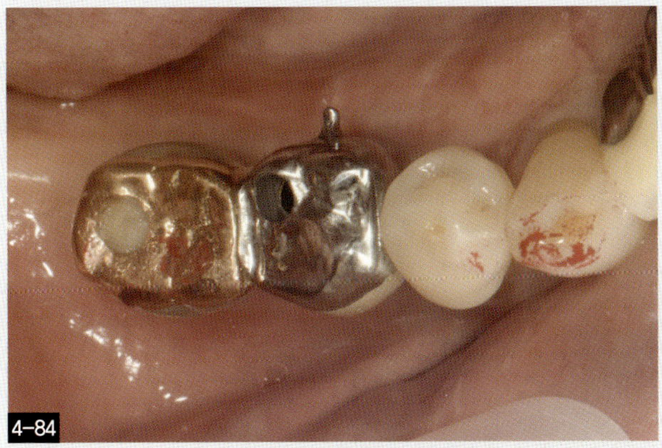
4-84

임플란트의 설측 위치로 인하여 수복된 치관이 설측으로 두터워진 문제가 발생했지만 이제 더 이상의 기계적 및 생물학적 문제는 발생하지 않을것이다**(그림4-83, 84)**.

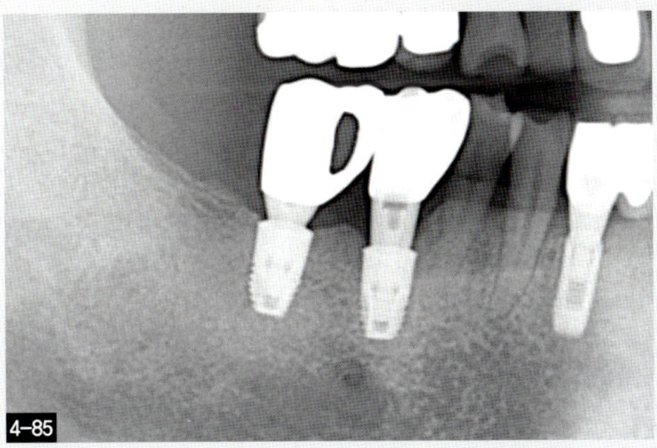
4-85

방사선 사진상 치조골이 깨끗하게 치유되었다**(그림 4-85)**.

이번 증례 또한 이해를 돕기 위하여 그래픽으로 살펴본다.

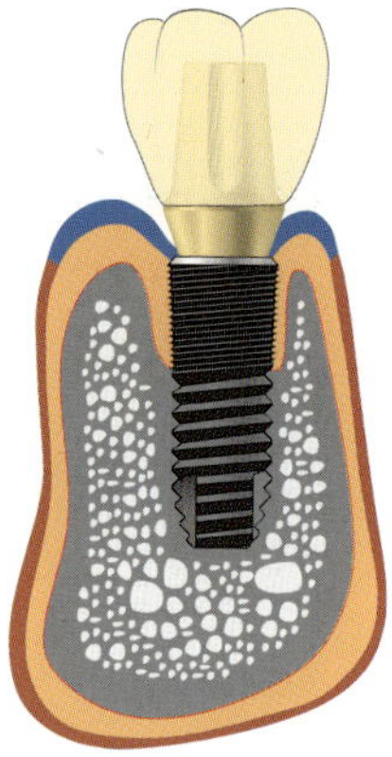

4-86

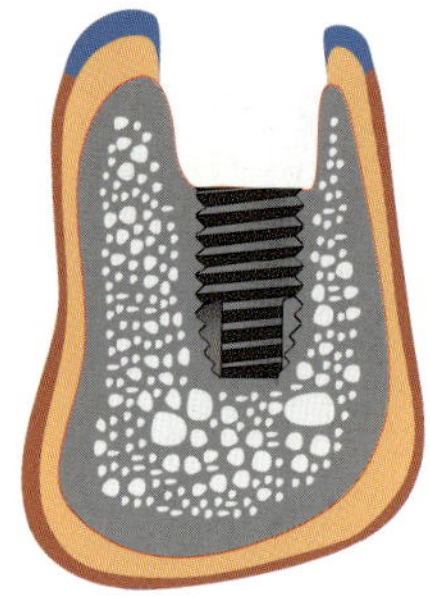

4-87

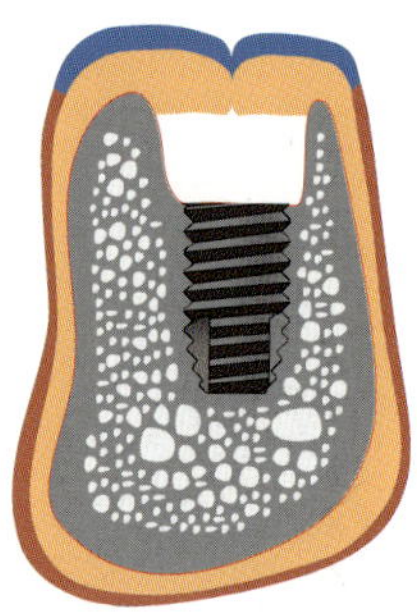

4-88

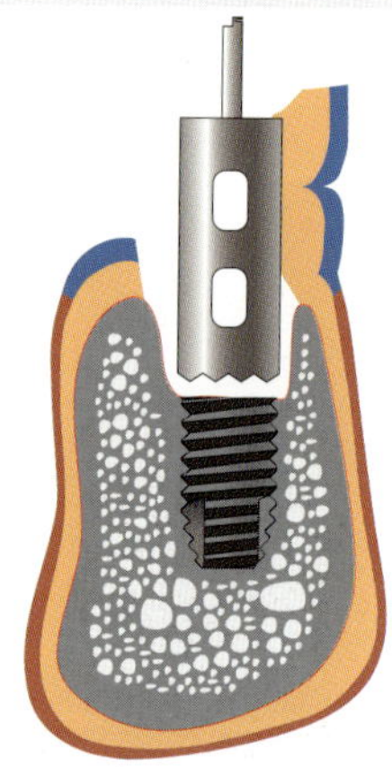

4-89

1주일 후 연조직의 구멍이 매우 작아진 상태에서 설측에 절개를 하여 염증조직 및 상피조직을 동시에 거상한다**(그림 4-88, 89)**.

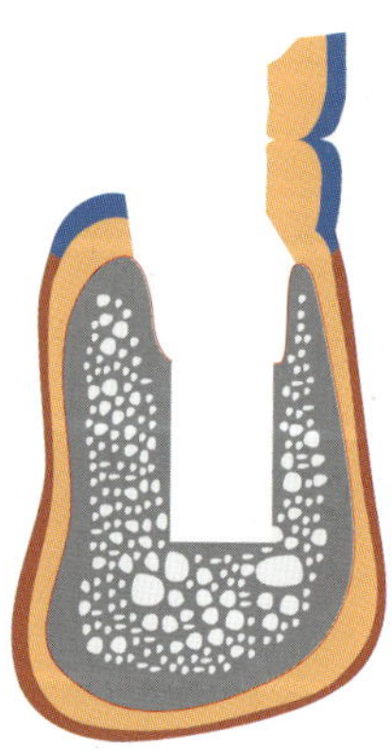

4-90

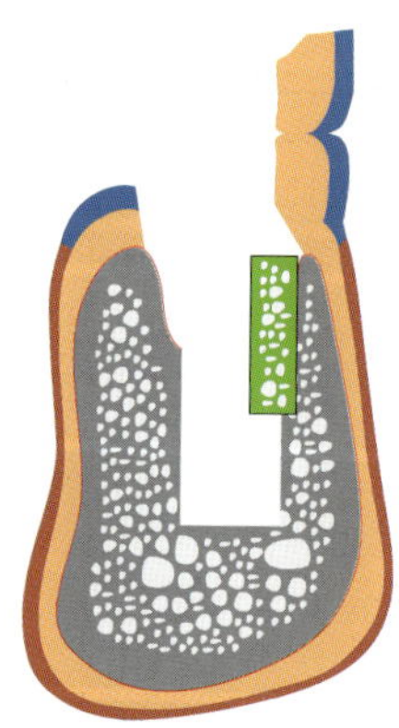

4-91

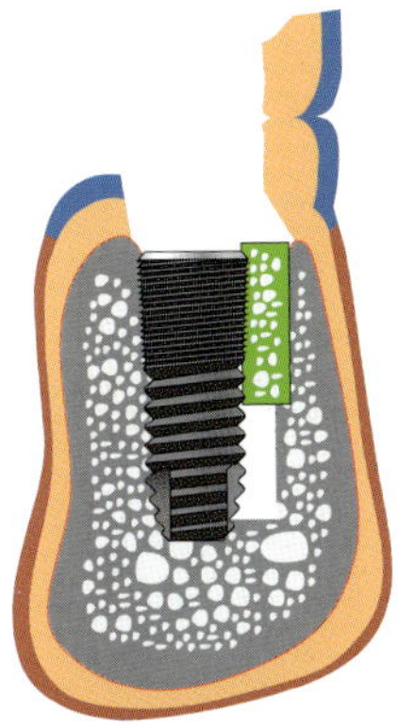

4-92

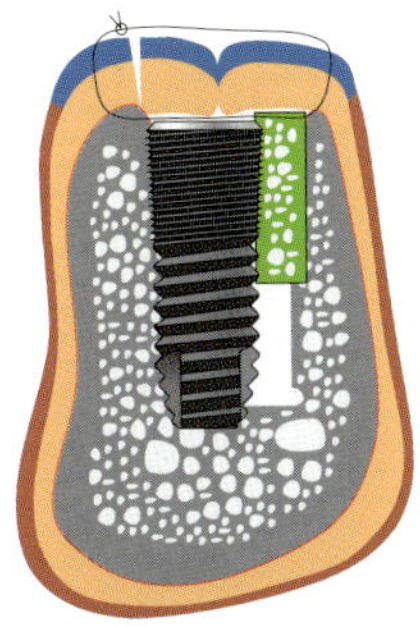

4-93

임플란트 제거한 부위 원심부에서 치조골을 채취하여 협측에 대고 임플란트를 심어 고정을 얻었다**(그림 4-90~93)**.

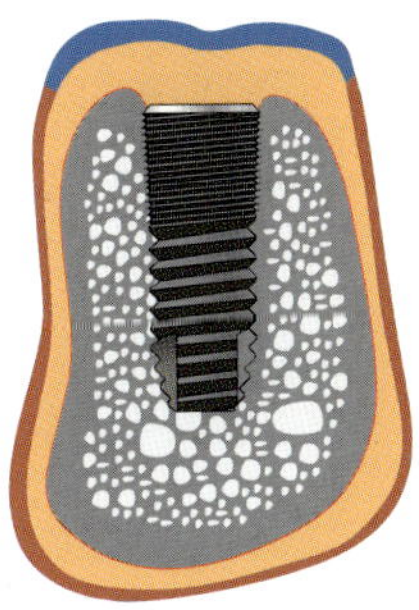

4-94

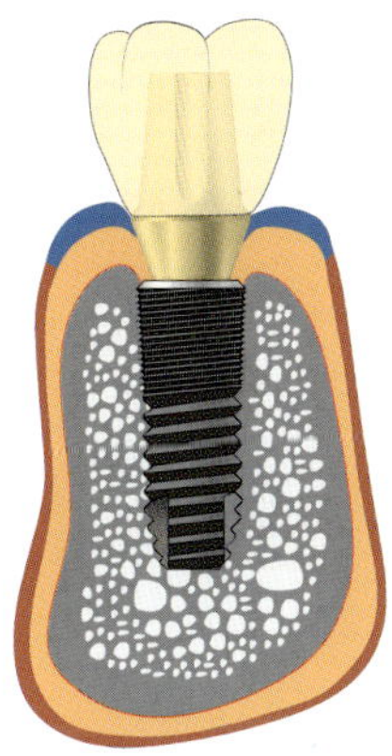

4-95

이식한 골은 협측골과 융합하여 정상적 치조골이 되고 임플란트는 주위 골과 골융합을 이룩하여 매우 좋은 임상적 결과를 만들었다. 치주낭 또한 형성되지 않아 임플란트주위염이 발생하지 않았다**(그림 4-94, 95)**.

부러진 임플란트를 제거 즉시 골이식과 동시에 새 임플란트를 심으면서 연조직을 기술적으로 다루는 것은 절대 쉽지 않다. 그러나 기다리는 시간이 충분하면 수술이 한결 쉬워질 수 있다.

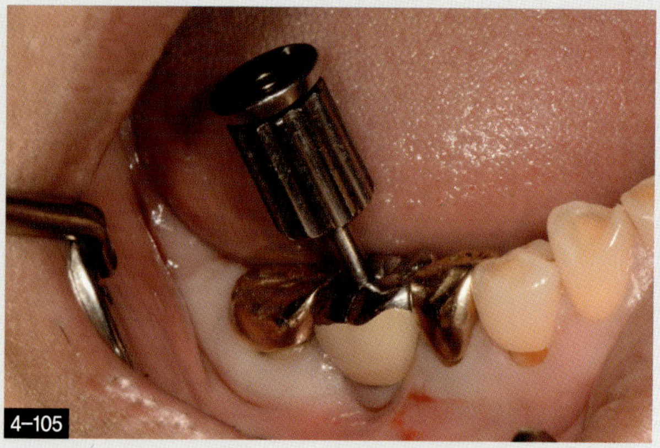
4-105

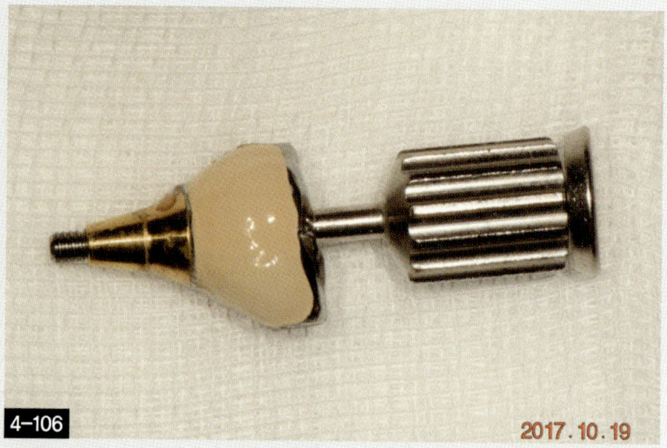

4-106

46번 임플란트 주위의 골질이 나빠서 교합력을 견디지 못하고 움직임이 생겼다**(그림 4-103)**. 임플란트를 제거하고 새로운 임플란트를 식립하기로 하였다. 임플란트를 제거하기 위해서는 우선 보철물이 제거되어야 한다**(그림 4-104~106)**.

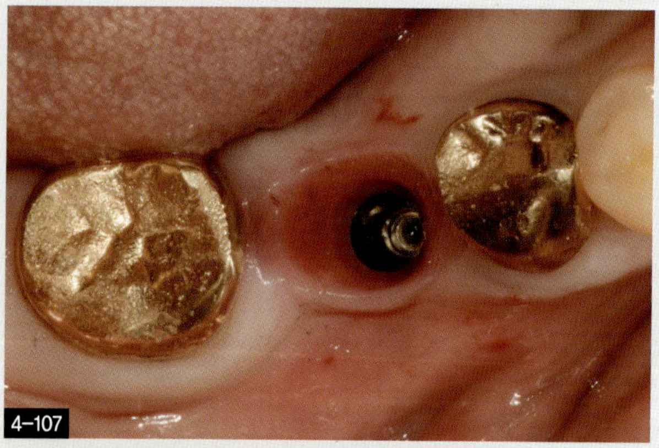
4-107

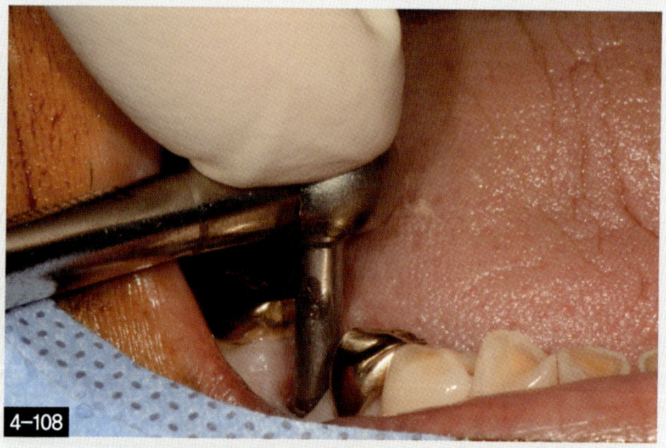
4-108

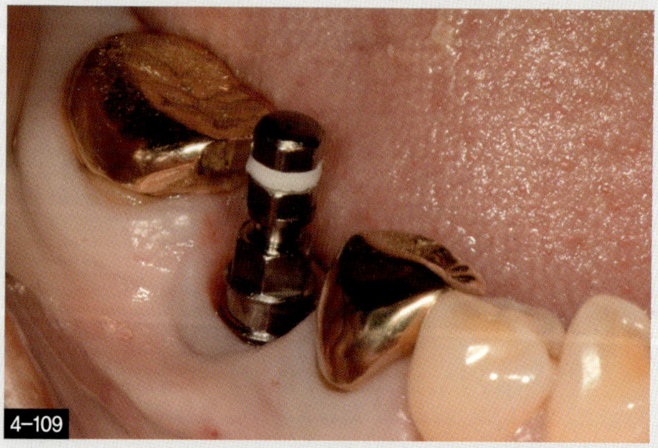
4-109

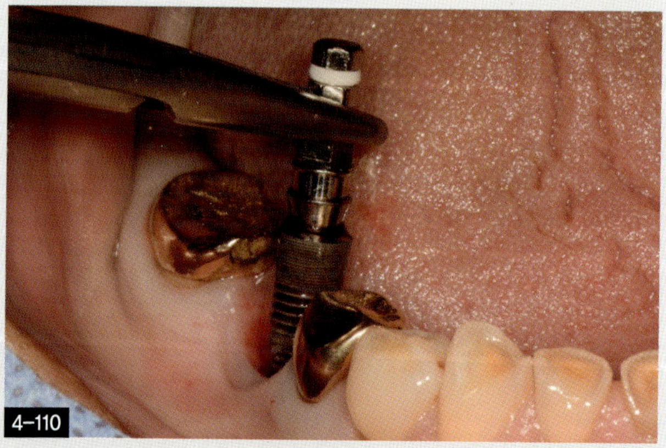
4-110

임플란트가 치조골로부터 분리되어 움직임이 있으므로 Ratchet용 fixture adaptor를 사용하면 쉽게 역회전으로 제거할 수 있다**(그림 4-107, 108)**. 역회전으로 임플란트를 충분히 위로 올린 다음 마운트 또는 치유 지대주(healing abutment) 등을 이용하면 쉽게 뺄 수 있다. Fixture를 직접 잡기 힘드니 저런 기구들을 쓰면 매우 편리하다**(그림 4-109, 110)**.

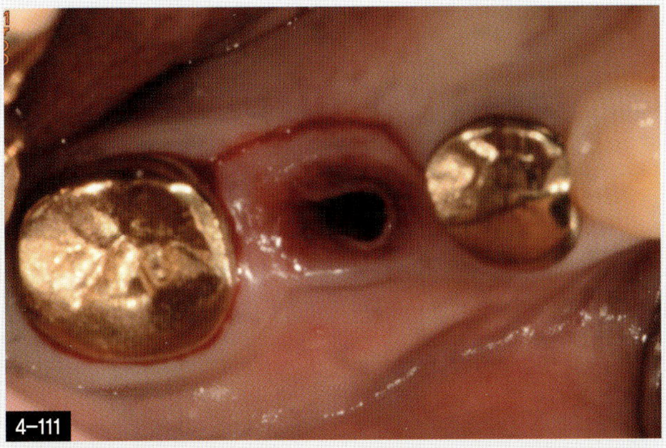
4-111

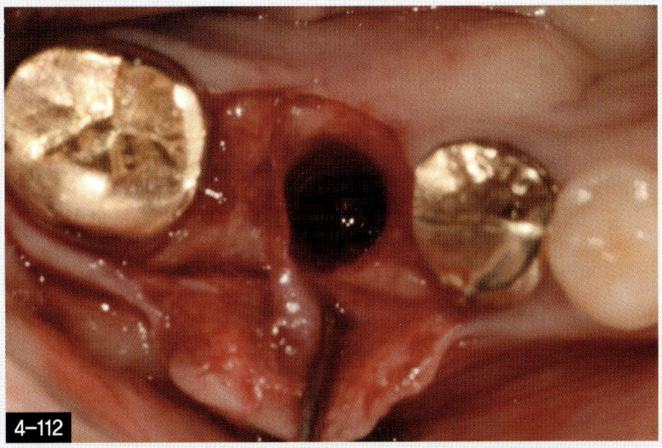
4-112

임플란트 주변으로 상피 세포가 증식하여 치주낭을 형성하는 것을 방지하기 위해서는 다양한 방법이 쓰일 수 있다. 연조직이 완전히 다 치유될 때까지 약 2개월을 기다리는 방법도 있지만 환자에게 치료 기간이 길어지는 단점이 있다. 설측 절개 후 판막은 깨끗하게 치조골과 분리되어야 한다**(그림 4-111, 112)**.

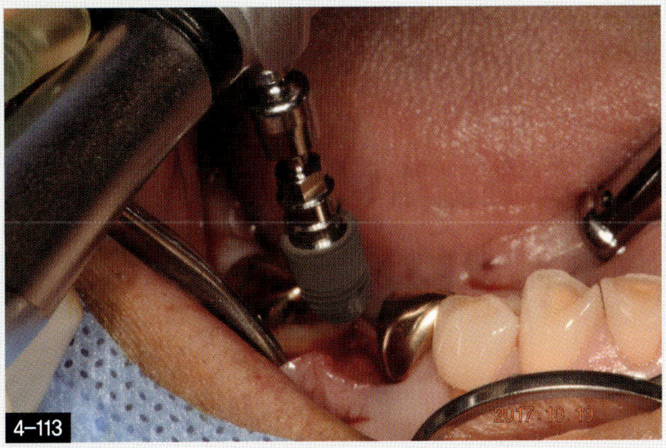
4-113

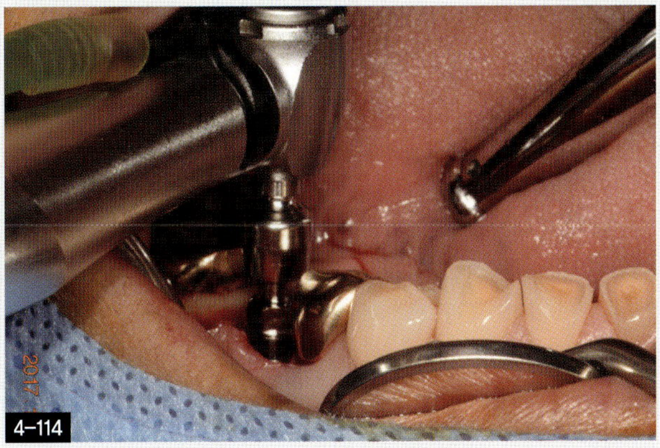
4-114

기존 제품의 직경이 5.0 mm 이므로 구멍은 5.0 mm 보다 조금 크다고 판단하였다. 직경 6.0 mm 임플란트를 식립하고 있다 **(그림 4-113, 114)**.

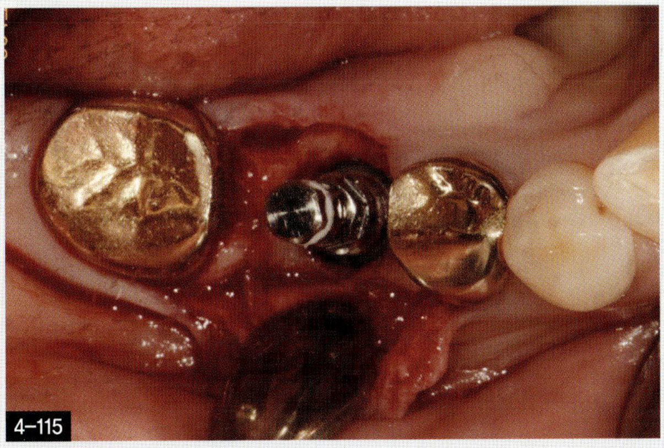
4-115

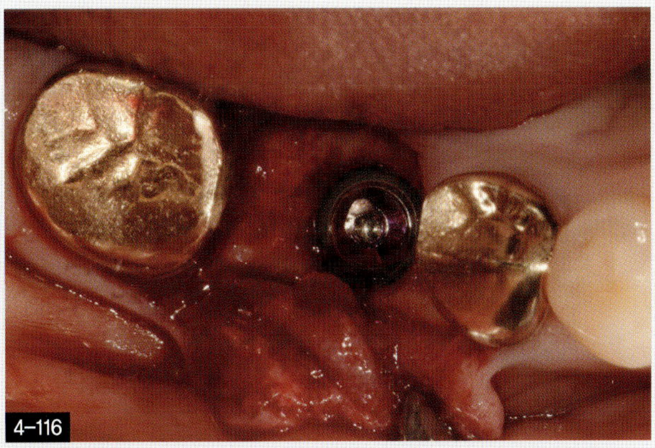
4-116

구멍보다 임플란트(fixture)의 직경이 커 충분한 초기고정을 얻을 수 있었다**(그림 4-115, 116)** (치조골의 폭경이 충분하지 않으면 사용할 수 없는 수술법이다). 이때 중요한 것은 fixture top을 충분히 내리는 것이다. 이는 두 가지 중요한 의미를 가진다.

첫째, 연조직이 확실히 덮이게 하는 효과 그리고 둘째, 치주적으로 부착치은의 양이 증가하는 것이다. 굵은 임플란트를 깊게 심으면 임플란트 상부에 치조골이 차오르게 된다. 이러한 현상은 상부의 치은을 부착치은으로 만들어 치주적으로 매우 유리해진다(추후 그래픽으로 설명됨).

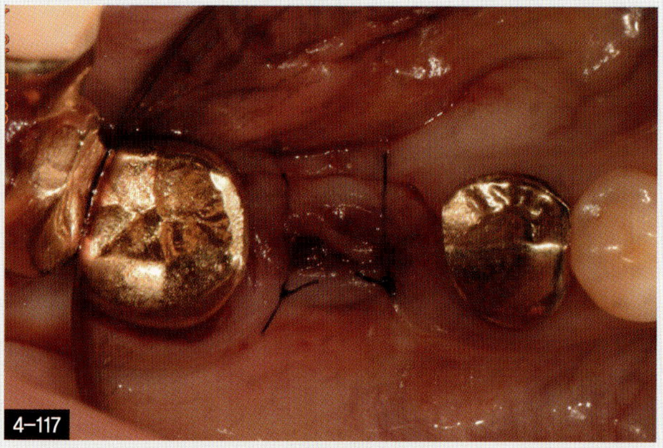
4-117

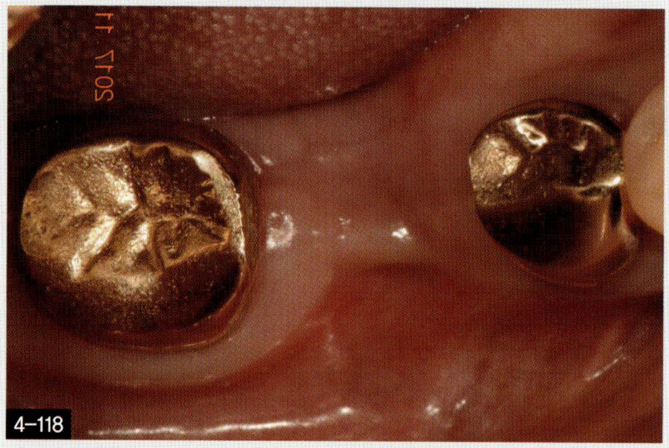
4-118

수술이 끝난 직후의 모습과 4주 치유 후 모습을 볼 수 있다**(그림 4-117, 118)**. 임플란트와 치조골 사이의 연조직을 모두 수술 부위를 덮는 용도로 사용하였으므로 수술 부위의 연조직은 완전히 닫혔다. 내부에 혹시 상피 세포가 존재하여도 퇴화되어 사라진다.

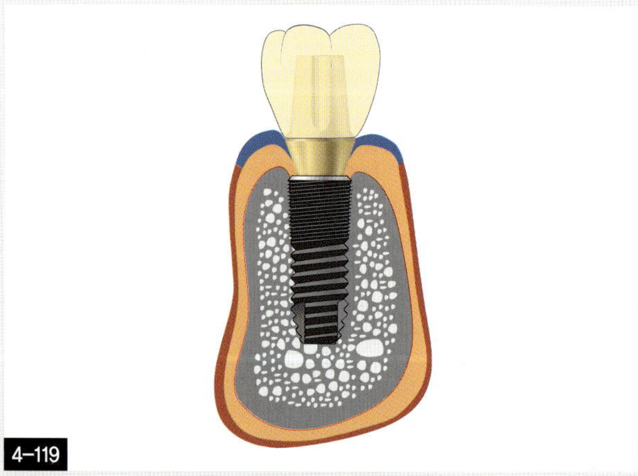
4-119

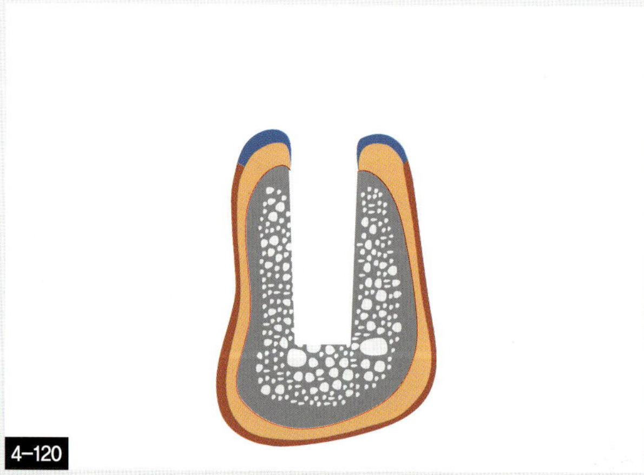
4-120

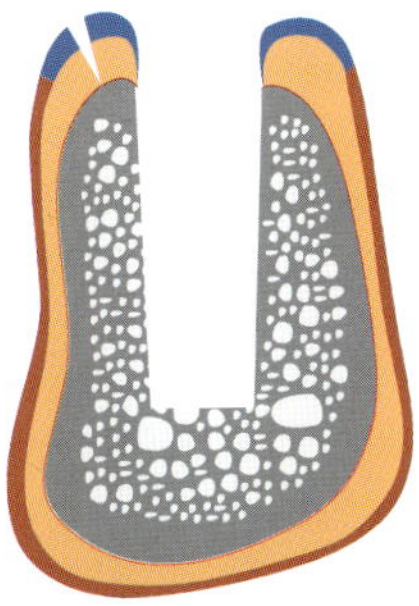

4-121

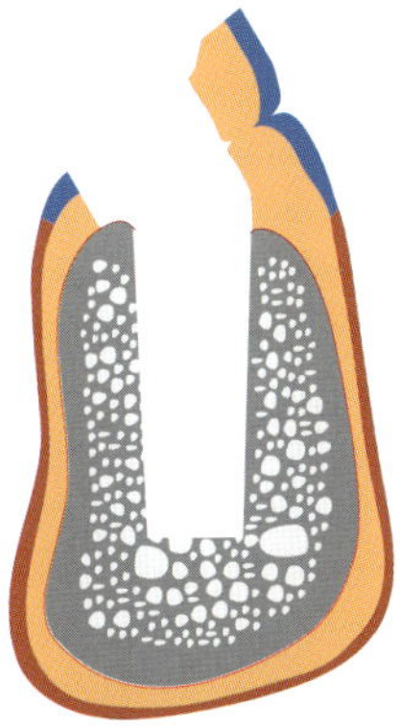

4-122

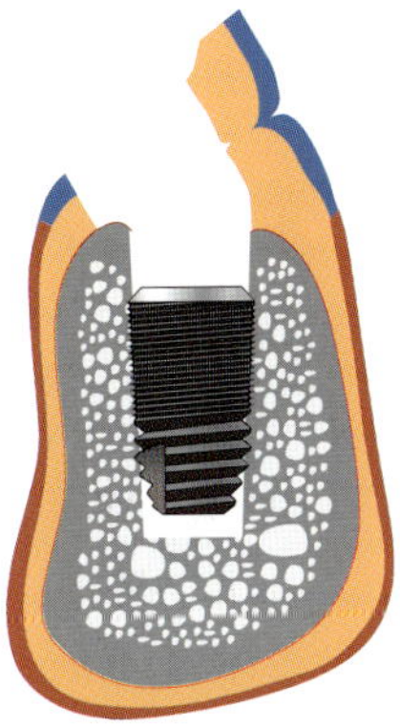

4-123

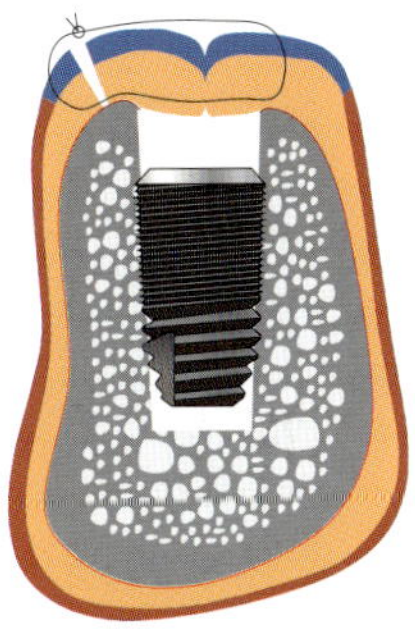

4-124

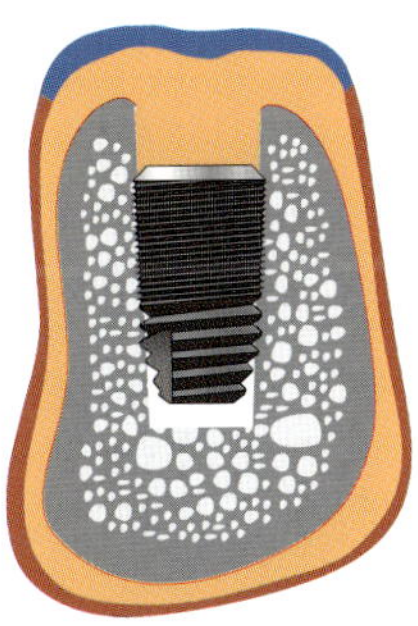

4-125

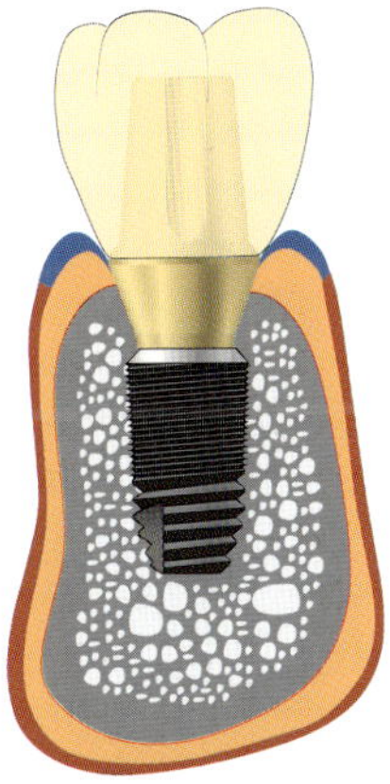

4-126

본 증례의 개념을 이해하기 위하여 그래픽으로 설명하였다**(그림 4-119~126)**. 치조골과 임플란트 사이에 있는 연조직을 모두 제거한 후 바로 직경 6.0 mm 임플란트를 심을 수 있으나 혹시라도 상피세포가 잔존하여 치주낭을 형성할 수 있으므로 이러한 수술법을 선택하였다. 독자 여러분은 치은의 상피 세포가 어떻게 되는지에 관심을 가지고 보면 수술에 대한 이해가 쉬울 것이다.

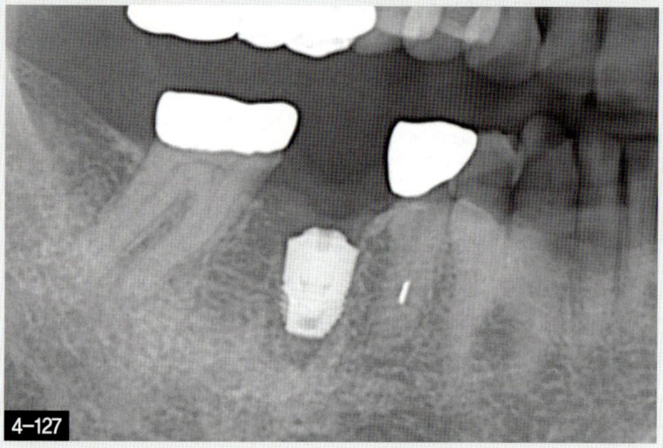

4-127

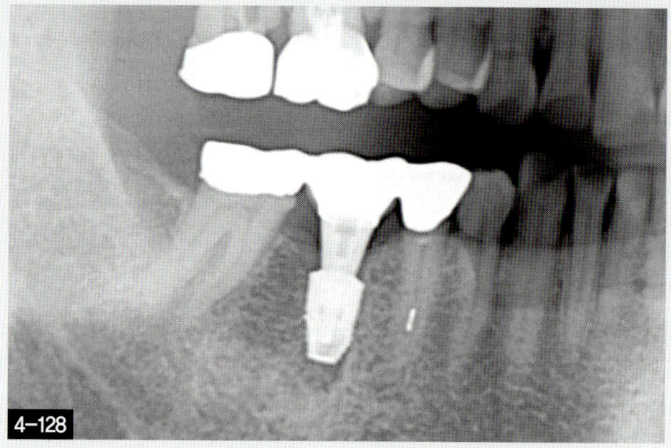

4-128

임플란트 교체 후의 모습과**(그림 4-127)** 보철 후의**(그림 4-128)** 모습이다. 치조골이 증식하여 지대주(abutment)와 접촉하고 있는데 이는 아주 중요한 의미를 띤다.

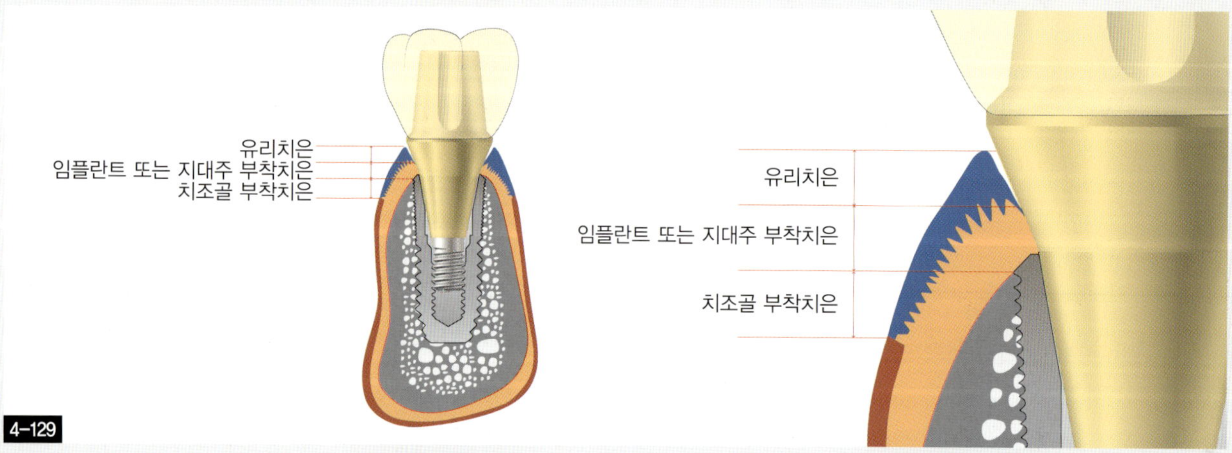

4-129

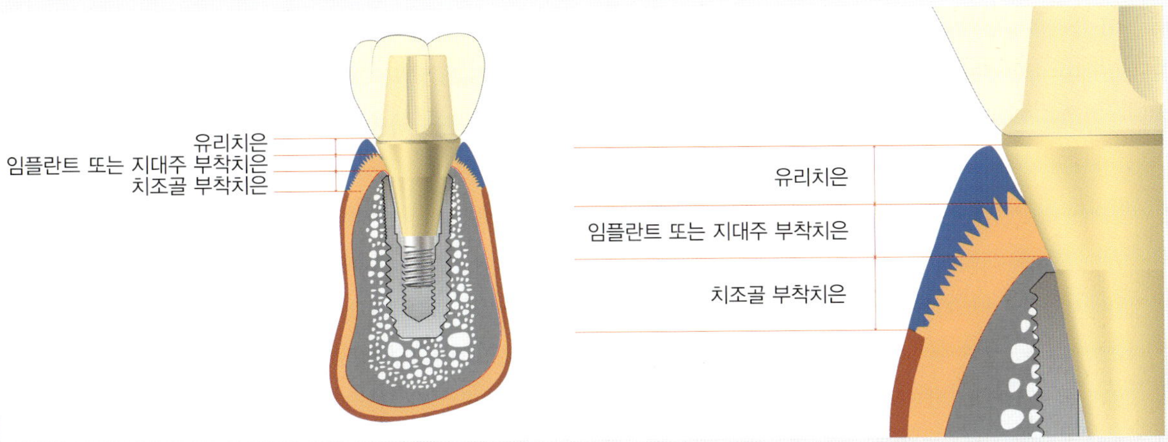

4-130

그림 4-129는 fixture top을 bone top과 동일하게 맞춘 상태이고, **그림 4-130**은 fixture top을 치조골 하방으로 놓은 상태다. 그래픽에서 보는 바와 같이 fixture top을 치조골 하방으로 깊게 넣게 되면**(그림 4-130)** 치조골이 fixture top 상부로 자라 올라와서 bone attatched gingiva의 양이 증가하게 되어 치주적으로 아주 좋은 조건이 형성된다. 즉 세균의 침범을 잘 방어하여 치주적으로 아주 건강한 상태의 임플란트 시술이 되는 것이다. 치조골이 fixture top 상방으로 자라고 지대주와 접촉하는 현상에 관하여는 이후에 알아보기로 한다.

임플란트주위염 및 기계적 문제점으로 임플란트를 뽑게 되는 경우 임플란트주위염을 예방하기 위한 수술법 4가지를 증례를 기준으로 알아보았다(임플란트의 초기 고정을 얻고 치주낭 형성을 막기 위한 수술법들). 이는 다음과 같이 요약될 수 있다.

1. 구개측으로 절개를 하여 치주낭 및 염증 조직을 협측으로 보내고 지대주에는 상피세포가 아닌 결합조직이 접하게 한다. (치조골 및 치은의 폭경이 충분하면 임플란트의 직경을 형성된 구멍보다 큰 것을 식립하여 고정을 얻는다. 치조골 및 치은의 폭경이 불충분하면 하치조 신경관과 같은 해부학적 장애물이 허락하는 범위 하에서 기존보다 긴 임플란트를 하방 2–3 mm 정도에서 고정을 얻는다고 생각하고 식립한다.)

2. 임플란트 제거 후 더 굵은 임플란트를 식립하는 대신 치조골이 부족한 부위에 초승달 모양의 자가골을 이식하면서 고정을 얻어서 식립한다. [꼭 초승달 모양일 필요는 없다. 필자의 경우 trephine drill을(보통 내경 1.8 mm, 외경 2.5 mm) 이용해 자가골을 채취하는 경우가 많다. 이런 경우 원통형의 자가골을 얻게 된다. 중요한 것은 최대한 자가골과 임플란트가 고정을 얻게끔 하는 것이다. 이식된 자가골은 상부 치은을 부착치은으로 만들어 임플란트주위염의 발생을 막는다.]

3. 임플란트 상부가 파절된 경우 연조직 치유 후 수술한다. (즉, 임플란트 상부를 연조직으로 덮이게 한 후 임플란트 제거 및 재식립을 도모한다. 이렇게 하면 치주낭의 형성을 원천 차단할 수 있다.)

4. 임플란트 제거 후 치조골과 임플란트 사이에 자라 들어간 연조직을 피개용으로 활용한다.

5 Chapter 임플란트 보철 후 치조골의 반응 _ Mucosal Seal

1. 임플란트 보철 후 치조골은 회복된다.

변연골의 소실은 치은의 퇴축을 야기하거나 치주낭을 형성하게 된다. 그러므로 임플란트 시술에서 변연골의 소실이 없어야 임플란트주위염 발생을 어느 정도 억제할 수 있게 된다. 우리는 임플란트 시술 후 변연골 소실이 생리적이고 정상적 반응이라는 교육을 많이 받아 왔다. 그러나 임플란트 시술 후 변연골이 증가한다는 논문이 있지만 이러한 논문들은 별로 인정받지 못하고 있다. 필자의 경우 대부분의 임플란트 시술에서 치조골의 변연부는 양과 질이 증가하고 있다. 또한 치조골이 임플란트뿐만 아니라 지대주(abutment)에도 접촉한다.(임플란트를 깊게 식립한 필자의 증례 대부분에서)

Fixture top을 치조정 아래로 위치시키면 치조골이 임플란트 상방으로 증식한다는 것이 생소한 독자들을 위하여 임상 증례 하나를 살펴본다. 이 환자는 임플란트주위염으로 기존 임플란트가 제거된 후 치조골이 차기를 기다렸다**(그림 5-1)**. 2개월을 기다려서 다시 열었는데도 임플란트주위염으로 소실된 치조골이 다 회복되지 않았다. Fixture top을 약간 깊이 위치시켰지만 여전히 fixture top 주변은 골 결손 상태다**(그림 5-2)**. 치조골 이식을 선호하는 임상의도 있지만 필자는 이런 경우 치조골 이식을 하지 않는다. 자가골로 둘러싸인 빈 공간은 자가골로 찬다는 평범한 이치를 믿기 때문이다.

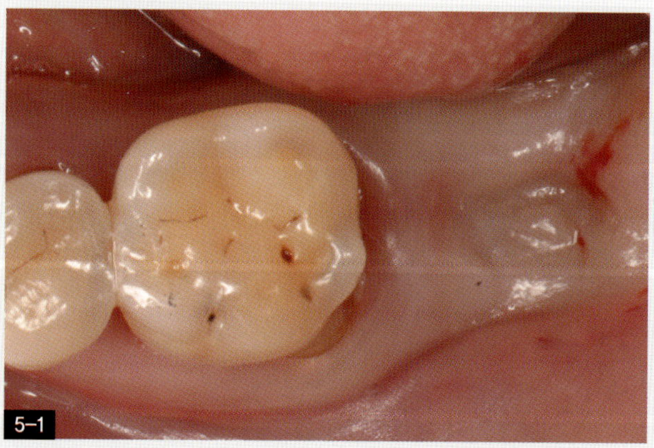
5-1

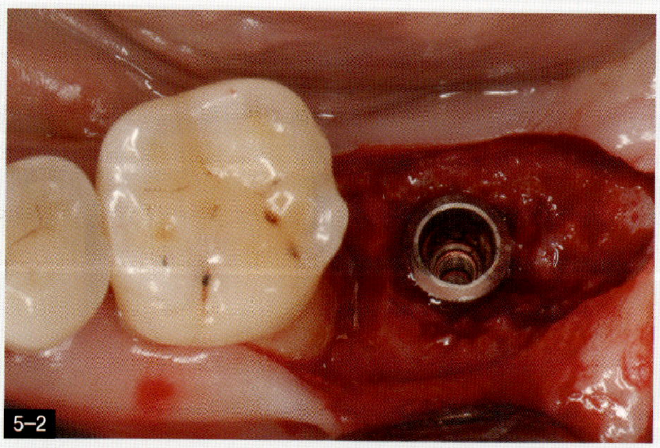
5-2

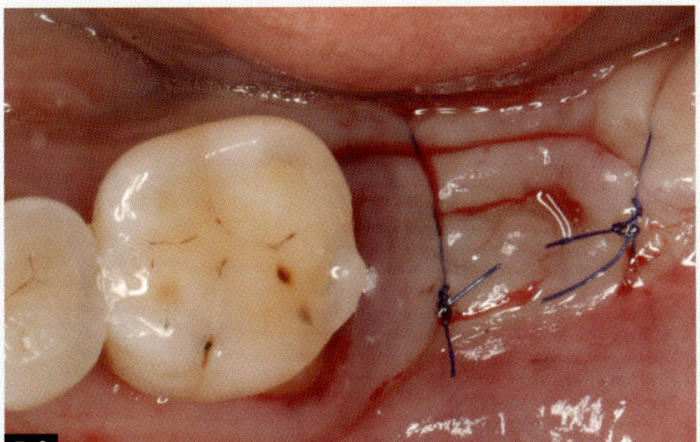
5-3

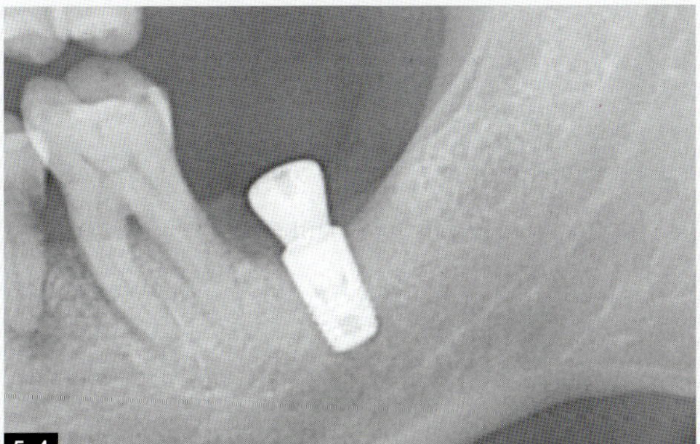
5-4

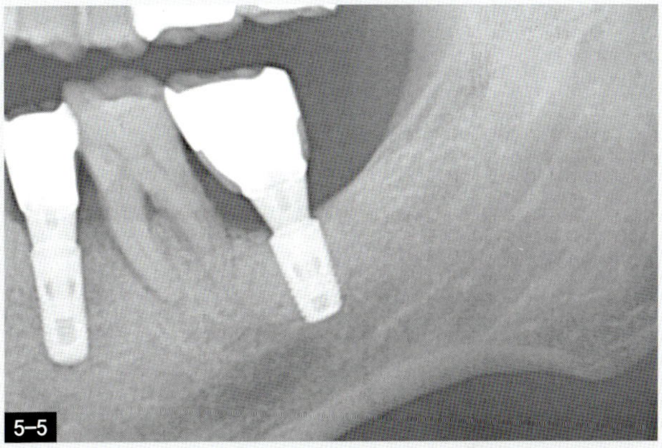
5-5

방사선 상에서 자가골 이식 없이 수술이 끝났고 그 이후 이차 수술이 진행되었지만 아직도 치조골이 회복되지 않음을 볼 수 있다**(그림 5-4)**. 우측 엑스레이 상에서 보철 이후 치조골이 증식하여 fixture top 부위를 덮고 있음을 볼 수 있다**(그림 5-5)**. 이러한 골반응은 다음의 과정들이 선행되어야 일어난다. 이차 수술 이후 최종 지대주(final abutment)가 체결되어 임시 수복물이 장착되어야 하고 지대주 나사(abutment screw)의 재조임이 이어져야 한다. 그리고 지대주(abutment)는 임플란트(fixture)에서 빼는 일이 없어야 한다. 그런 상태에서 최종 보철까지 이어지면 치조골은 상방 증식한다.

임플란트 수준(Fixture level)의 인상을 위하여 다양한 부품들을 끼웠다 뺐다를 반복하면 치조골의 상방 증식은 좀처럼 일어나지 않는다. 반복된 탈부착은 mucosal seal을 깨면서 세균의 침범을 허락하여 치은과 치조골의 점진적인 퇴축이 일어나게 만든다. 필자는 지대주를 한번 체결 후 분리하는 것은 좋지 않다고 생각하여 임플란트 보철의 인상은 지대주 수준(abutment level)에서 채득한다.

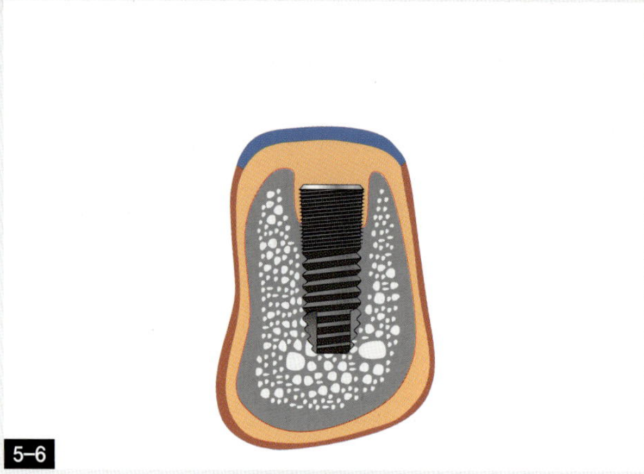

5-6

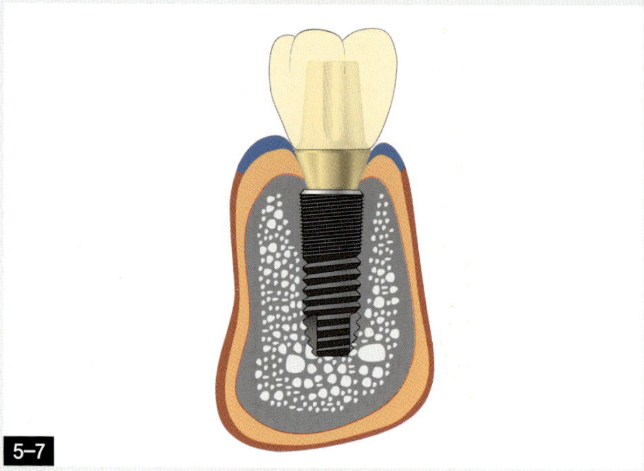

5-7

임플란트를 골 결손부 변연 하방으로 식립하면 치조골이 차면서 임플란트 상부는 치조골 하방에 위치하게 된다**(그림 5-6, 7)**.

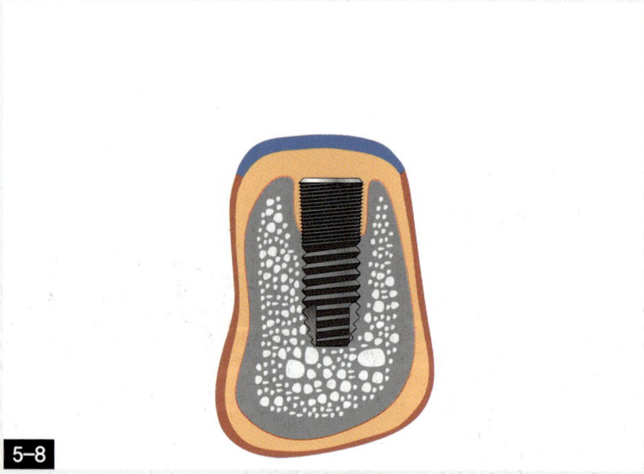

5-8

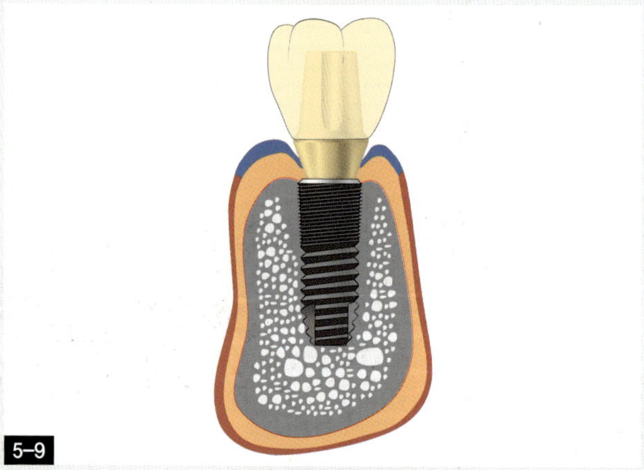

5-9

골내 결손부는 결국 자가골로 차게 된다. 임플란트 식립 높이를 치유될 골의 높이를 예상해서 위치시키면 결국 임플란트 top과 치조골의 top은 일치하게 된다**(그림 5-8, 9)**. 변연골 위치와 임플란트 위치를 동일하게 맞추면 임플란트 상부가 약간 치조골 밖으로 나오게 되는데 그 이유는 골내 결손부가 자가골로 차게 되면서 치조골 변연부는 약간 소실되는 경향이 있기 때문이다.

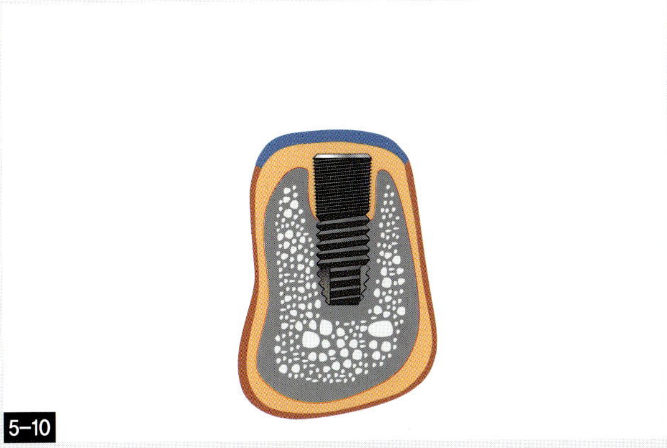

5-10
Fixture top을 높게 위치한 경우

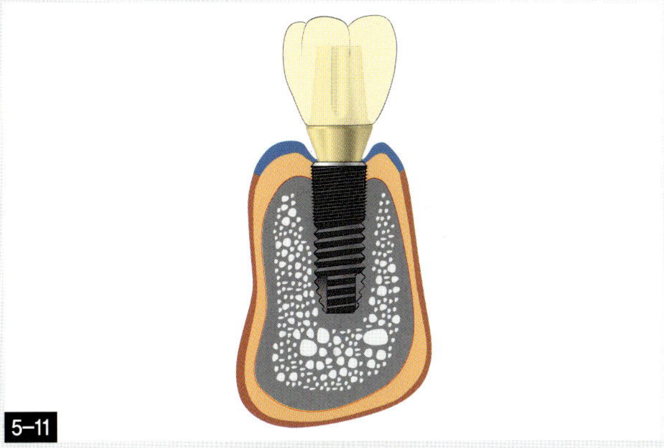

5-11
Fixture top이 치유된 치조골 상부에 존재

치조골 변연보다 높게 임플란트가 위치하게 수술하면 결국 임플란트 top은 치조골 밖으로 위치하게 된다**(그림 5-10, 11)**. 아스트라 유형의 임플란트에서 이러한 fixture top의 위치는 나중에 다양한 부작용을 일으키고 임플란트주위염까지 만들 수 있으므로 반드시 피해야 한다.

또 다른 임상증례 방사선 사진을 살펴본다.

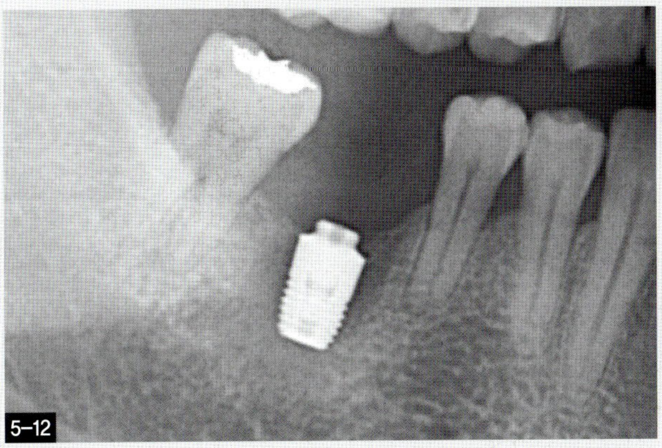

5-12

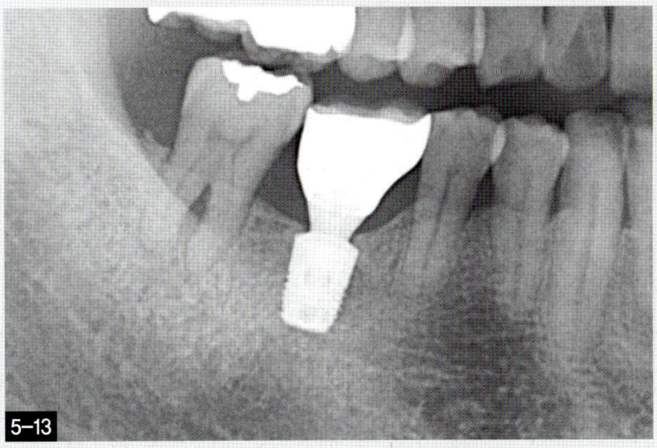

5-13

식립 후 8년 경과 사진이다. 유사한 결과를 보여주고 있다**(그림 5-12, 13)**. Fixture top을 치조골 연하로 위치시키면 치조골은 fixture top을 덮는 일이 일어난다.

이때 치조골의 폭경이 충분해야 함은 물론 협설측에 치은이 존재하여야 한다. 이제 독자 여러분들은 fixture top을 깊게 위치시키는 것이 치주적으로 어떤 의미를 지니는지 이해할 수 있을 것이다.

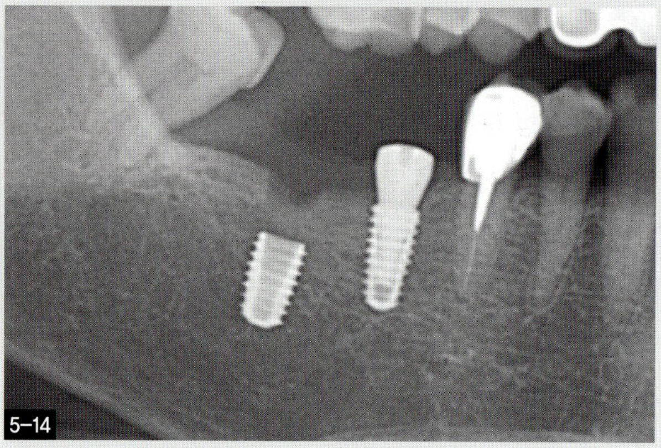
5-14

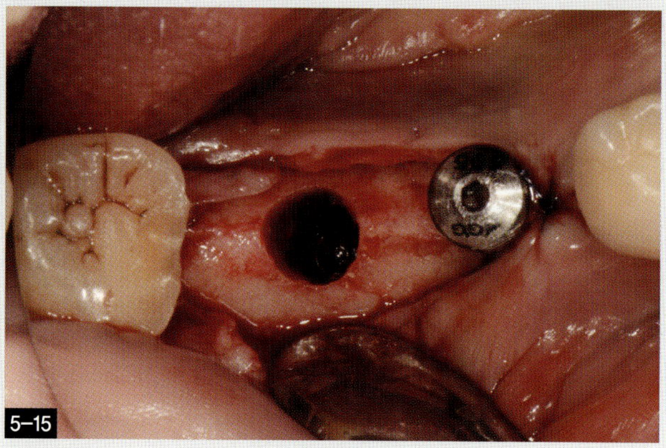
5-15

Bone marrow가 비어 있는 경우 초기 고정을 잃어버릴 정도로 깊게 심으면 fixture가 퐁당 빠져버리는 일이 일어나니 fixture top을 변연골 이하로 위치시킬 때 매우 주의해야 한다**(그림 5-14, 15)**.

2. 구치부 치조골 회복을 위한 수술법

임플란트주위염이 발생하면 치조골이 녹고 염증 육아조직과 상피 조직이 하방 증식하게 된다. 이때 우리는 어떤 개념과 어떤 테크닉으로 대처하는지에 대하여 알아봤다. 이제 치주염에 이환된 자연치 발치 즉시 임플란트 식립에서 치주낭을 없애기 위해서는 어떤 임상 술식이 이뤄져야 하는지를 좀 더 알아보고자 한다.

또한 임플란트 제거 후 다시 식립하는 임상 증례를 추가로 보면서 독자 여러분들의 임상 실력 향상에 도움이 되고자 한다. 치주염이 발생한 자연치를 발치하고 즉시 임플란트를 심는 것은 기본적으로 임플란트주위염이 생긴 임플란트를 제거 후 행하는 술식과 거의 유사하다.

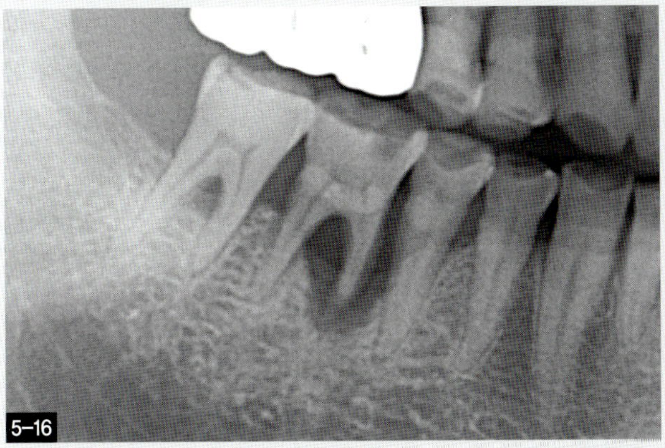
5-16

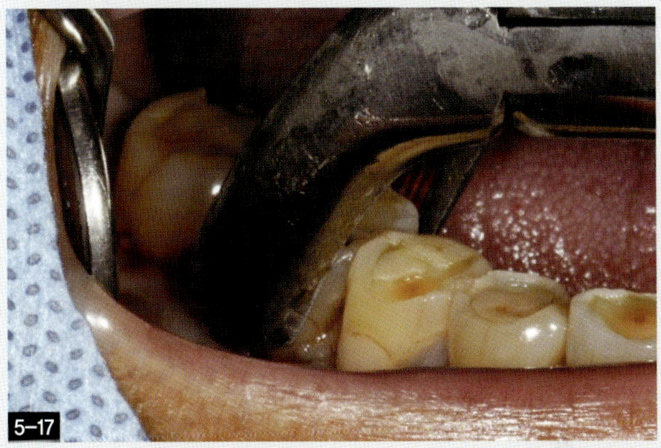
5-17

치주염에 이환된 46번 자연치를 발치하고 임플란트 시술을 하기로 결정하였다**(그림 5-16, 17)**. 진단 과정에서 우리는 46번 치아의 근심 치근부에 상당한 양의 치조골 소실뿐만 아니라 염증 육아조직 및 상피 조직이 하방 증식해 있다는 점을 알고 있다. 적절한 처치 없이 그냥 임플란트를 식립하는 경우 치주낭이 형성되어 임플란트주위염을 일으킬 수 있음을 또한 알고 있다. 앞에서 언급한 여러 수술 방법 중에 하나를 써야 한다.

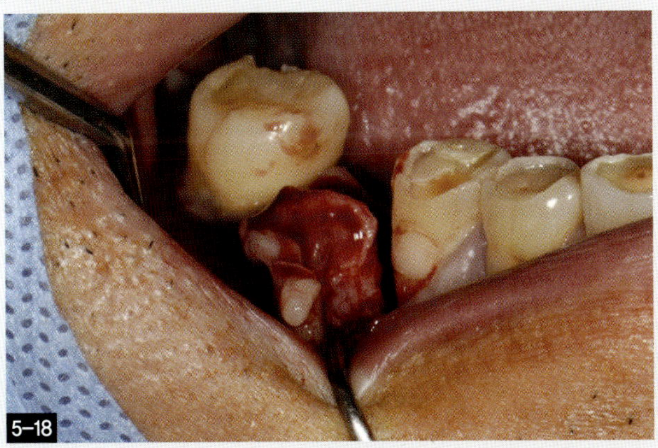
5-18

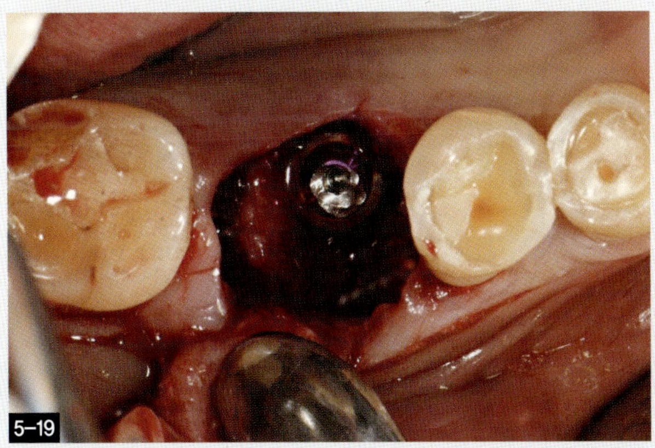
5-19

발치와의 설측에 절개를 넣고 치은과 더불어서 육아조직 및 상피조직까지 모두 밖으로 끄집어냈다**(그림 5-18)**(협측으로는 절개를 가하지 않아 육아 및 염증 조직이 협측 치은과 붙어 있는 상태이다). 하악 대구치 발치 즉시 임플란트에서 필자가 선호하는 위치는 근심 치근 발치와의 설측 부위다. 치아의 형태와 기울어진 정도에 따라서 달라지는데 필자는 그 부위를 선호한다. 이유는 보철적으로 조금 더 이상적인 수복이 가능하고 초기 고정을 얻기에 매우 유리하여 수술이 아주 간편해진다. 또한 근심 치근 발치와의 설측에 설측 경사되어 있는 자연치보다 협측으로 약간 세워서 식립하면, 차후 치관의 나사 구멍이 보철물의 협설측 중앙으로 나오게 된다. 필자가 원하는 부위에 임플란트를 식립하였다**(그림 5-19)**.

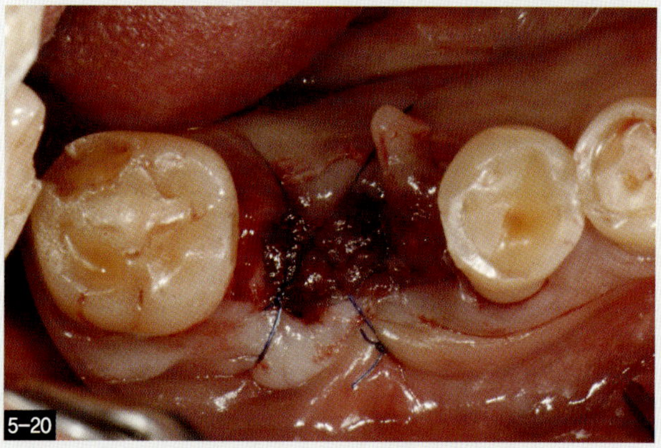
5-20

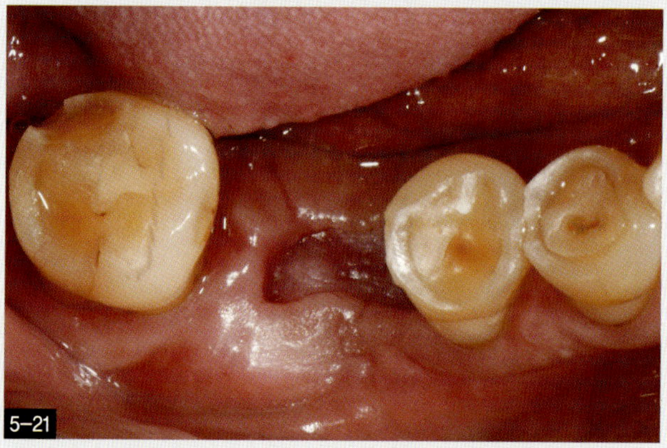
5-21

밖으로 끄집어낸 육아조직 및 상피 조직을 이용해 수술 부위를 덮었다**(그림 5-20)**(협측에는 연조직이 연결되어 있으므로 일종의 pedicle graft라고 봐야 한다). 4주 경과 후 임플란트 식립 부위가 연조직으로 완전히 덮였음을 사진상에서 확인할 수 있다**(그림 5-21)**. 이러한 수술법은 임플란트 주위에 치주낭이 형성되는 것을 예방할 수 있다.

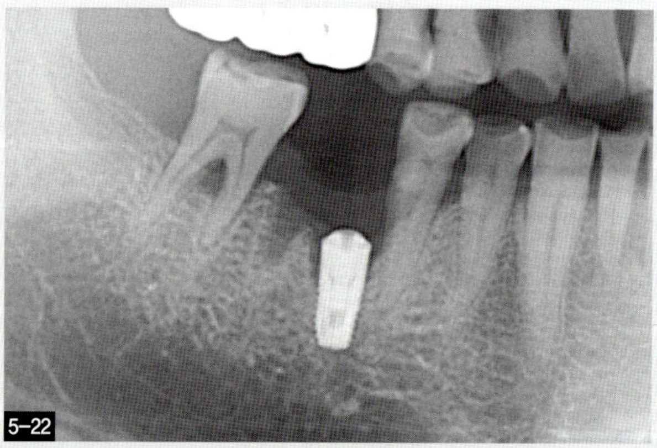
5-22

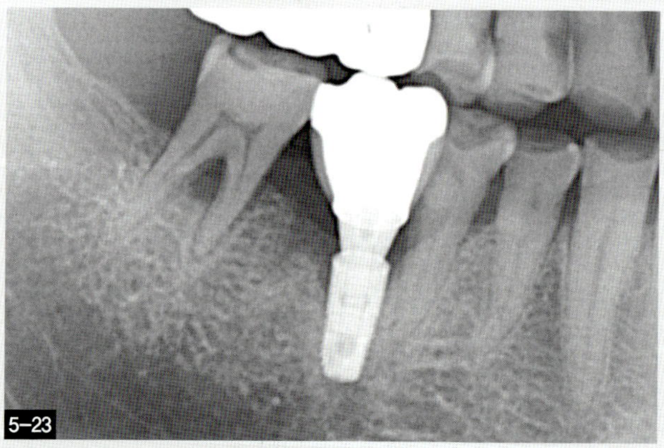
5-23

식립 즉시 엑스레이와 보철 후 엑스레이 소견이다. 2.5년 경과 후 치조골은 거의 완벽히 치유되었다**(그림 5-22, 23)**. 이러한 증례에서 치조골 이식이 수술의 핵심 요소는 아니고 치주낭을 고려한 수술이 핵심이라고 필자는 생각한다. 47번 자연치의 치조골은 점점 감소하고 46번의 임플란트는 치조골이 증가하는 현상이 참으로 신기하다.

이러한 수술의 설명을 좀 더 쉽게 하기 위하여 그래픽을 준비하였다.

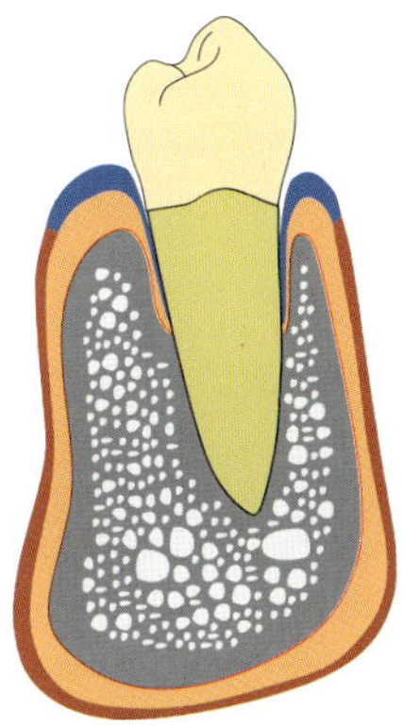

5-24

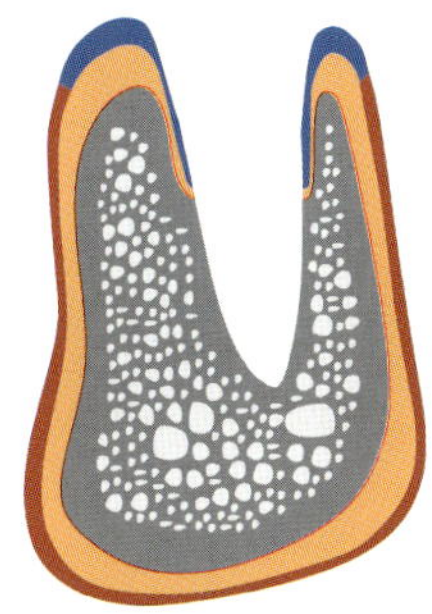

5-25

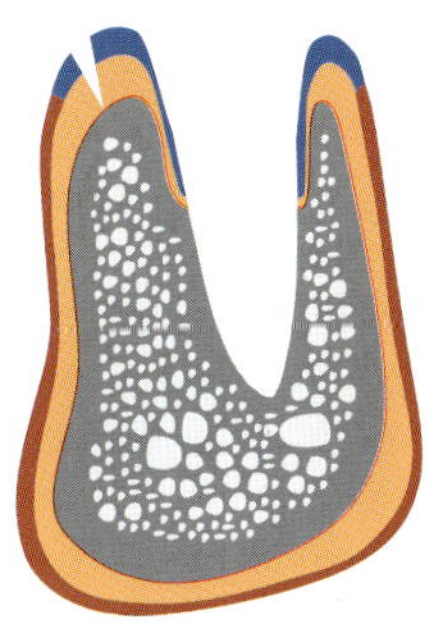

5-26

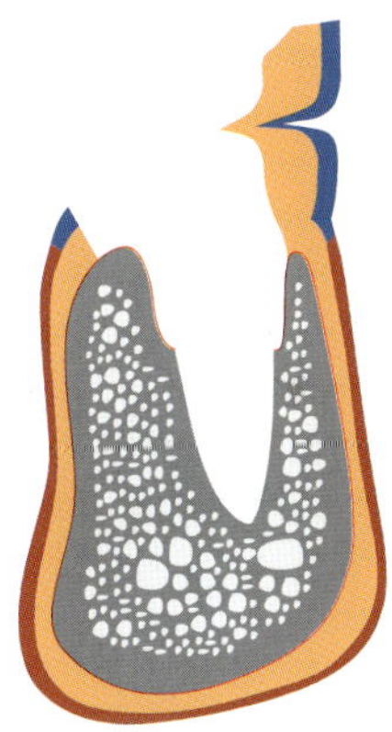

5-27

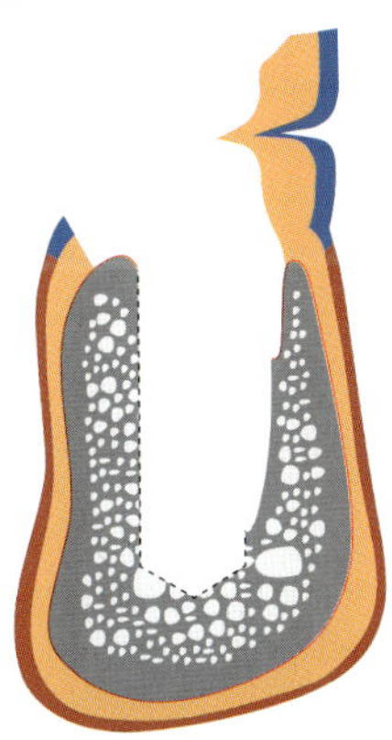

5-28

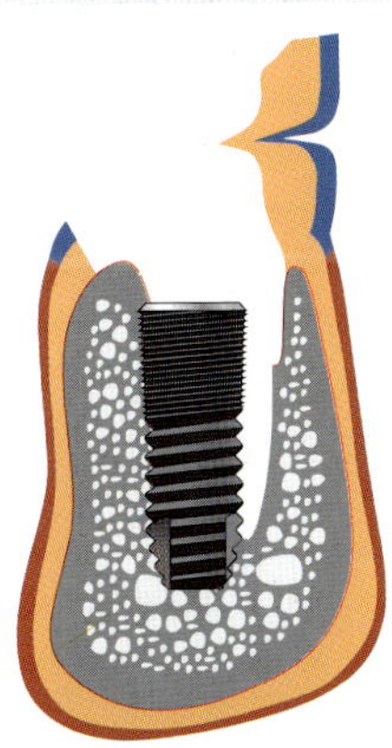

5-29

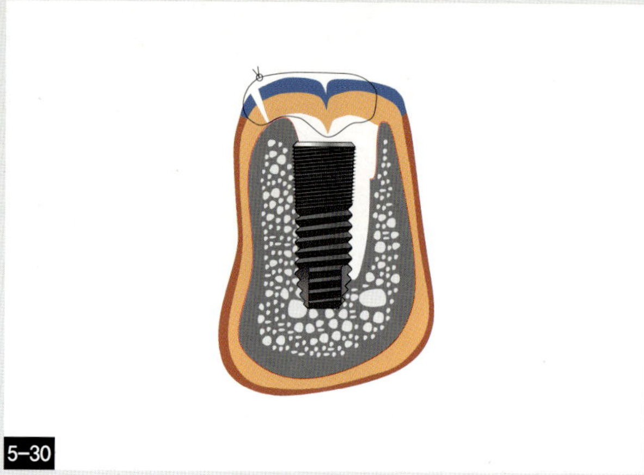

5-30

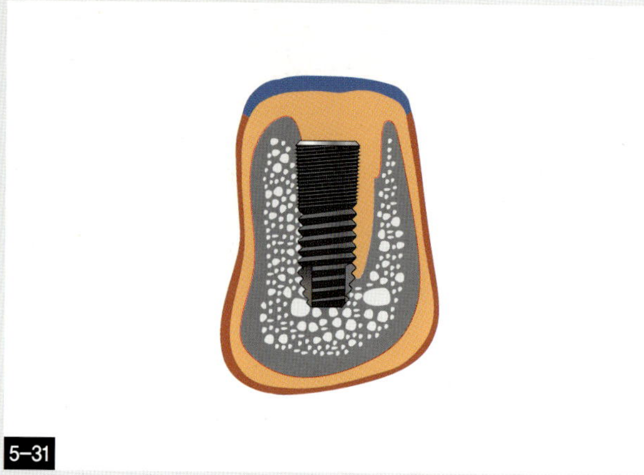

5-31

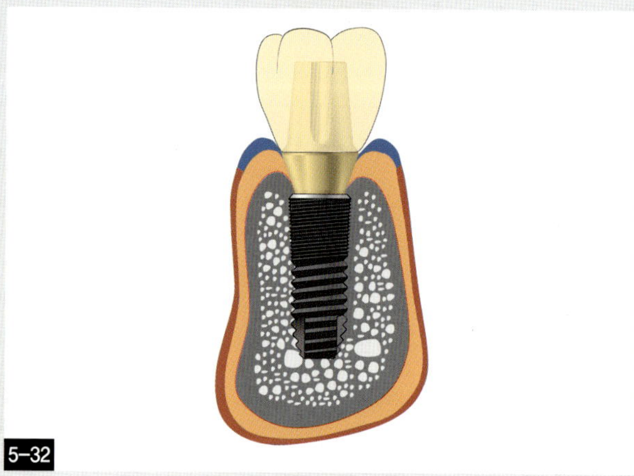

5-32

앞에서 보여준 증례와 flap management가 유사하여 독자 여러분들은 쉽게 이해할 수 있을 것이다.

비슷한 수술을 소구치에도 적용할 수 있어서 독자 여러분들께 소개한다.

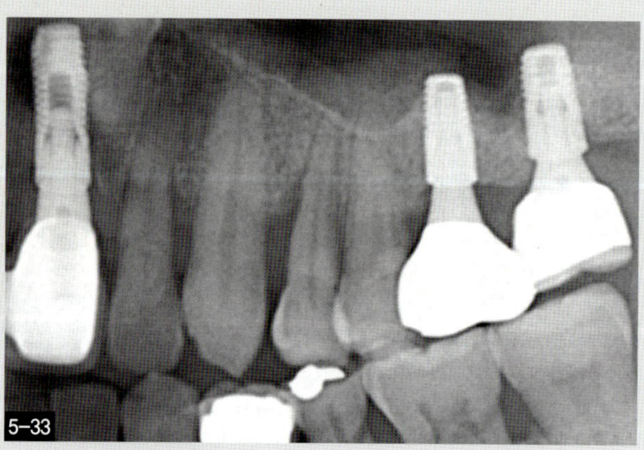

5-33

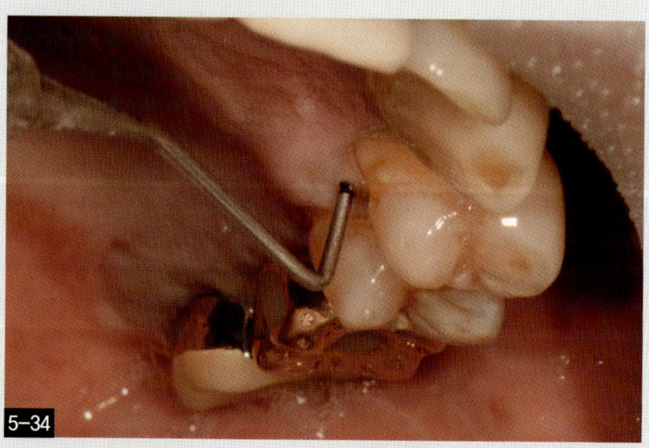

5-34

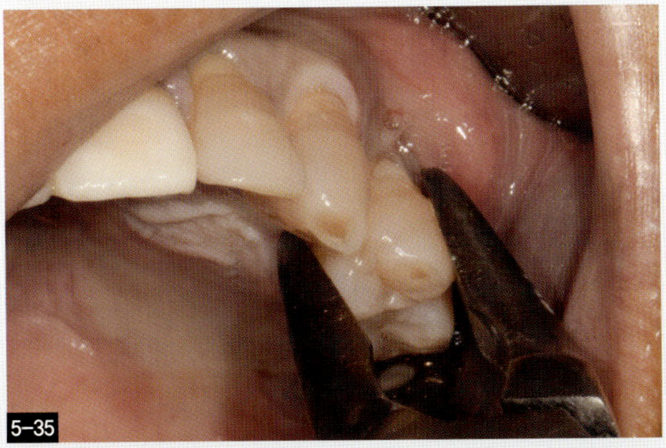
5-35

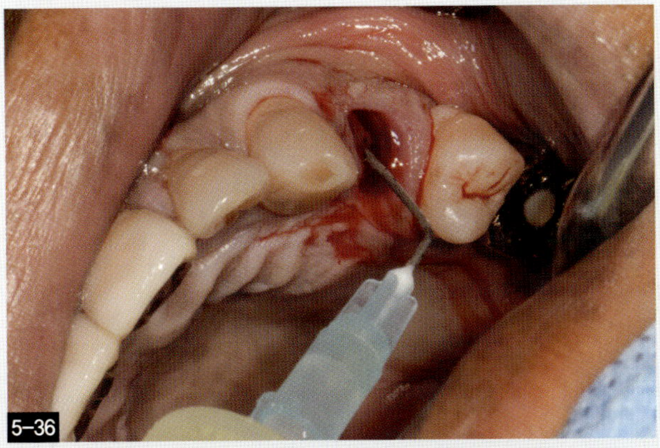
5-36

구개측에서 깊은 치주낭을 보인 24번 치아를 발치하고 즉시 임플란트를 심기로 하였다**(그림 5-33, 34)**. 필자는 발치 즉시 임플란트에서는 오염된 발치와를 tetracycline 항생제 수용액으로 세척 후 임플란트 식립을 한다**(그림 5-35, 36)**.

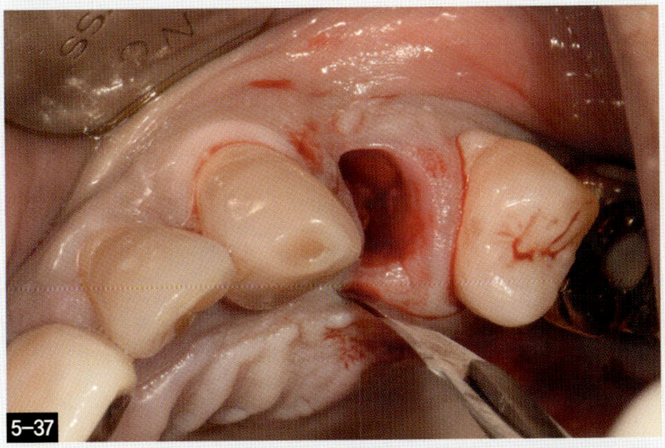
5-37

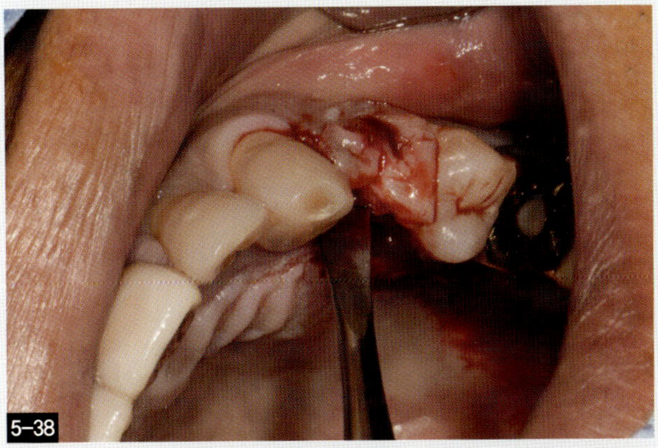
5-38

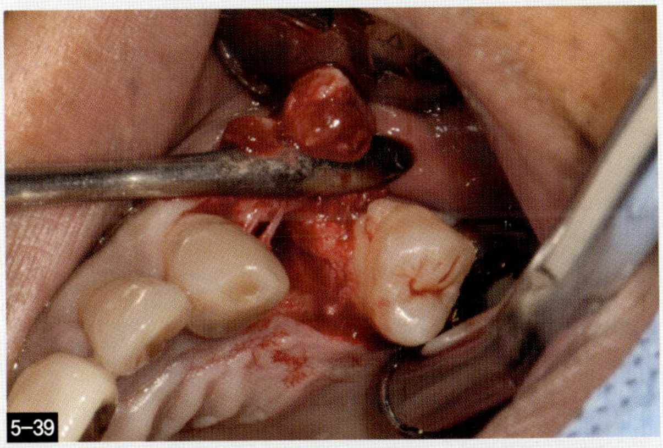
5-39

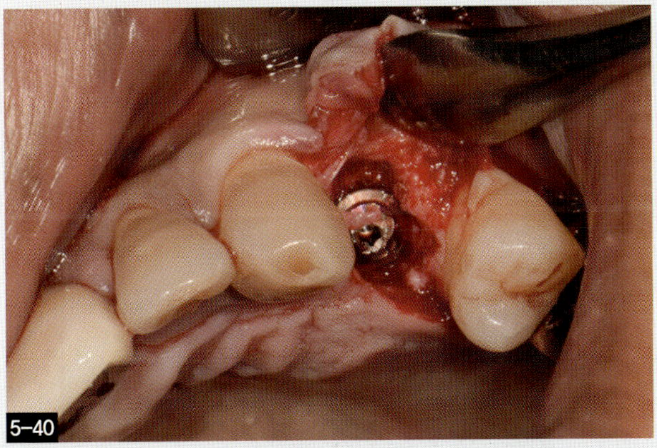
5-40

지금까지 독자 여러분에게 소개했던 방식대로 절개를 한다. 발치와를 포함하지 않게 구개측에 절개를 넣고 인접치부위는 치은열구에 절개를 넣는다**(그림 5-37)**.

계속 말씀드린 대로 연조직을 긁지 않고 치조골을 긁는 느낌으로 연조직을 박리하는 것이 좋다. 협측 치조골은 보통의 경우 매우 얇게 존재한다. 협측 치조골을 다 노출시키면 수술 후 과도한 협측골의 소실이 생긴다. 그래서 협측골의 변연(margin)을 확인하는 정도까지만 판막을 거상하는 것이 좋다. 이때 협측에 치주낭이 있다면 그 부위 연조직도 치조골로부터 박리시켜야 한다**(그림 5-39)**.

필자의 경우 상악 소구치 발치 후 식립은 가능한(보철이 허용하는 범위 내에서) 최대한 구개측으로 위치시킨다**(그림 5-40)**.

구개측 치조골을 터뜨리지 않는 범위까지 구개측으로 위치시키는데 때로는 임플란트 최상부 일부는 구개측 열개를 의도적으로 만들기도 한다(협측에는 골 결손부가 생기는데 이때 대부분 골이식을 하지 않는다). 수술 후 보통 협측골이 흡수되기 때문에 임플란트를 발치와 중앙에 위치시키거나 협측에 위치시키면, 치유 후 임플란트(fixture) 협측에 치조골이 없는 상황이 될 수 있다.

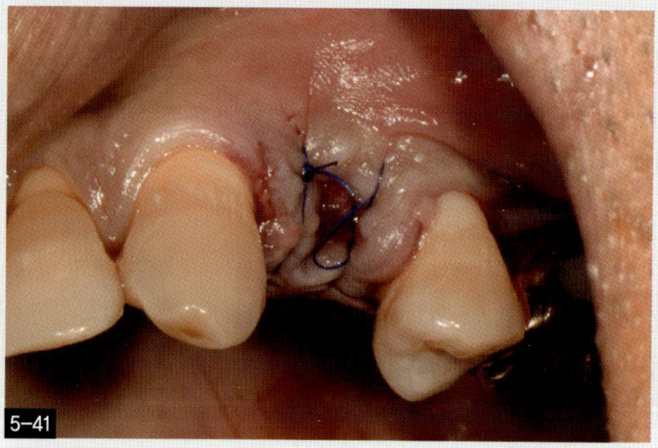
5-41

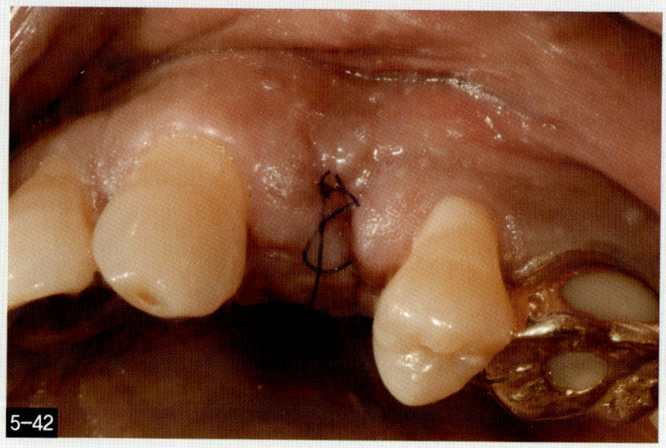
5-42

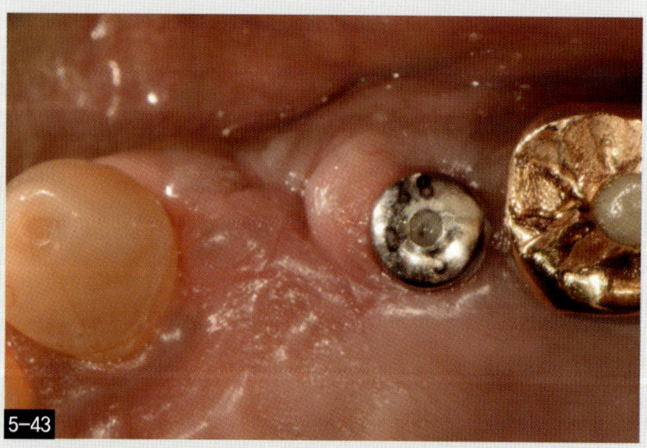
5-43

치주낭을 이루던 염증성 육아조직과 상피 조직을 사용하여 발치와를 피개하였다**(그림 5-41)**. 수술 후 1주 모습**(그림 5-42)** 및 4주 모습으로**(그림 5-43)** 연조직으로 수술 부위가 피개되었다. 25번 치아의 상태도 안 좋아 발치 후 즉시 임플란트를 식립하였다. 25번의 경우는 치주낭이 깊지 않아 임플란트 식립 후 치주낭의 형성이 걱정되지 않으므로 바로 치유 지대주(healing abutment)를 체결하였다.

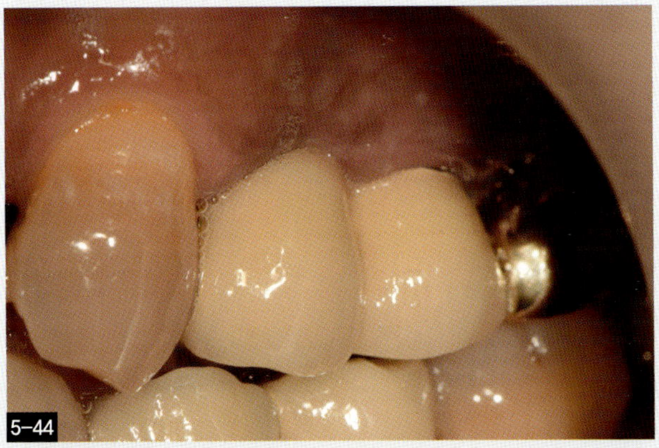
5-44

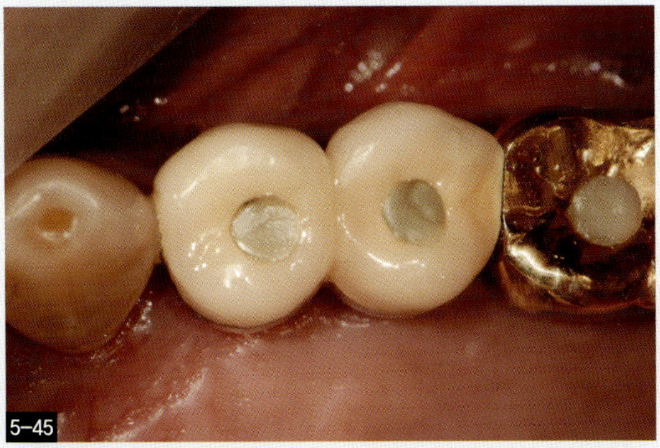
5-45

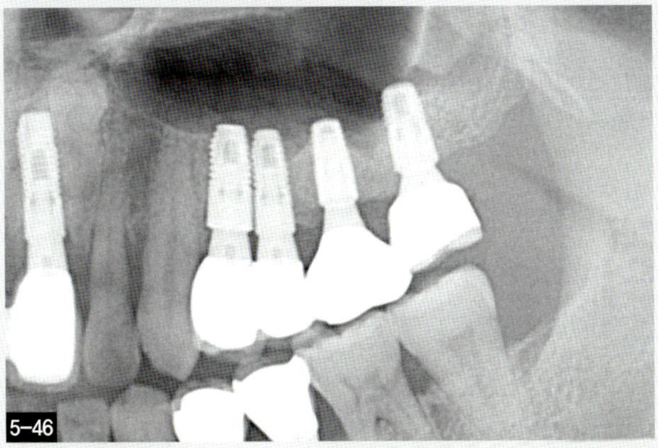
5-46

치주염으로 이환된 자연치를 발거하고 임플란트를 식립하였지만 전혀 문제 되지 않고 모든 치료가 성공적으로 마무리되었다 **(그림 5-44, 45)**. 치조골의 소실은 없고 임플란트주위염도 발생하지 않았다. 방사선 사진은 시술 후 4년 경과 모습이다 **(그림 5-46)**. 방사선 사진 상에서 두 임플란트 간의 거리가 가까워 보지만 실제 임상 사진에서 그렇지 않음을 볼 수 있다.

3. 상악 대구치 임플란트 증례

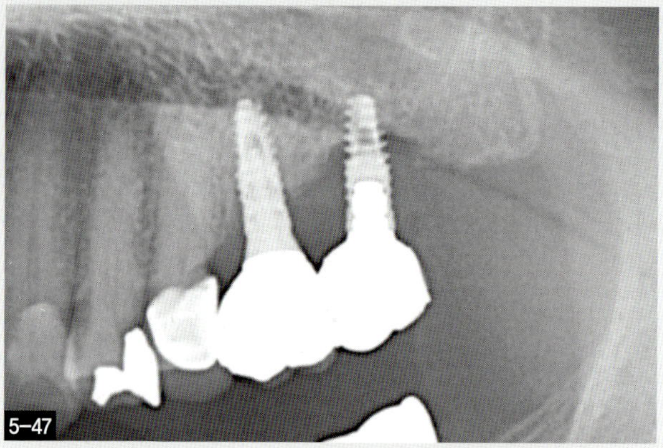
5-47

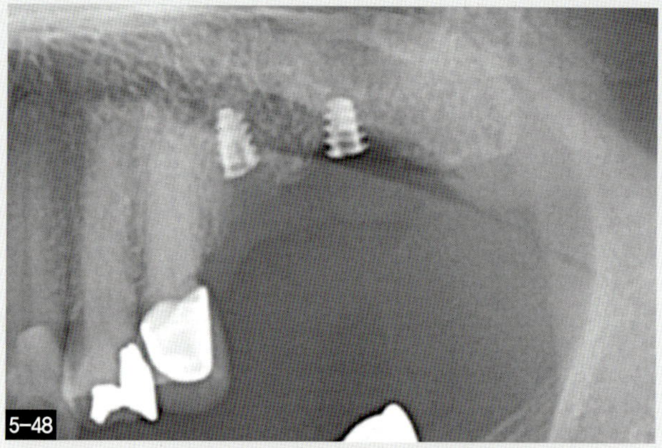
5-48

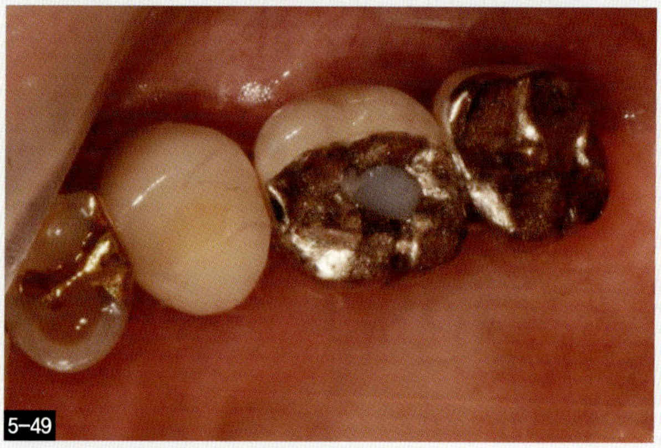
5-49

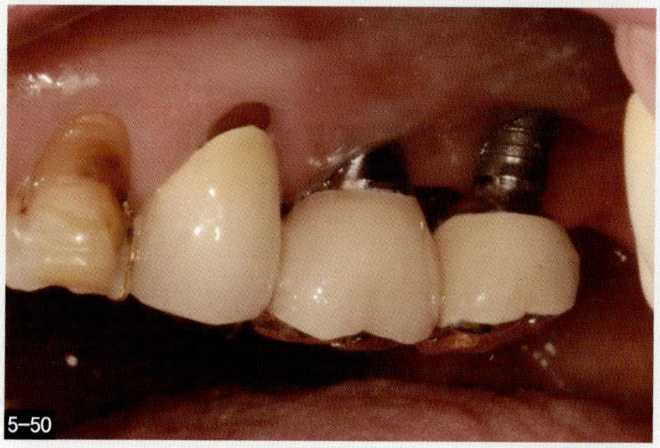
5-50

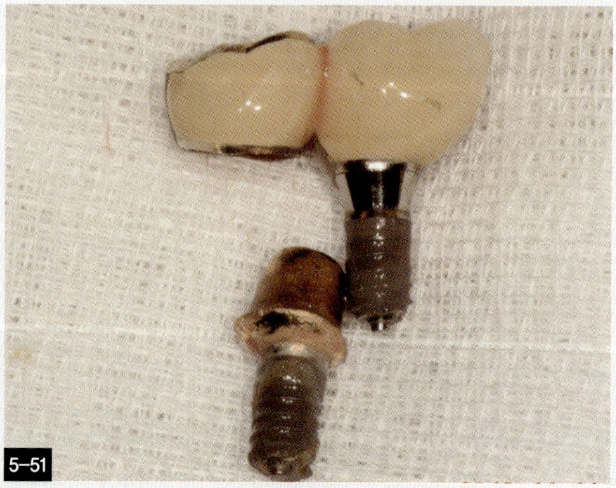
5-51

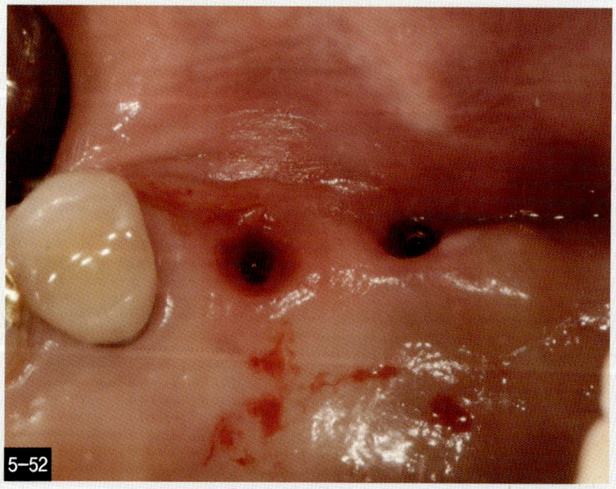
5-52

27번 임플란트에 과도한 치조골 소실을 보이고 있다**(그림 5-47)**. 임플란트주위염이 발생하였고 결국 두 임플란트는 파절되어 버렸다**(그림 5-48, 5-51, 52)**. 파절되기 전 임상사진에서 과도한 치은 퇴축을 볼 수 있다**(그림 5-50)**. 처음부터 저런 상태로 임플란트 식립 수술이 이뤄졌다고 보기는 어렵고, 필자의 의견은 다음과 같다. 임플란트를 심기 위한 드릴링이 치은과 치조골의 중앙이 아닌 협측에 이루어져서 협측 치조골이 얇게 남았고 그 얇은 치조골은 수술 후 소실되었다. 협측 치조골의 소실과 함께 협측 치은은 퇴축되었고 그 결과로 임플란트의 상부 상당 부분이 노출되었다.

상악 대구치 부위에서 보철적으로만 적절한 위치에 임플란트를 식립하게 되면 위와 같은 결과들이 자주 발생한다. 필자는 그래서 보철적으로 이상적인 위치와 생물학적으로 이상적인 위치 간에 타협을 한다. 치은의 중앙에 심기 위하여 위 상황보다는 더 구개측으로 이동하여 드릴링한다. 보통의 경우 그렇게 식립하면 보철적으로 좋은 상황이 안 되니 fixture top을 협측으로 많이 기울여 나사 구멍이(screw hole)이 치관의 중앙에 오도록 배려한다.

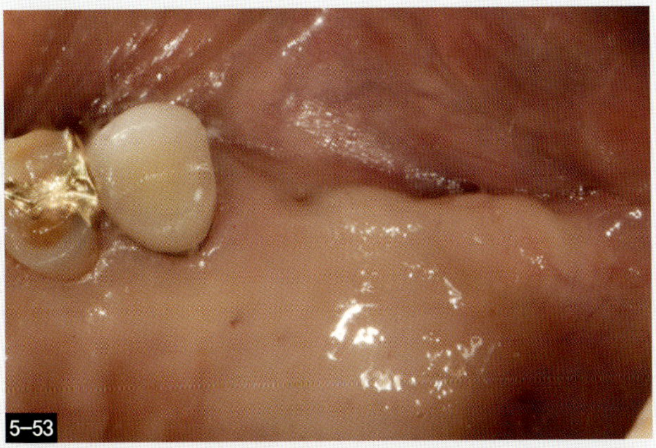
5-53

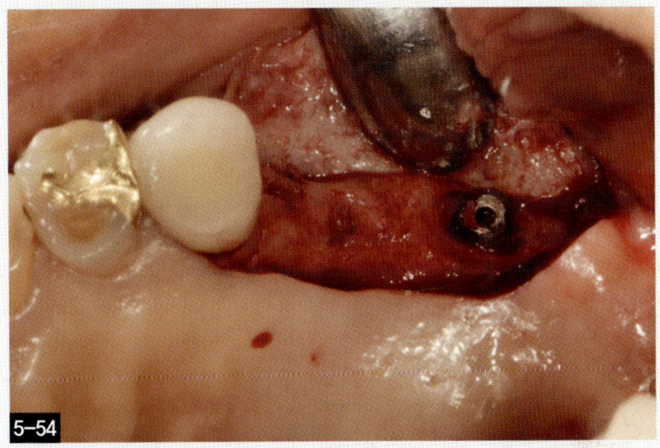
5-54

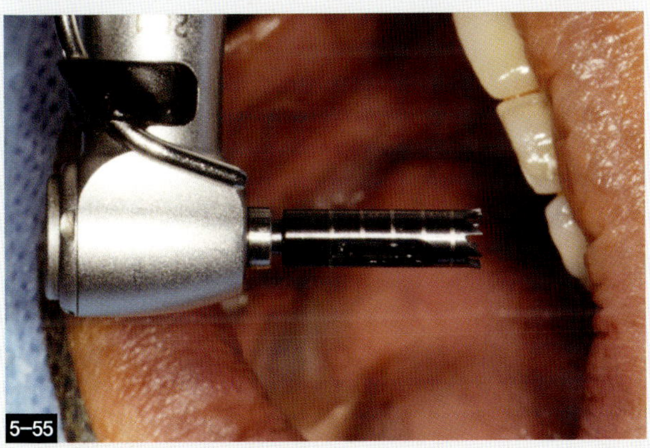
5-55

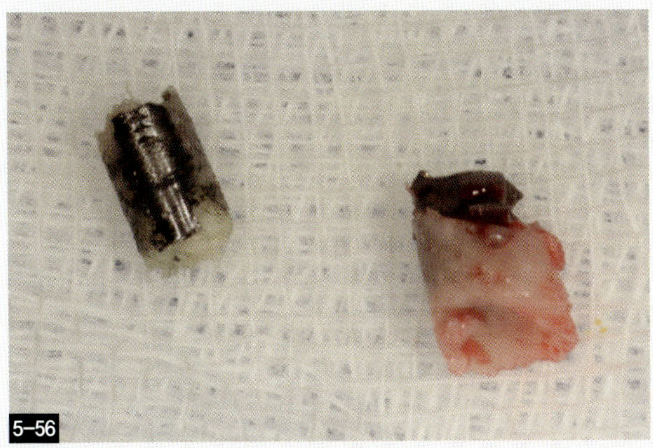
5-56

약 2개월을 기다려 연조직이 다 피개된 것을 볼 수 있다**(그림 5-53)**. 부러지고 남은 임플란트 조각을 제거하고 새로운 임플란트를 심어야 한다. 26번 임플란트는 치조골에 파묻혀 제거가 어렵게 되었다**(그림 5-54)**. Trephine drill을 사용하여 임플란트 파절편을 제거하였다. 내경 4.0 mm 외경 5.0 mm trephine drill을 사용하였으므로 임플란트 제거 후 형성된 구멍의 직경은 5 mm가 되었다. 26번 임플란트는 자가골로 덮여있던 관계로 파절편에 많은 양의 치조골이 붙어 있다**(그림 5-55, 56)**.

4. 치조골이 회복되는 다양한 임상 증례들

치조골 결손이 있을 때 대부분 임플란트 식립과 함께 치조골 이식을 생각한다. 그러나 필자는 골내 결손부는 시간이 지나면서 저절로 회복됨을 계속 강조하고 연관된 임상 증례들을 보여 왔다. 이제 이러한 일들이 우연히 일어나는 현상이 아니라 항상 일어날 수 있는 현상임을 보여주는 여러 증례들을 제시하고자 한다.

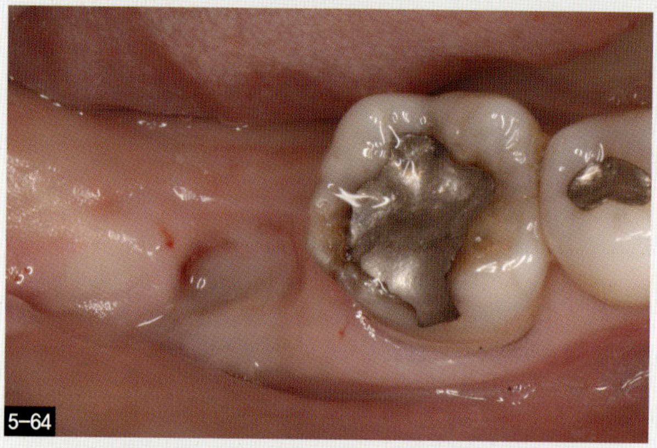
5-64

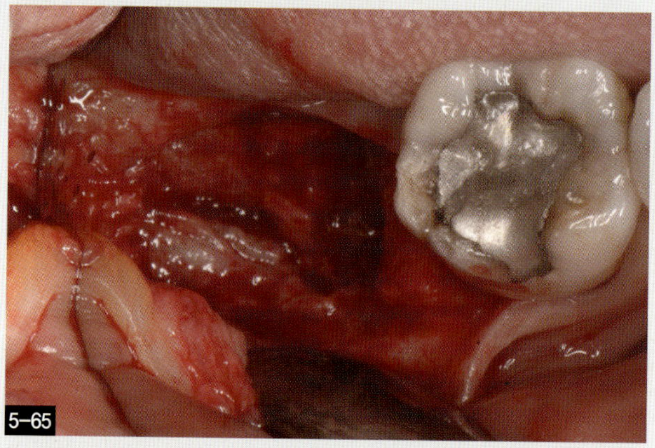
5-65

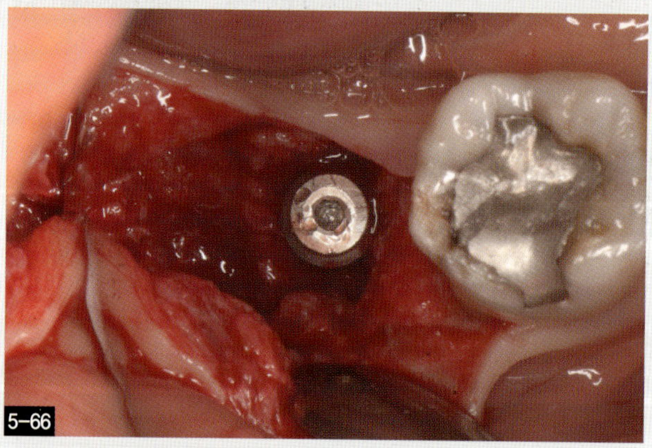
5-66

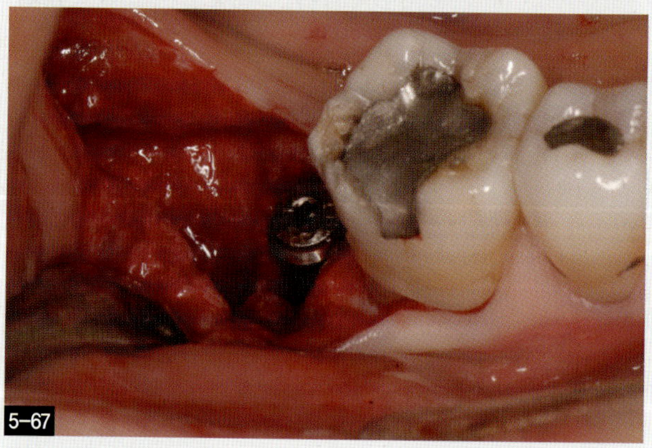
5-67

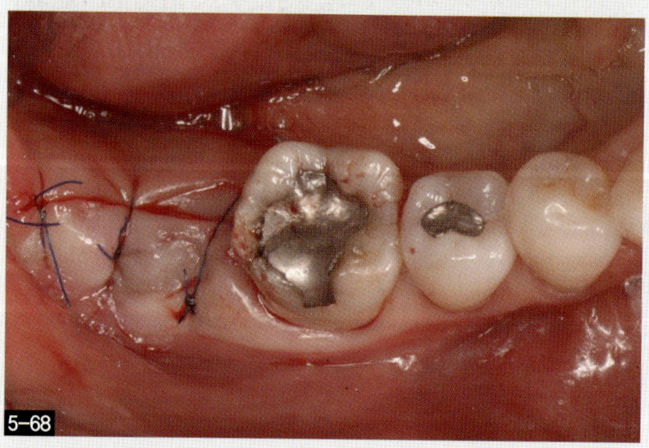
5-68

치주염으로 치아를 발거한 지 약 2개월이 지났다(그림 5- 64). 임플란트를 시술하기 위하여 판막을 젖혀 치조골을 노출시켰는데 골 결손부가 전혀 치유되지 않았다(그림 5-65). 임플란트 식립 후에도 골 결손부는 크게 존재하였다(그림 5-66, 67). 많은 경우 치과의사들은 골이식을 시행한다. 골 결손부의 치료법은 골이식이라는 생각을 떨치기는 힘들 것이다.

동물실험에서 흔히 쓰이는 임계크기결손(critical defect size)이라는 법칙이 있다. 이 법칙은 trephine drill을 이용해 원형 골 결손 부위를 만들 때 직경 8 mm 이하의 골 결손 부위는 저절로 치유되고 그 이상의 큰 결손부는 저절로 치유되지 않는다는 것이다. 임플란트(fixture)의 직경이 5 mm이므로 유추해 보면 임플란트 후방의 결손부는 5 mm 이상임을 알 수 있다. 매우 큰 골 결손부가 있음에도 불구하고 골이식 없이 봉합을 하였다**(그림 5–68)**.

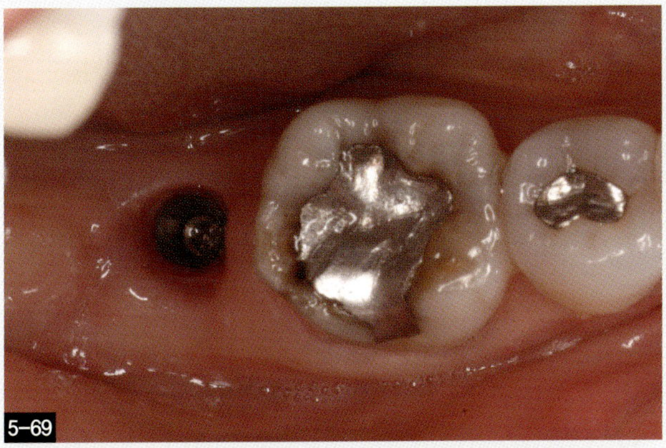

5–69

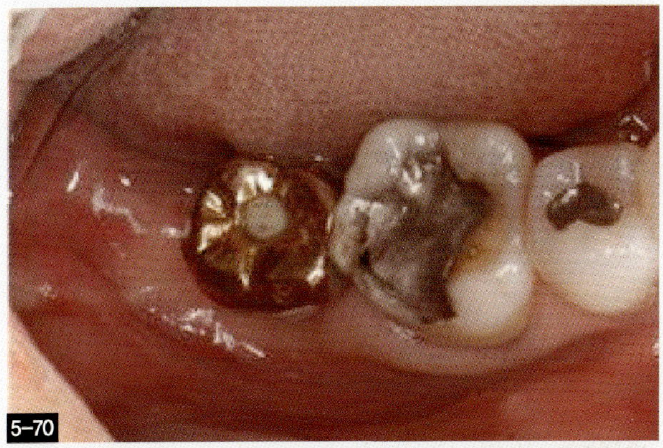

5–70

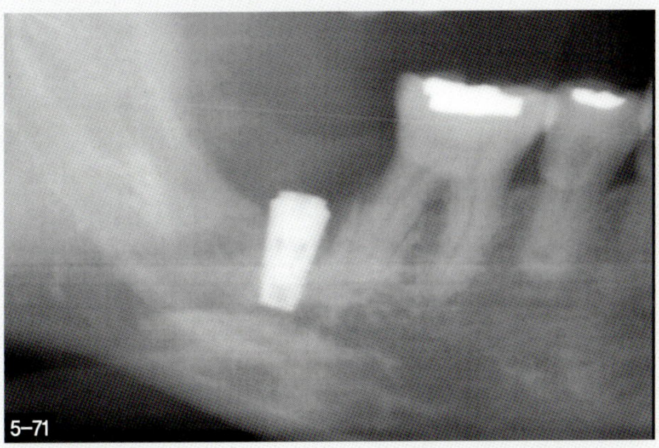

5–71

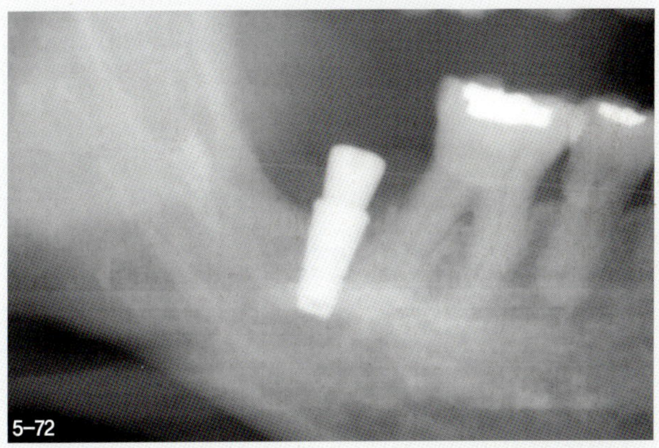

5–72

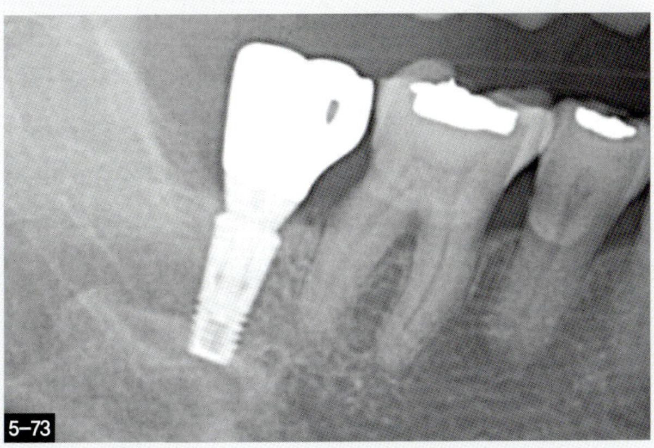

5–73

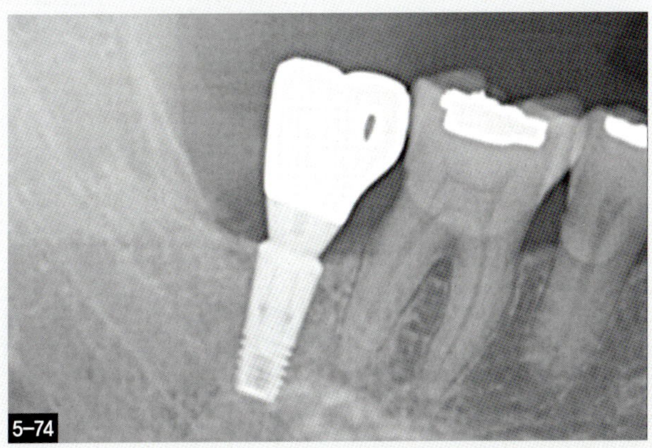

5–74

이차 수술 후 보철까지 완료하였다(**그림 5-69, 70**). **그림 5-71**은 임플란트 식립 후 1주일 모습이다. 골 결손부에 이식재를 넣지 않았다는 것을 알 수 있다. **그림 5-72**은 이차 수술 후 모습인데 골 결손부가 어느 정도 자가골로 차고 있는 모습을 볼 수 있다.

그림 5-73은 보철 완료 2년 후 모습이다. 골 결손부는 자가골로 완전히 치유되었음을 볼 수 있다. 비록 치조골 이식이 없었지만 잘 치유되었다. **그림 5-74**는 보철 후 6년이 지난 모습이다. 치조골이 임플란트 상부까지 차올랐음이 보인다. 방사선 촬영상의 각도 차이로 인하여 그러한 모습이 될 수도 있지만 그 차이를 벗어날 정도로 충분히 치조골이 재생된 것으로 사료된다.

필자는 치조골 이식을 거의 하지 않는다. 다만 골 결손부의 형태를 잘 보아야 한다. 골내 결손부(Intra-bony defect or contained defect) 즉 자가골로 둘러 싸인 결손부는 시간이 지나면 저절로 치조골로 채워진다(임상적 성공을 위해서는 수술 시에 결손부 하방에서 충분한 고정을 얻어야 한다. 그렇지 못하면 보철 하중을 받아 임플란트가 흔들리면서 빠질 수 있다). 이런 임상증례에서 주의할 점들이 많아 어렵기는 하지만, 필자는 임플란트 식립 및 보철 이후에 치조골의 양과 질이 줄어드는 것보다는 증가하는 것이 일반적 현상임을 강조하고 싶다.

임플란트 식립 후 저절로 치조골이 차는 모습을 다른 임상 증례를 통해서 살펴보자. 46번 치아의 근심 치근 파절로 인하여 많은 골소실이 생겼다. 발치 즉시 임플란트를 식립하였고, 골이식을 하지 않았다. Fixture top을 인접한 치조골 높이보다 약간 아래에 위치시켰다. 이 증례에서는 임플란트 식립과 동시에 치유지대주(healing abutment)를 체결하였다. 발치 즉시 식립에서 임플란트 top의 위치를 정하는 것은 매우 중요하다. 무조건 깊게 식립하는 것이 바람직하지 않다고 필자는 생각해서, 일반적으로 발치 후 발치와의 치조골이 치유된 상태를 예측해 본 후 이보다 약 1 mm 깊게 식립하는 편이다. SLA 표면이 오염되면 그 부위는 골유착이 일어나지 않고 치주낭이 형성된다. 치주낭이 형성되면 임플란트주위염이 생겨 자가골은 절대 차지 않는다. 또한 자연치 발치 이후에 치조제는 약간 퇴축(atrophy)하는 경향이 있다. 이러한 두 가지 이유 때문에 발치 즉시 임플란트 식립에서 fixture top을 살짝 변연골 하방에(약 1 mm 정도) 둔다.

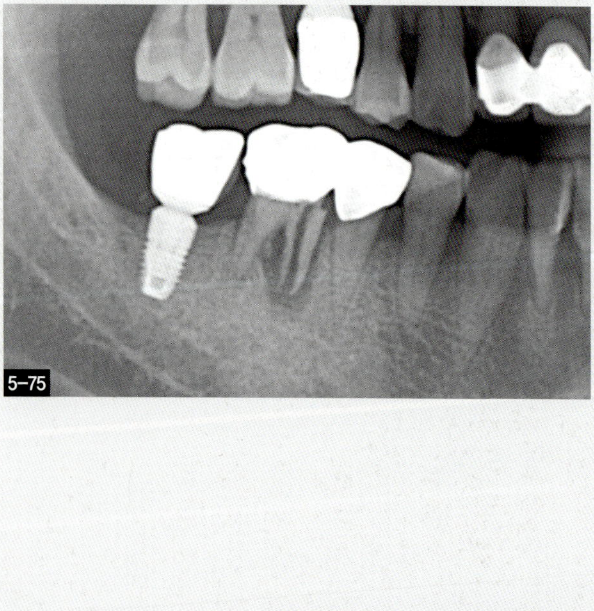
5-75

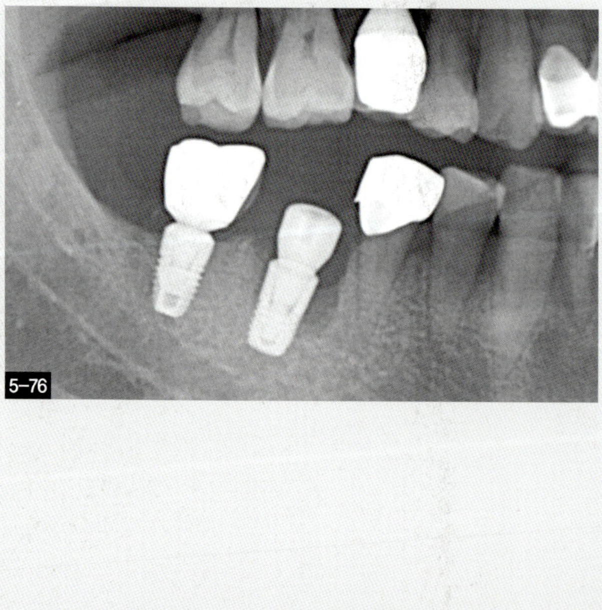
5-76

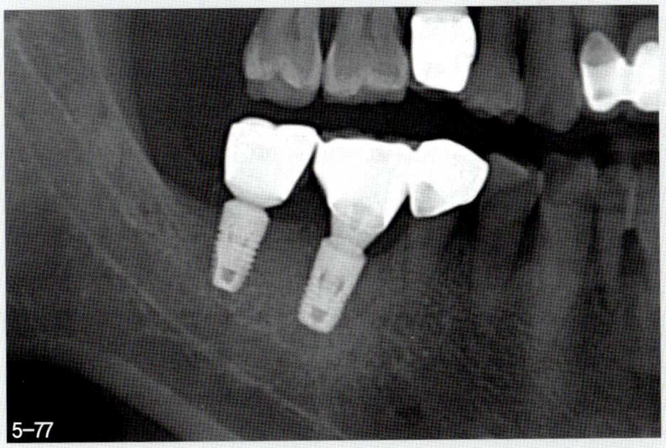
5–77

46번 치아의 근심치근 파절로 치조골 소실을 보이고 있다**(그림 5–75)**. 발치 즉시 임플란트를 식립하였고**(그림 5–76)** 약 1년 후 치조골은 fixture top까지 회복되었다**(그림 5–77)**.

이를 그래픽을 통하여 이해하기 쉽게 표현하였다.

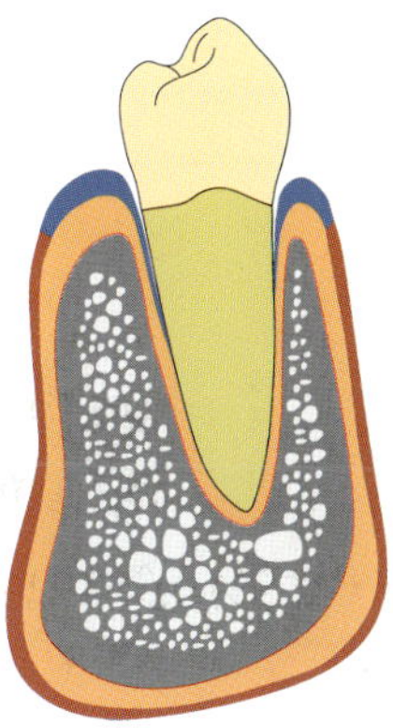
5–78

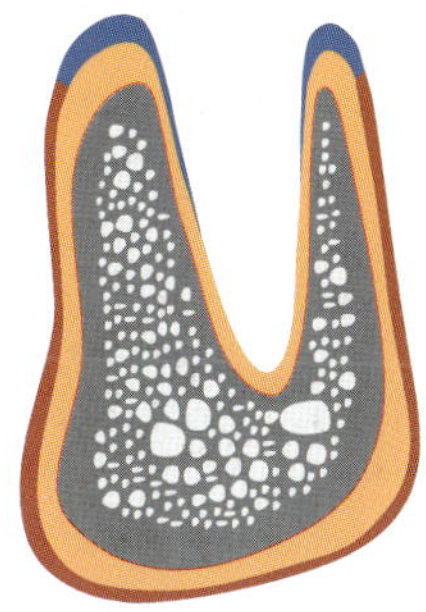
5–79

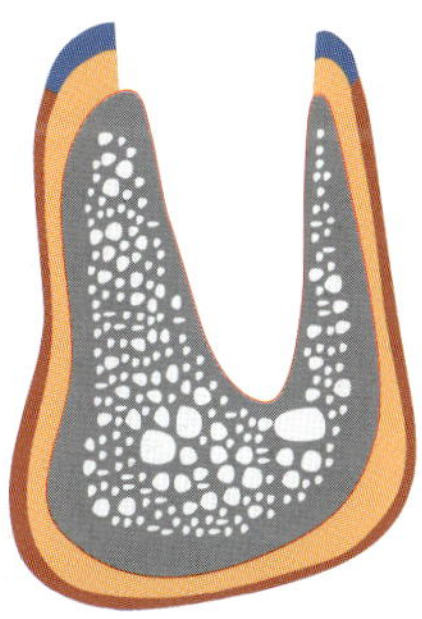
5–80

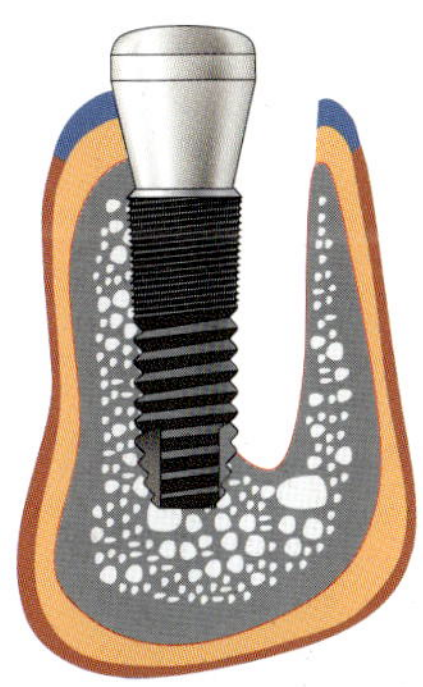
5–81

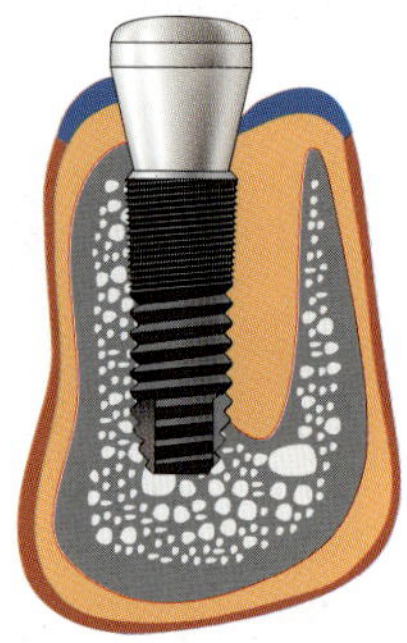
5-82

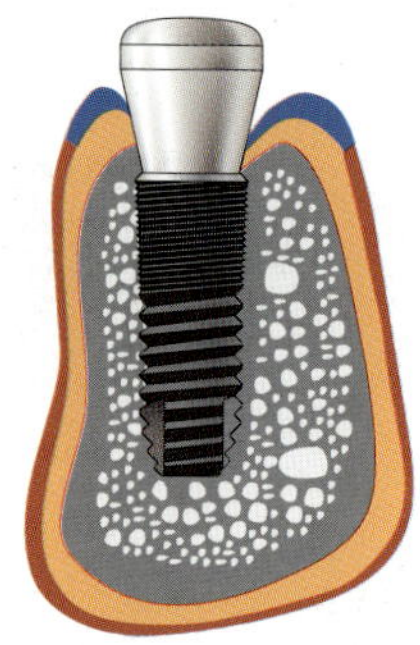
5-83

근심치근 파절로 인하여 자연치에 치주염이 생겨 치조골의 소실이 심하다**(그림 5-78)**. 발치 후 **(그림 5-79)** 염증 조직 및 치주낭을 형성하는 상피 조직을 깨끗하게 제거하여**(그림 5-80)** 임플란트를 식립하고 치유지대주(healing abutment)를 체결하였다**(그림 5-81)**. 상피 세포는 치유지대주에 부착하여**(그림 5-82)** 외부로부터의 세균 침입을 방어해 골 결손부 내부는 염증이 사라지고 정상 치유가 된다**(그림 5-83)**.

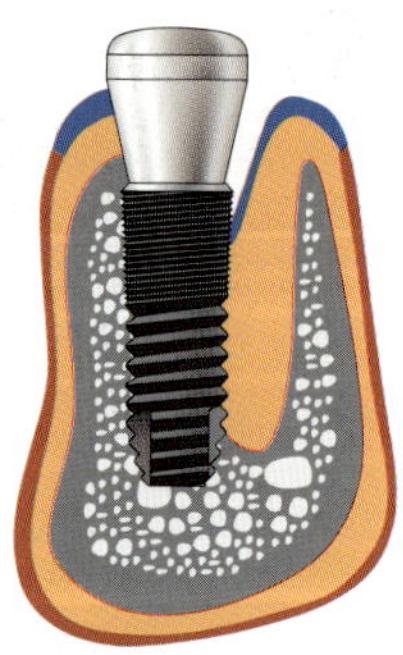
5-84

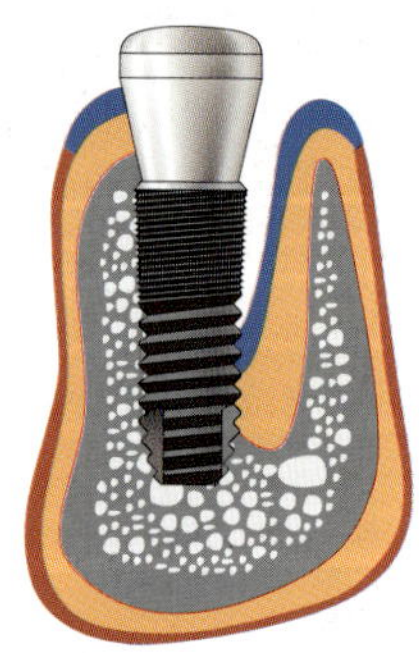
5-85

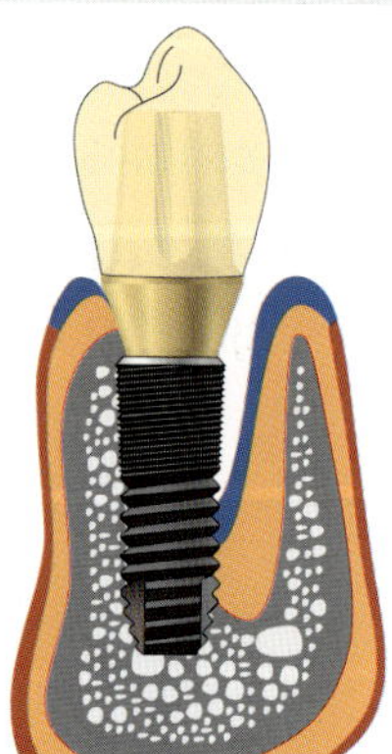
5-86

만약 상피 세포가 하방 증식하거나**(그림 5-84)** SLA임플란트 표면이 오염되면 치유지대주에(healing abutment) 상피세포 부착이 일어나지 못하고 상피는 하방 증식하여 임플란트 상부 SLA표면은 치주낭 속에 위치하고 치주낭은 임플란트 주위염을 만들 정도로 깊어진다**(그림 5-85)**. 치조골 또한 오염된 임플란트 표면에 골융합을 이루지 못하고 일정 거리 만큼 물러나게 된다. 결과적으로 아무 일도 일어나지 않은 것처럼 보이지만 임플란트 식립 단계에서부터 이미 임플란트 주위염이 발생할 환경이 조성된 것이다**(그림 5-86)**.

자연치가 치주염에 이환되었을 경우 염증 조직 및 상피 조직의 처치는 매우 중요함을 알았다. 때로는 이러한 연조직의 깨끗한 절제가 불가능하거나 자신이 없는 경우가 있다. 그런 경우는 아래처럼 발치 후 지연 식립을 하는 것이 유리하다.

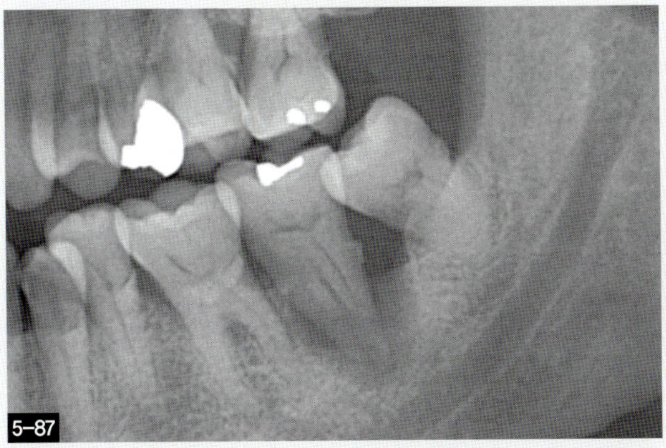

5-87

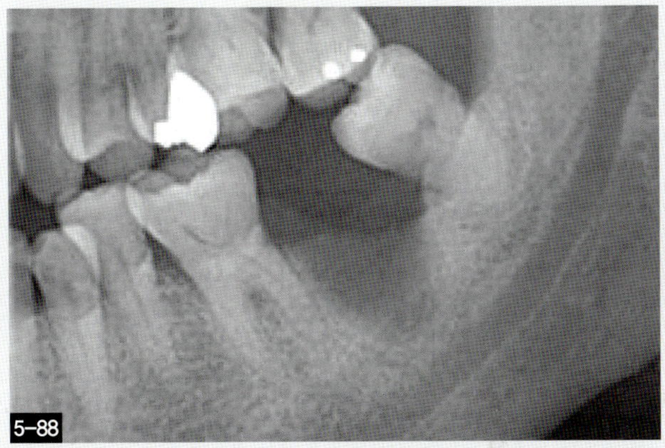

5-88

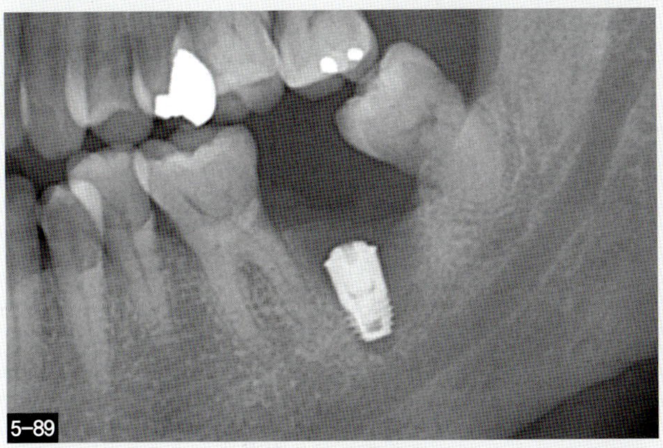

5-89

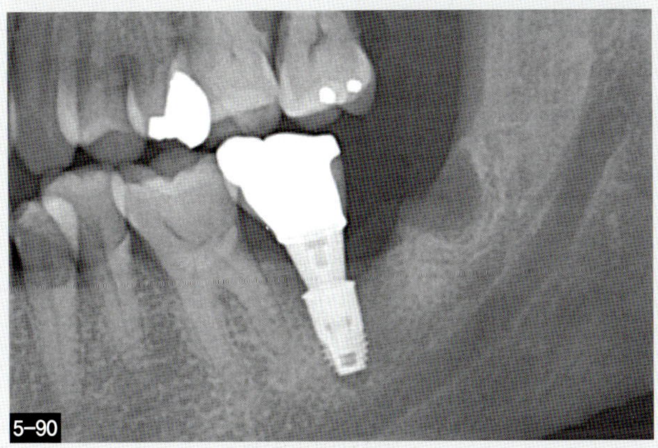

5-90

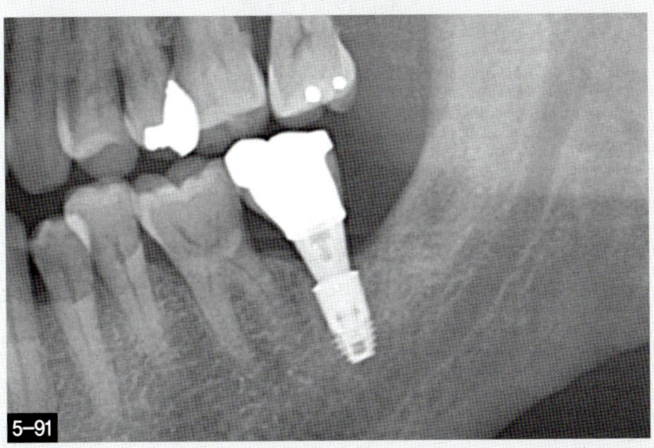

5-91

자연치에 치주염이 발생하여 광범위한 치조골 소실과 깊은 치주낭이 형성되어 있다**(그림 5-87, 88)**. 발치 후 연조직 처치가 어렵고 치근단에서 초기 고정을 얻기도 어려워 발치 2개월 후 지연 식립을 하였다**(그림 5-89)**. 식립 3개월 후 보철치료가 완료되었고**(그림 5-90)**, 약 2.5년 후 치조골은 거의 완벽하게 치유되었다**(그림 5-91)**. 상피 세포 부착 및 mucosal seal이 지대주에 형성되면 그 하방의 치조골은 완벽하게 치유된다는 점을 다시 한번 상기시켜 주는 임상증례이다.

또 다른 증례를 통하여 이러한 시술 개념이 치조골의 치유를 가능하게 한다는 점을 알아보자.

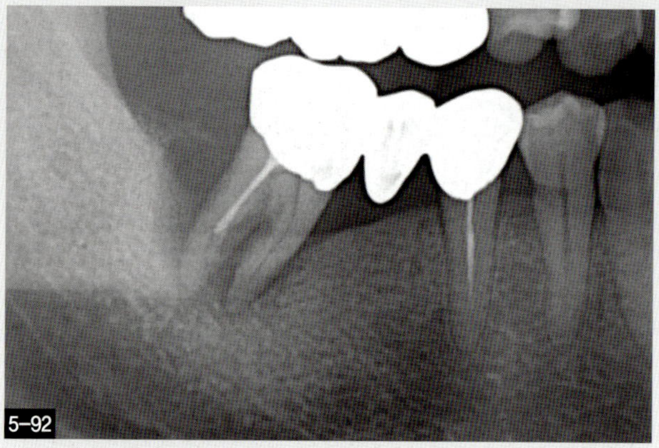
5-92

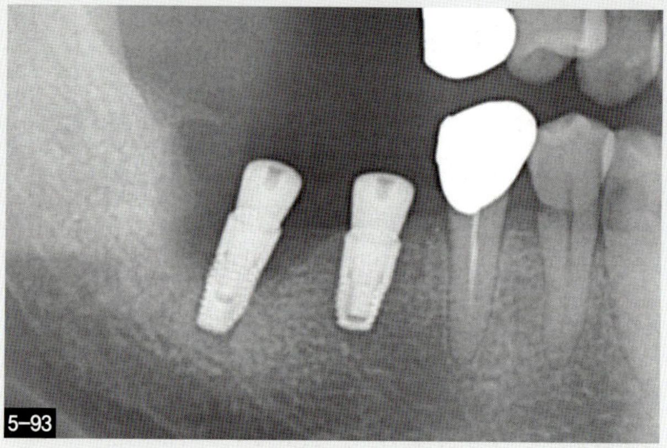
5-93

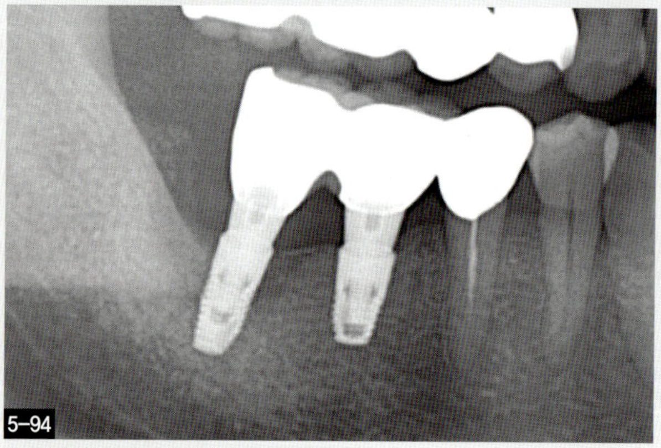
5-94

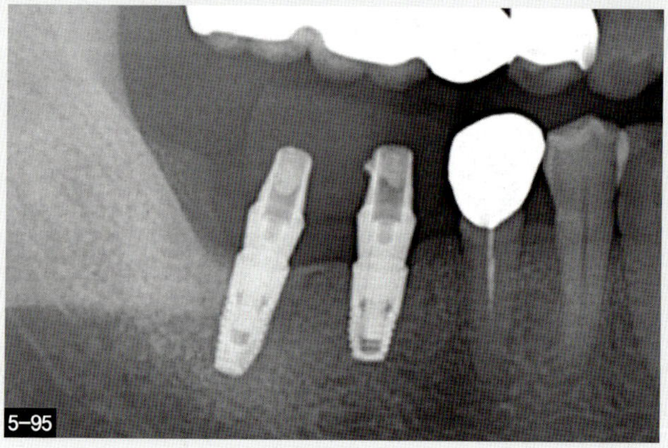
5-95

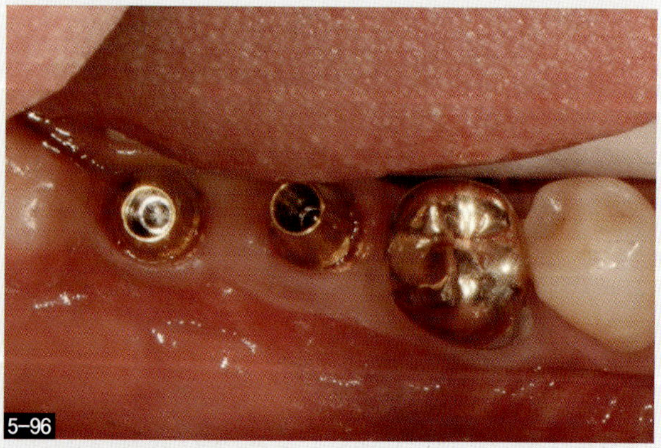
5-96

47번 자연치에 치주염이 심하여 발치 후 46, 47번 부위에 임플란트를 식립하였다**(그림 5-92, 93)**. 보철이 끝나는 시점에 치조골의 치유가 많이 진행되었으나 완전하지는 않다**(그림 5-94)**. **그림 5-95**는 수술 후 약 1.5년이 지난 모습인데 치조골이 거의 다 치유된 모습이다. 치조골 이식 없이도 자가골이 다 치유되는 모습을 보여준다. 이 또한 상피세포 부착이 임플란트가 아닌 치유지대주(healing abutment)에 형성되게끔 수술되었기 때문이다.

치조골의 양과 질이 증가하는 증례를 몇 개 더 살펴본다.

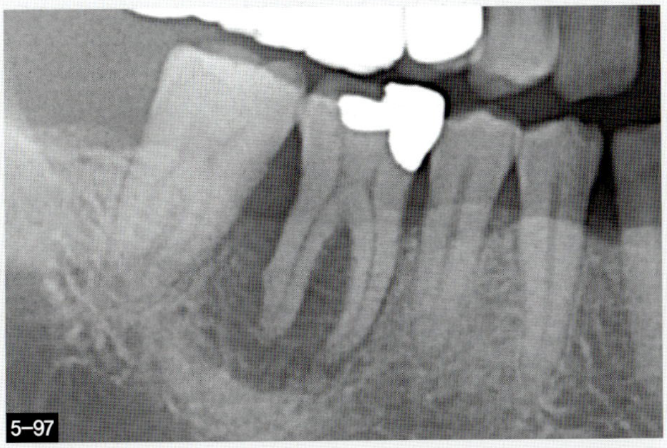

5-97

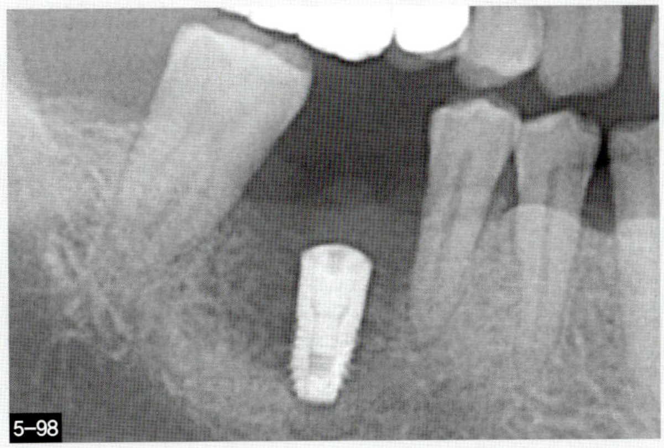

5-98

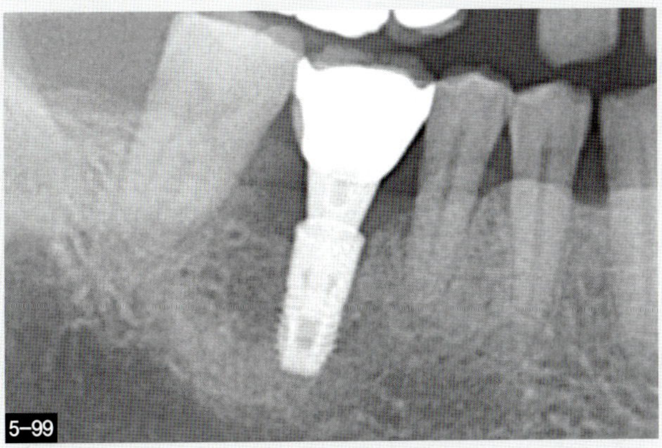

5-99

치주염이 발생한 46번 치아를**(그림 5-97)** 발거하고 2개월 후 임플란트를 식립하였다**(그림 5-98)**. 임플란트 보철물 장착 약 1년 후 모습인데 치조골의 양과 질은 증가하였다**(그림 5-99)**.

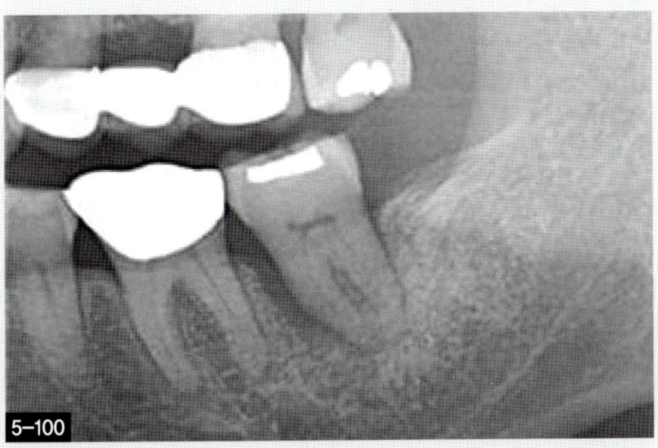

5-100

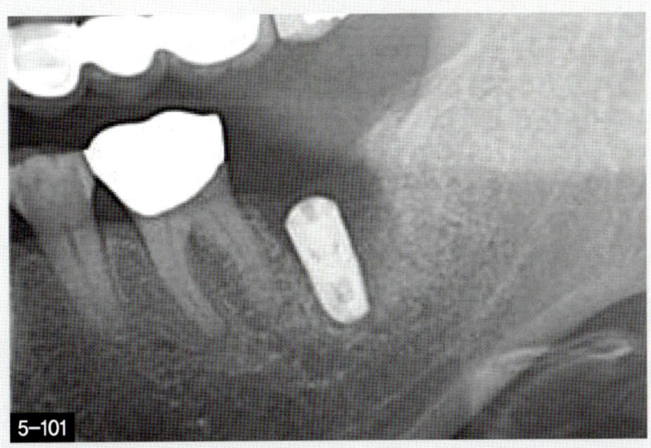

5-101

6 Chapter

임플란트 보철 후 치조골의 반응 _ Abutment and Prosthesis

1. Gold Abutment

일반적으로 치조골 결손이 있을 때 골이식이 행해진다. 그러나 필자는 골이식 없이도 치조골이 재생됨을 많은 증례를 통하여 보여주었다. 많은 증례를 보인 것은 이러한 현상이 우연에 의하여 일어난 것이 아니라고 말하기 위함이다. 이미 설명한 바와 같이 상피세포 부착 및 mucosal seal에 대한 고려가 있을 때 그러한 현상이 나타나는 것이다. 또한 보철 시에 지대주(abutment)를 끼웠다 뺐다를 반복하면 안 된다. 또한 지대주에 상피세포 부착이 일어나야 세균의 침범을 막아서 하방의 치조골이 정상 치유되는데, 상피세포의 부착이 안 되는 재료로 만든 지대주가 간혹 쓰여 임플란트주위염이 생기기도 한다. 이에 대하여 알아보자.

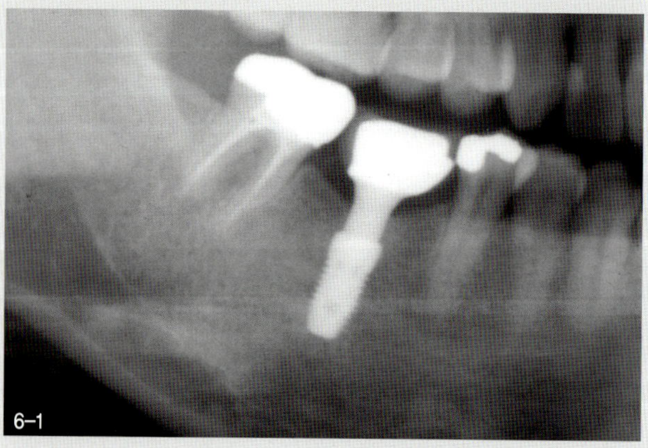
6-1

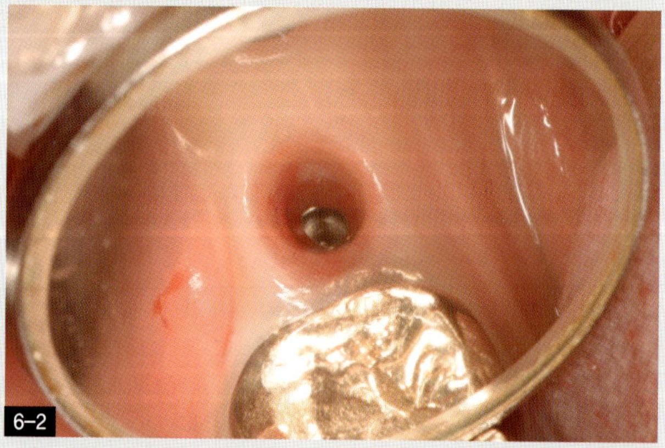
6-2

46번 치아를 발거하고, 즉시 임플란트를 식립하였다. Fixture top을 너무 깊게 위치시켜 6년 후 지대주와 치조골이 직접 접촉하는 것을 목격하였다**(그림 6-1, 2)**. 지대주(abutment)를 골융합이 가능한 티타늄, 알루미나, 또는 지르코니아로 만드는 경우 골융합과 상피 세포 부착이 일어나 하방의 치조골에 위해를 가하지 않는다. 즉 임플란트 상부 지대주에서 세균의 침범을 막아주기 때문에 치조골은 건강을 유지할 수 있다.

상피세포 부착을 허용하지 않는 재료를 사용하는 경우 치주적으로 어떤 문제가 발생하는지에 대하여 알아보자.

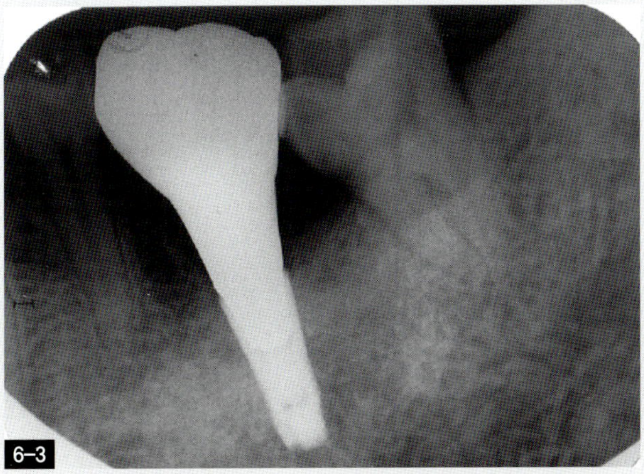
6-3

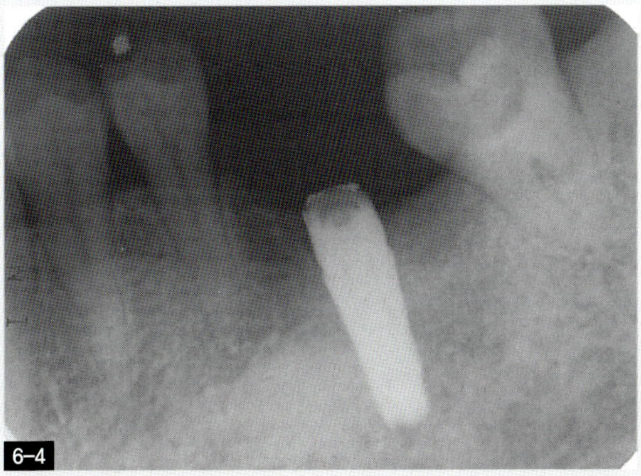
6-4

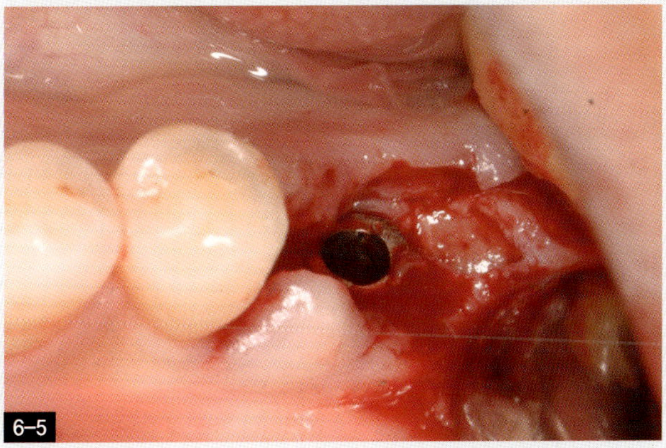
6-5

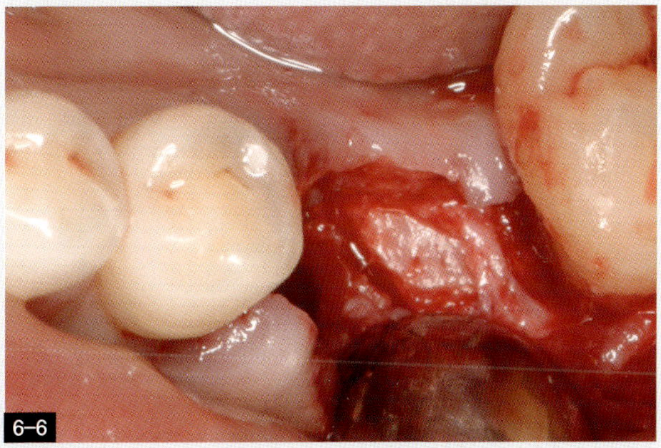
6-6

36번 임플란트의 지대주가 파절되는 사고가 발생하였다**(그림 6-3, 4)**. 임플란트는 발치 즉시 심겨져 fixture top이 깊게 위치하였다. 파절된 지대주가 쉽게 제거될 거라고 생각했지만 의외로 그렇지 않았다. 어쩔 수 없이 판막을 젖혀서 제거할 수밖에 없었다**(그림 6-5, 6)**. 지대주의 움직임이 없어서 지대주와 치조골 경계부를 삭제하고 파절된 지대주를 제거할 수 있었다. 제거 후 탐침으로 치조골을 탐침해 보니 지대주와 치조골 사이에는 연조직 개재 없이 바로 골접촉이 있었다는 것을 알 수 있었다**(그림 6-6)**.

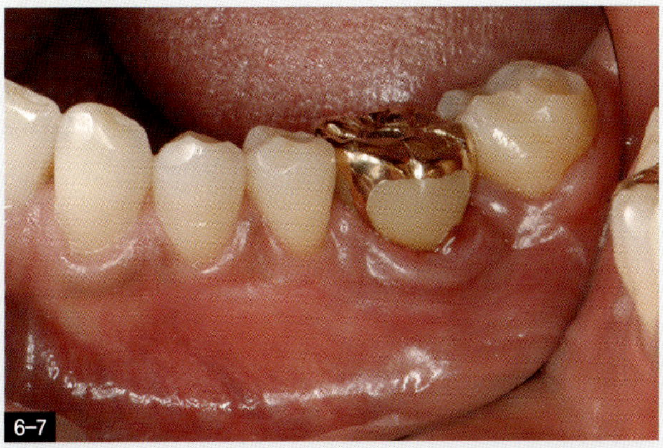
6-7

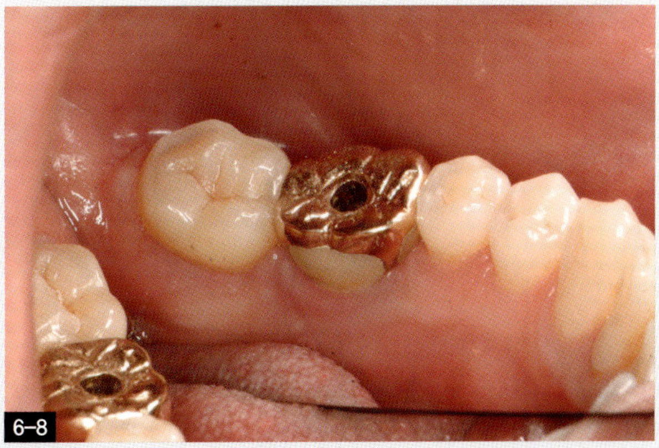
6-8

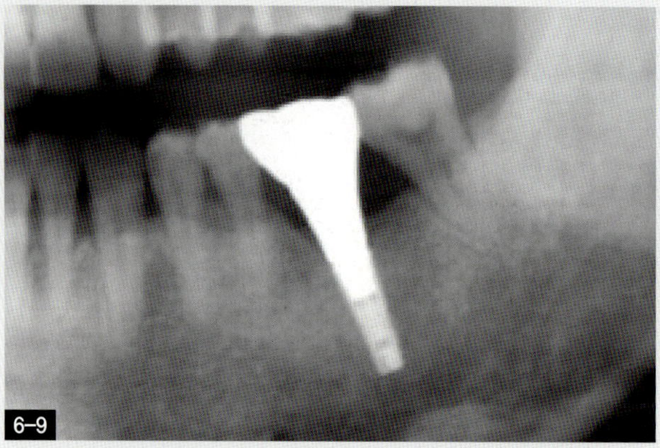

6-9

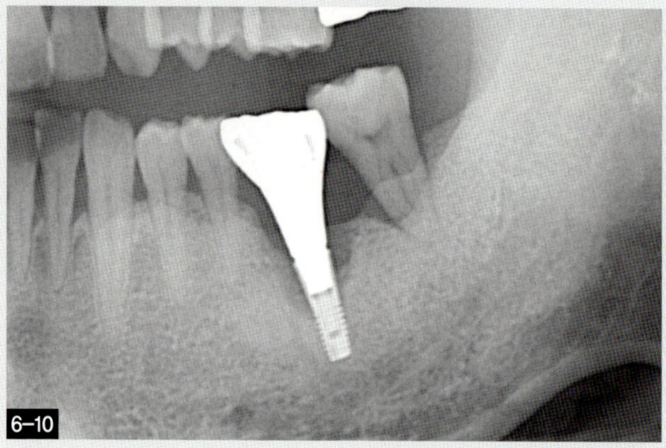

6-10

다시 보철을 하는 시점에 임플란트가 깊게 식립되어 적당한 지대주(abutment)를 구할 수 없었다. 긴 치은 높이를 가진 지대주(abutment)가 없어서 Gold UCLA abutment를 사용하였다. 이후 치은에 염증이 발생하고**(그림 6-7, 8)**, 치조골의 소실을 보이기 시작했다**(그림 6-9, 10)**. Gold abutment 사용 후 처음에는 변연골 소실을 조금 보였지만 조만간 임플란트 상부 치조골이 상당량 녹는 모습을 보였다.

이는 Gold라는 재료에는 상피 세포 부착이 안 되어, mucosal seal이 생성되지 않아서 치주낭이 깊어지기 때문이다. 이 깊은 치주낭 속에 병원성 세균이 많이 증식하여 임플란트주위염이 발생하였다. 임플란트 치료의 장기적 예후를 보장하기 위해서는 깊게 심은 임플란트에 상피 부착이 안 되는 재료의 지대주(abutment)를 쓰면 안 된다는 것을 알 수 있다.

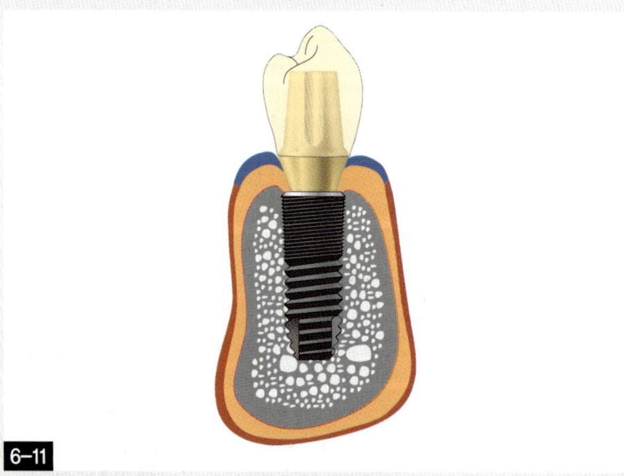

6-11

티타늄 재질의 지대주

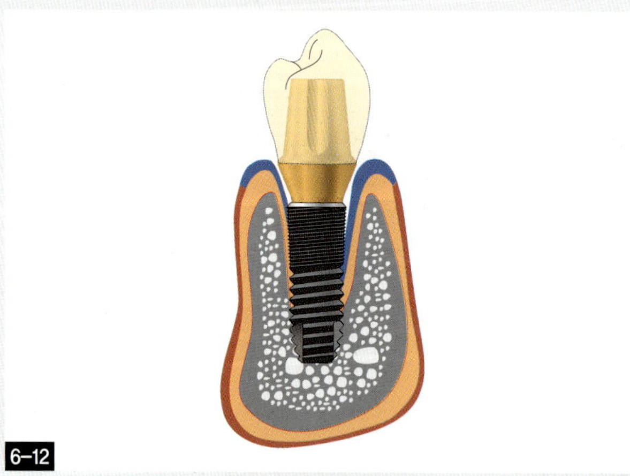

6-12

골드 재질의 지대주

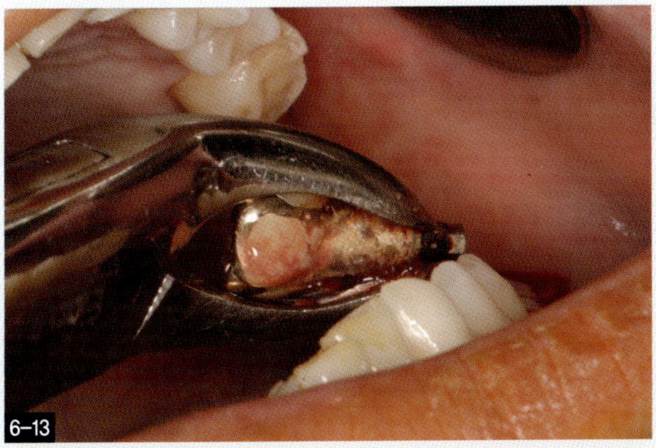
6-13

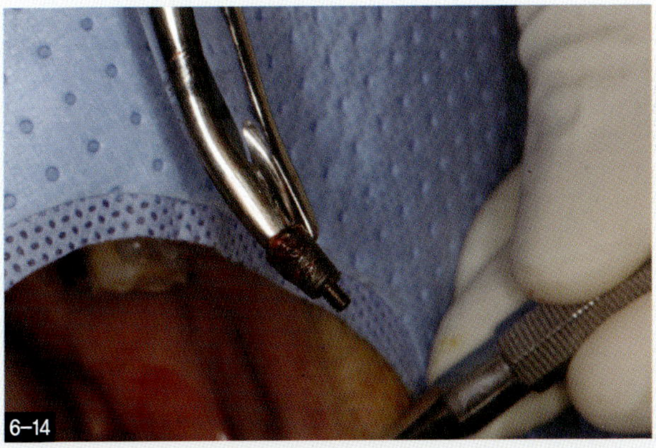
6-14

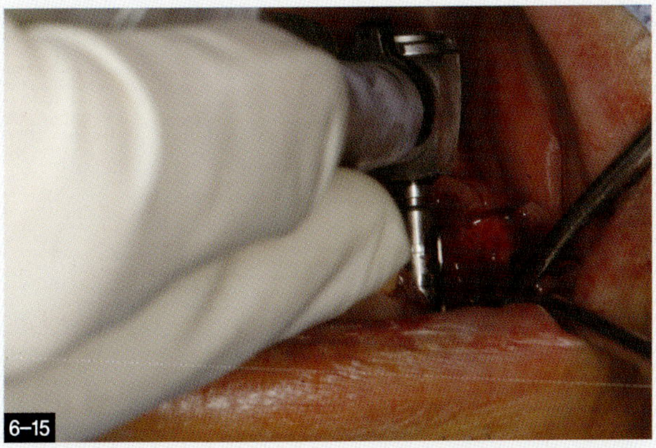
6-15

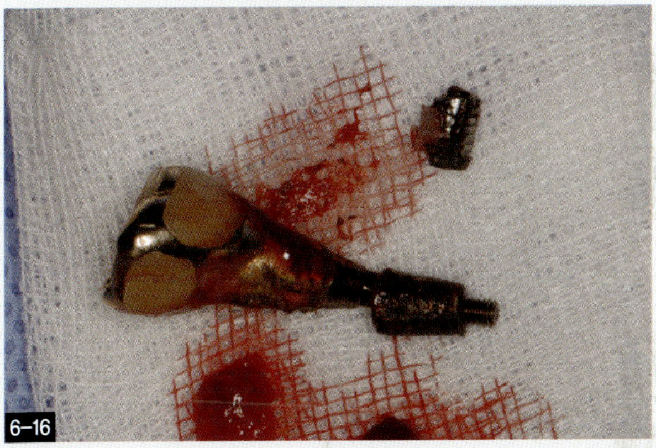
6-16

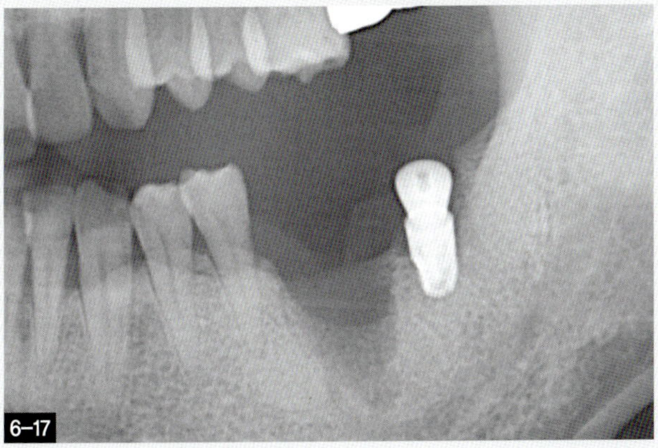
6-17

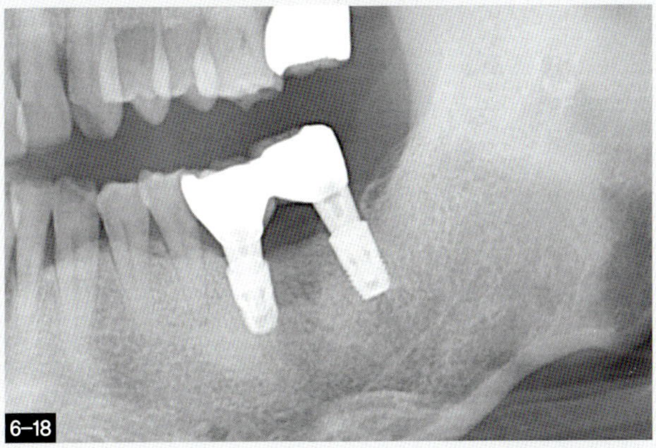
6-18

결국 치조골 소실과 더불어 임플란트의 파절이 발생하였다(그림 6-13, 14). 상부 제거 후 부러진 하부는 Trephine drill을 사용하여 제거하였다**(그림 6-15, 16)**.

36번 임플란트를 제거하면서 37번에는 임플란트를 식립하였다. 36번 골 결손부가 너무 커 임플란트 식립은 포기하고 치조골이 더 회복되기를 기다리기로 하였다. 치조골이 회복된 후 새로운 임플란트를 식립하여 치료가 종료된 모습을 볼 수 있다 **(그림 6-17, 18)**.

원래 지대주**(그림 6-25)**와 새로 장착한 지대주의 치은 높이에**(그림 6-26)** 확연한 차이가 있음을 볼 수 있다. 지대주 선택에 있어서 마진은 치은 상부로 설정함이 기본적으로 추천되고 심미성이 중요한 부위나 탈출 각도(emergence profile)를 조절하기 위한 경우와 같은 불가피한 증례에서만 치은 하부로 설정하여야 한다.

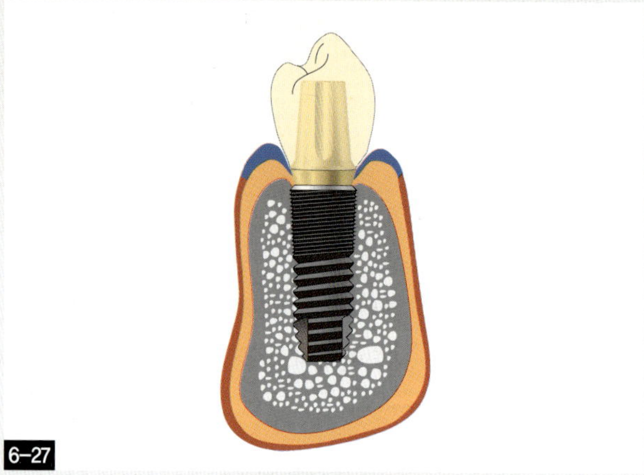
6-27

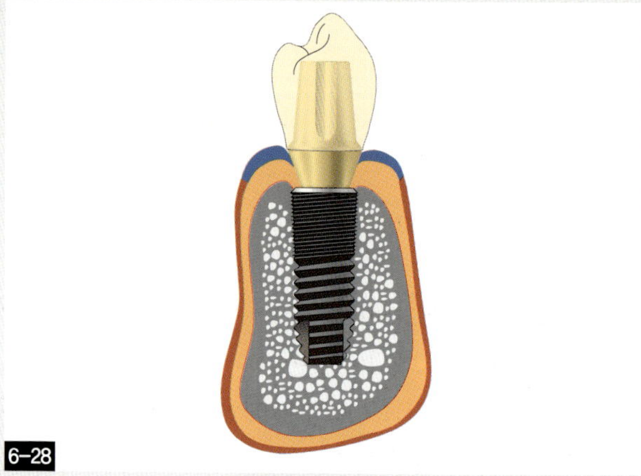
6-28

임플란트 시술 이후에 치조골은 구강내 세균의 침범으로 매년 소실된다고 알려져 있다. 그러나 필자는 매년 증가함을 주장했다. 자연치에서 치조골은 치석과 같은 공격 인자로부터 일정 거리만큼 물러난다는 것이 선학들에 의하여 이미 밝혀져 있고 이를 생물학적 폭경(Biological width)이라고 한다.

임플란트에서도 이것이 존재하는데 오랫동안 fixture-abutment 사이에 존재하는 micro-gap이 그러한 공격인자로 작용한다고 생각되어 왔다. 그러나 이러한 학설은 abutment까지 치조골이 증가하는 현상을 설명하지 못한다. 임플란트에서 치조골의 소실을 가져오는 공격인자는 무엇인지에 관하여 생각해 보자. 필자는 보철물의 마진이 그러한 공격인자 중 하나라고 생각한다. 즉 치조골은 보철물의 마진으로부터 일정 거리만큼 물러난다고 생각하는 것이다. 다음 증례를 통하여 이를 살펴본다.

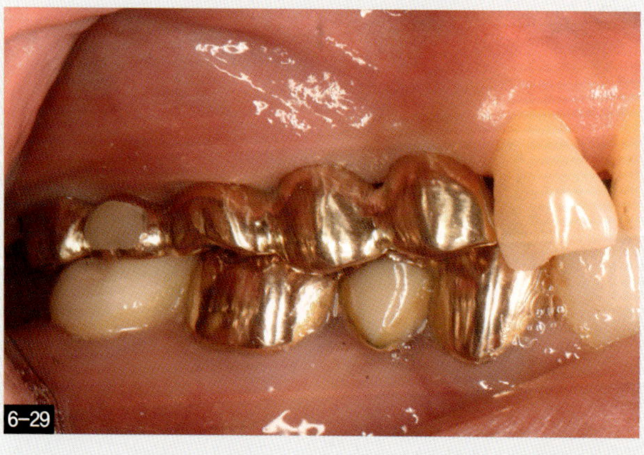
6-29

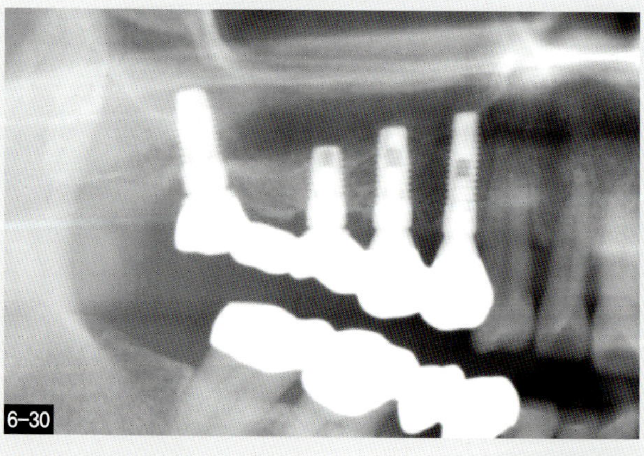
6-30

보철 치료가 끝난 후**(그림 6-29)** 10여 년이 지난 후 방사선 소견이다. 소구치 부위는 치조골의 소실이 없고 대구치 부위에는 어느 정도 변연골 소실이 관찰된다**(그림 6-30)**.

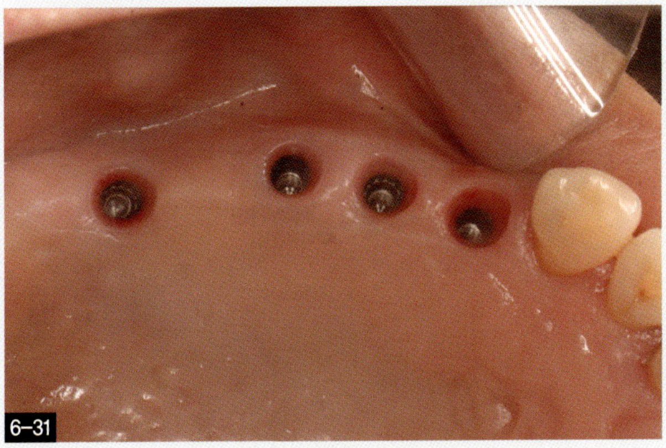
6-31

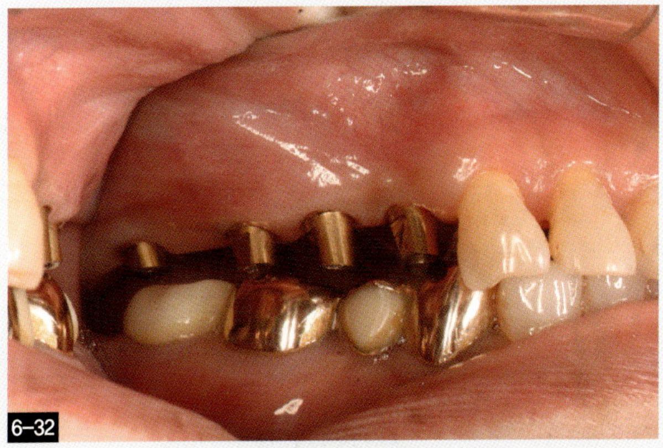
6-32

20여 년 전 보철치료 당시의 모습이다**(그림 6-31, 32)**. 대구치 부위에서 대합치와의 교합 고경이 충분치 못함을 볼 수 있다. 그리하여 대구치 부위에서는 치은 연하 보철물 마진을 설정하고 소구치 부위에서는 치은 높이에서 보철물 마진을 설정하였다. 보철물에는 상피 세포 부착이 일어나지 않는다. 그러므로 치은연하로 보철물의 마진을 내리는 경우 치주낭이 형성되면서 세균의 침범이 일어나고 치조골은 이로부터 일정거리만큼 물러나게 되는 것이다.

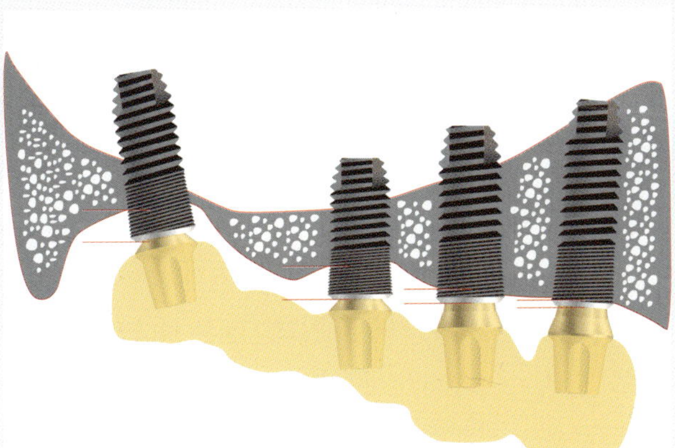
6-33

그래픽-치조골과 커넥션과의 거리는 일정하지 않다.

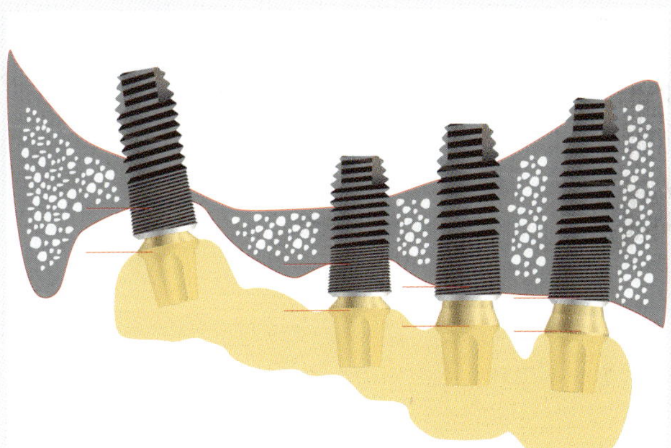
6-34

그래픽-치조골과 보철물 마진과의 거리는 일정하다.

Chapter 7

임플란트 주위 변연골 소실의 원인 _ Micro-gap vs Micro-mobility

1. Micro-gap vs Micro-mobility

임플란트에서 치조골의 소실은 세균에 의한 것으로 간주되었고 fixture-abutment 체결부에 존재하는 세균들이 치조골을 파괴하는 바로 그 세균으로 여겨졌었다. 그러나 그러한 틈과 그 틈에 존재하는 세균이 치조골을 녹게 만드는 직접적 요인이 아니라는 주장과 논문들이 존재한다. 이에 대하여 살펴보고 우리가 임상에서 임플란트의 장기적 예후를 위해서 micro-gap에 신경을 써야 하는지 micro-mobility에 신경을 써야 하는지 한 번쯤 고민해 볼 필요가 있다.

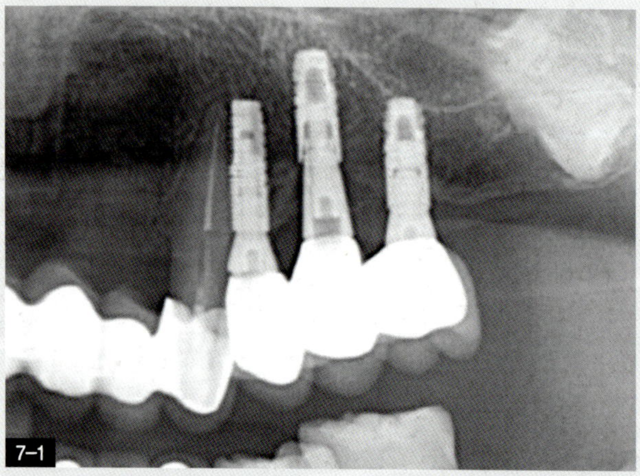
7-1

환자는 임플란트 치료를 받은 지 8년이 지났다. 상악 좌측 임플란트 중에서 가운데 것은 지대주(abutment)가 제대로 체결되지 못하여 micro-gap이 존재함을 볼 수 있다. 그러나 치조골은 전혀 소실되지 않았다**(그림 7-1)**. Micro-gap의 존재 그 자체가 치조골의 소실을 초래하는 원인인지 한번 고민해 볼 필요가 있는 증례이다.

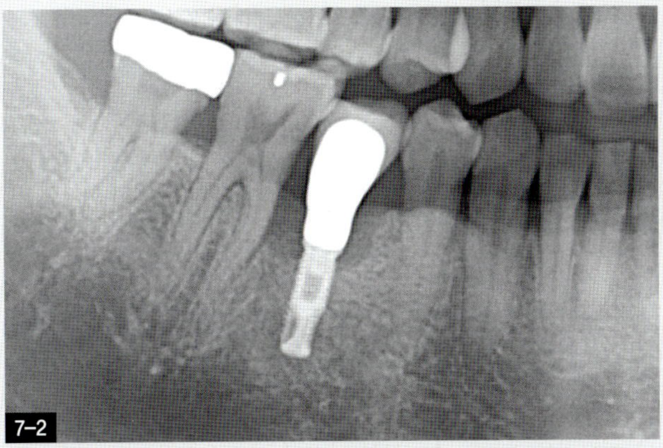
7-2

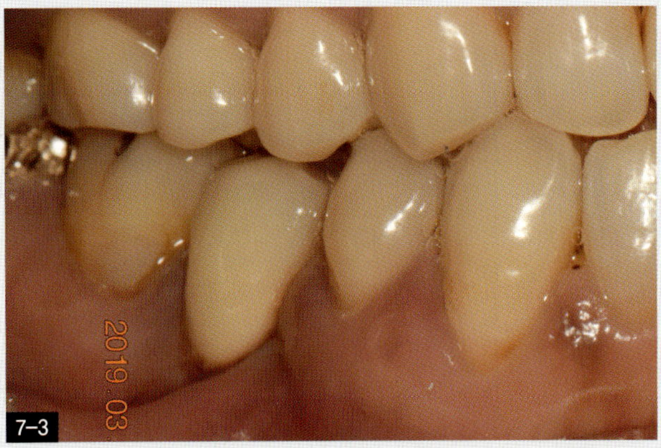
7-3

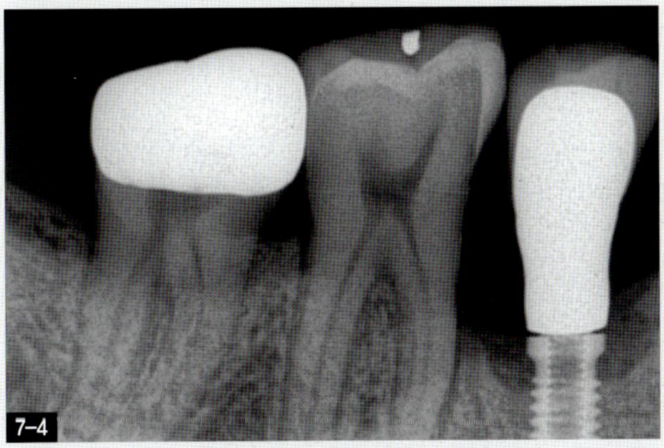
7-4

45번 임플란트 주위로 치조골이 많이 소실되고 농이 나오고 있으며 임플란트주위염이 발생하였다. 치조골의 소실과 함께 치은도 퇴축하여 임플란트 치관부가 매우 길어져 있다**(그림 7-2, 3)**.

방사선 사진상에서 micro-gap이 보이고 지대주 나사가 풀어져 있었다**(그림 7-4)**. 환자는 치관이 움직인다고 내원한 상태다. 이렇듯 micro-gap이 존재하고 또한 micro-mobility도 동반하고 있다. Micro-mobility가 동반된 micro-gap은 임플란트 주위염을 만든다고 판단된다. 그러나 **그림 7-1** 증례처럼 multiple implants에서 중간의 한 개 임플란트에 micro-gap이 생겨도 micro-mobility가 안 생기니 임플란트주위염이 발생하지 않는다. 즉 micro-gap 그 자체로는 치조골의 소실을 동반한 임플란트주위염의 원인이 되지 못하고 그로 인한 micro-mobility가 존재해야 임플란트주위염이 발생함을 알 수 있다.

지대주에 micro-mobility가 생겨도 치조골이 녹지 않는 경우들이 있다. 이는 micro-mobility가 치조골 또는 치은과 많이 떨어진 상부에서 발생하는 경우이다. Mucosal seal이 임플란트(fixture)에 이미 형성되어 있고 micro-mobility가 mucosal seal 상부에서 발생하는 경우는 mucosal seal이 파괴되지 않으니 더 이상의 세균 침범이 허용되지 않는다. 그러므로 치조골이 추가적으로 녹지 않는다. 극단적 예를 들면 fixture top이 치은 상방에 존재하는 경우에는 지대주의 움직임이 발생해도 치조골의 소실은 없다. 상피 부착이 이뤄지지 않는 재료들(Gold or CCM abutment)을 지대주로 사용할 때 임플란트주위염이 발생하지 않는 경우도 많은데 그것 또한 같은 이유 때문이다.

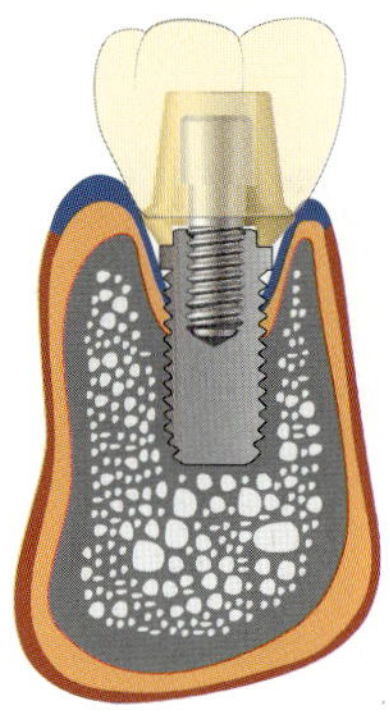

7-5

Fixture-abutment connection의 micro-mobility가 치조골 하부에 존재하여 치조골 소실이 발생함.

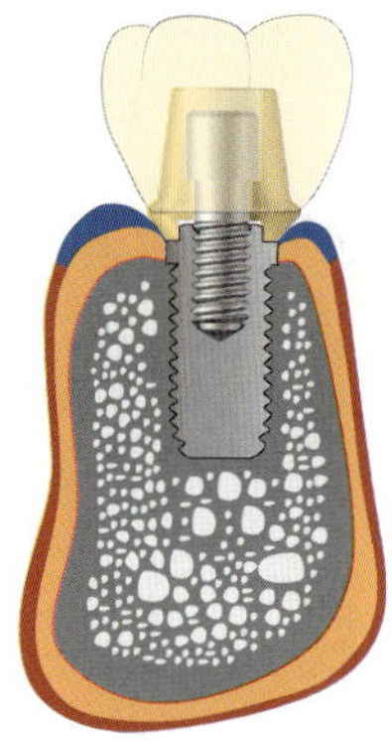

7-6

Fixture-abutment connection의 micro-mobility가 치조골 상부에 존재하여 치조골 소실이 발생하지 않음.

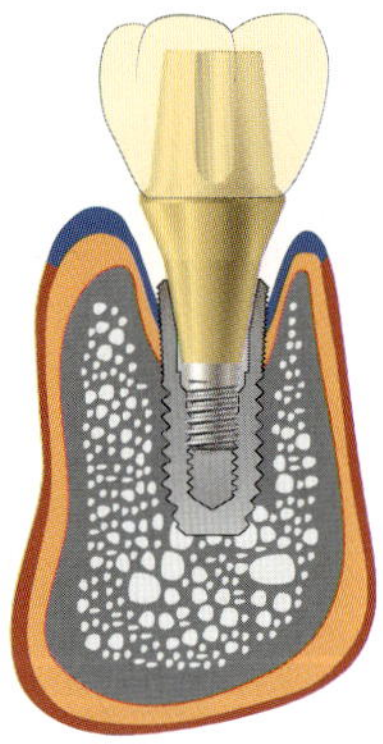

7-7

Fixture-abutment connection의 micro-mobility가 치조골 하부에 존재하여 치조골 소실이 발생함.

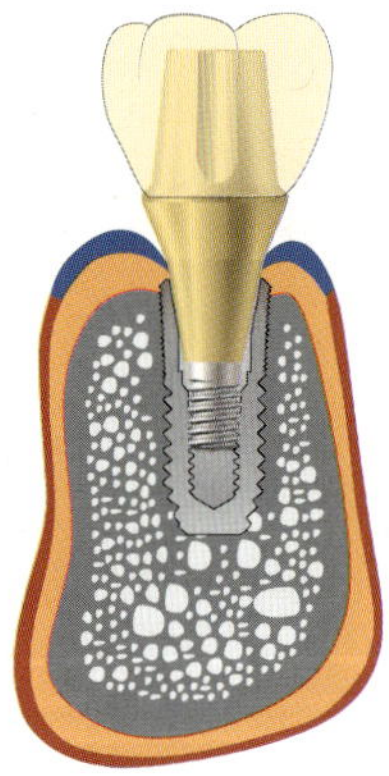

7-8

Fixture-abutment connection의 micro-mobility가 치조골 상부에 존재하여 치조골 소실이 발생하지 않음.

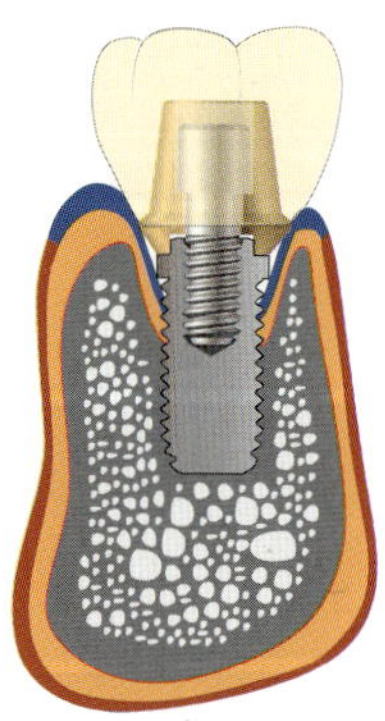

7-9

Gold abutment가 치조골 하부에 존재하여 치조골 소실이 발생함.

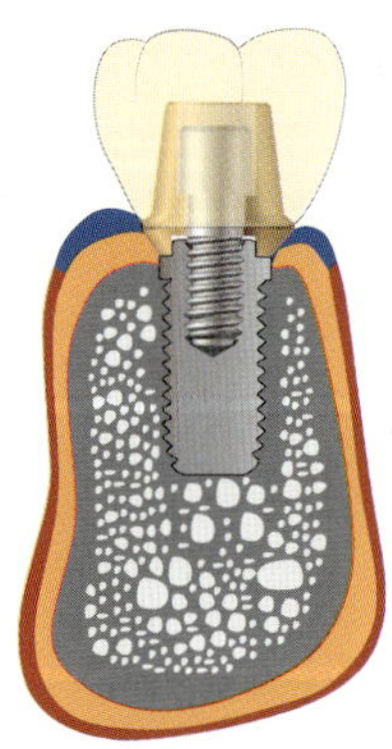

7-10

Gold abutment가 가 치조골 상부에 존재하여 치조골 소실이 발생하지 않음.

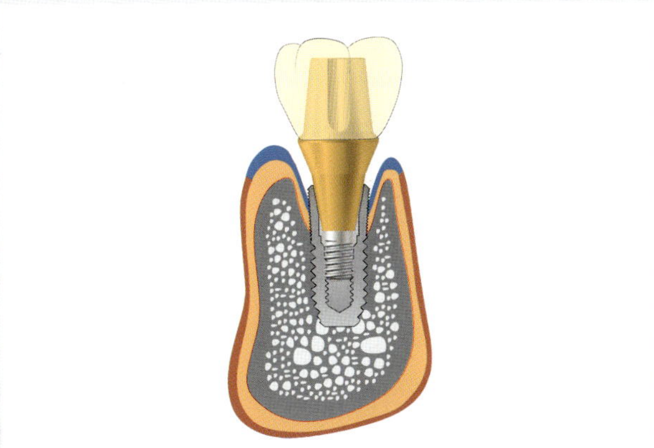

7-11

Gold abutment가 치조골 하부에 존재하여 치조골 소실이 발생함.

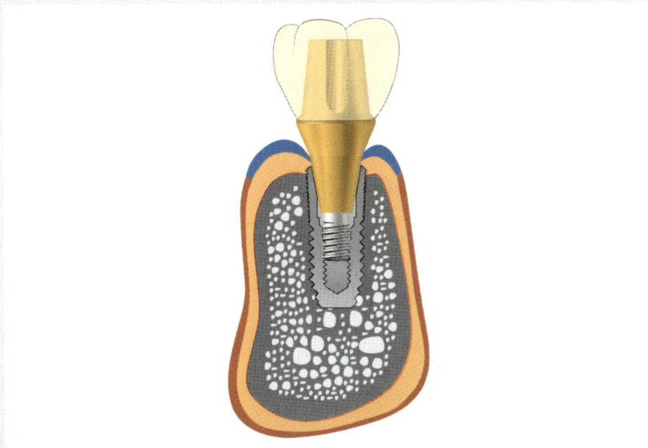

7-12

Gold abutment가 가 치조골 상부에 존재하여 치조골 소실이 발생하지 않음

Micro-gap과 치조골의 반응을 알아보는 또 하나의 증례를 살펴보자.

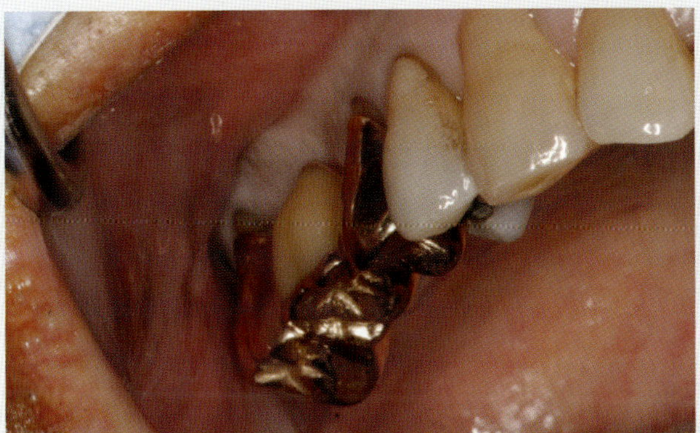

7-13

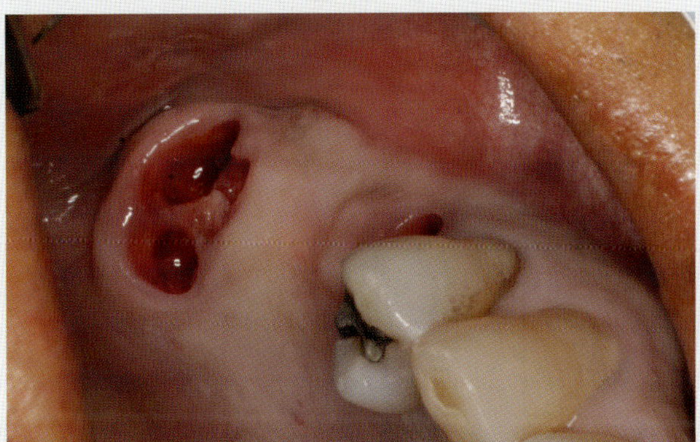

7-14

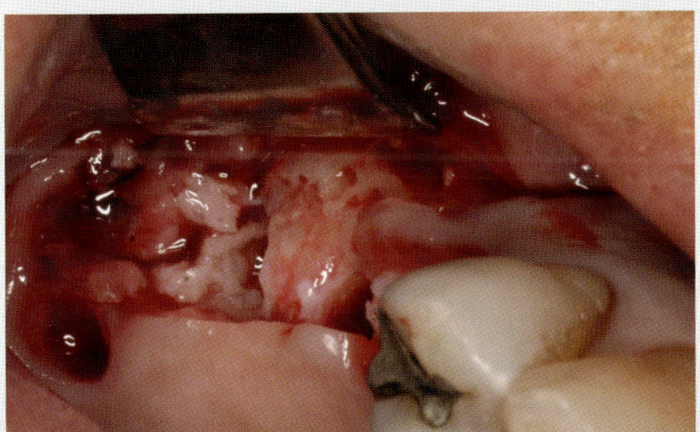

7-15

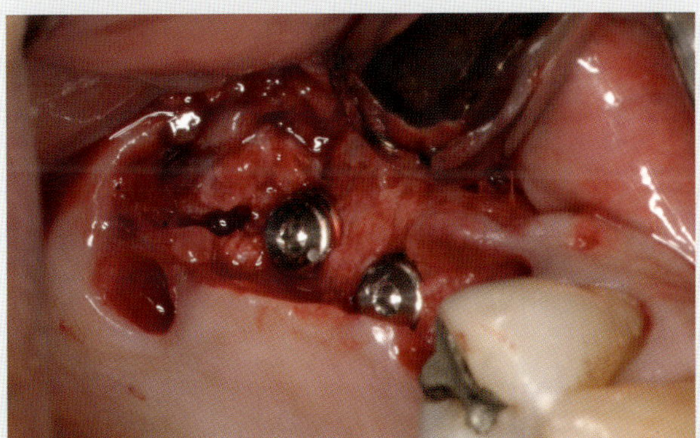

7-16

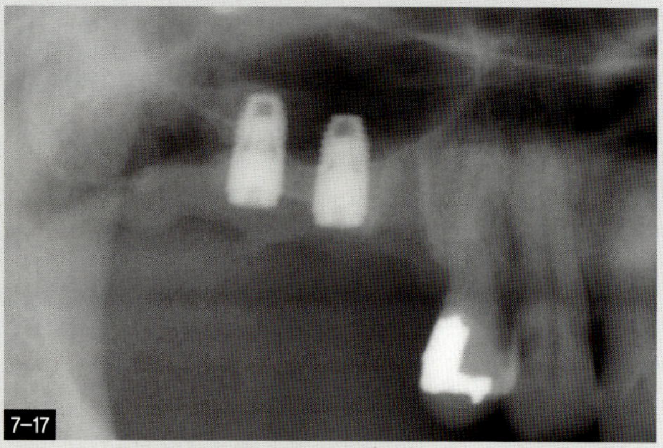

7-17

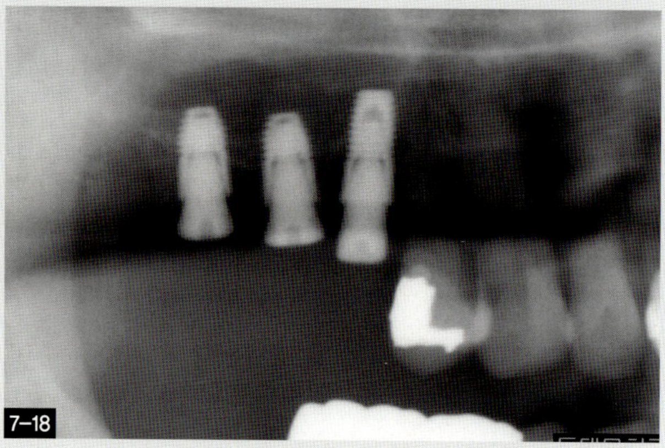

7-18

#15–17브릿지를 발치하고 임플란트를 3개 식립하기로 하였다. 브릿지 발치 후 16, 17 부위에 임플란트를 심고 15번은 발치와가 어느 정도 치유된 다음에 식립하였다**(그림 7–13~18)**. 약 2개월을 기다려 5번 치아 부위에 임플란트를 식립하면서 대구치부 임플란트들은 이차 수술을 하였다.

그림 7–18에서 보는 바와 같이 healing abutment 나사 부위가 임플란트 내부 암나사 바닥에 닿아서 다 들어가지 못하고 임플란트–지대주 체결(fixture–abutment connection) 부위에 micro–gap이 생겨 있다. 6주 동안 그러한 상태로 있었지만 치조골 소실은 전혀 없었고 임상적으로도 아무 문제가 없었다.

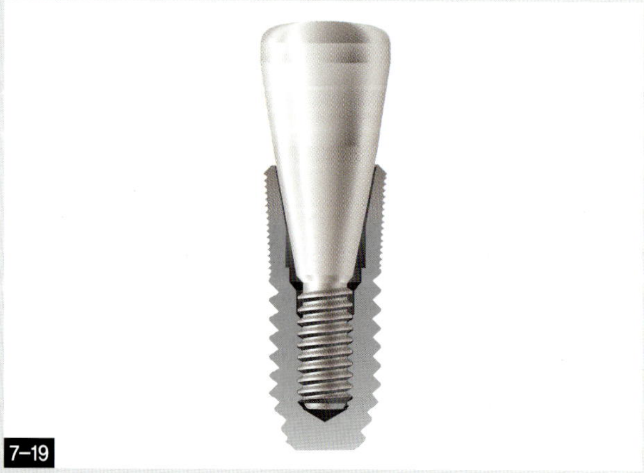

7-19

임플란트(Fxture) 내부에 치유 지대주(healing abutment) 나사가 fixture 암나사바닥에 닿아 conical connection 부위가 닿지 않음.

Micro-gap이 6주간 지속되었지만 치조골은 전혀 녹지 않고 있다.

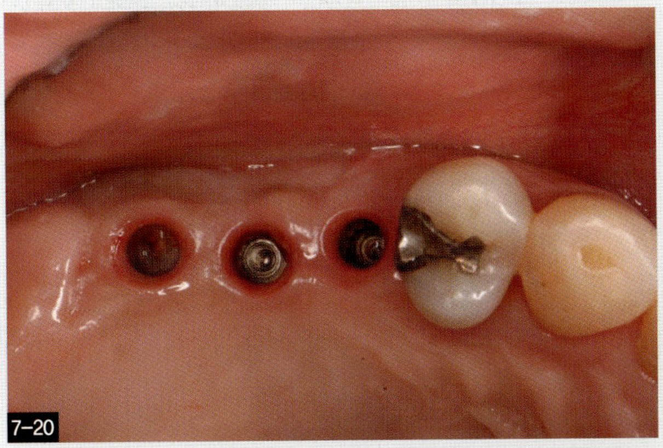
7-20

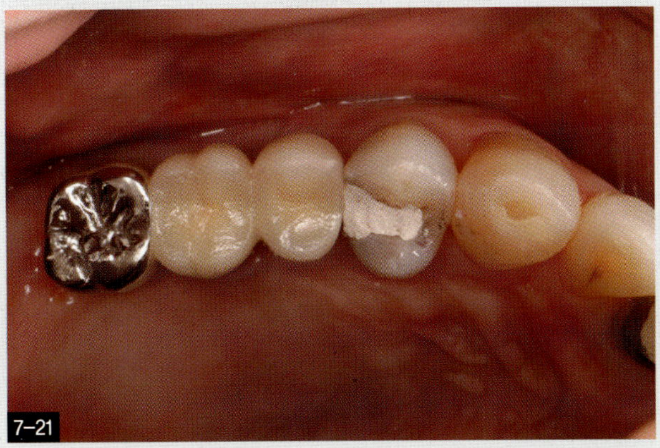
7-21

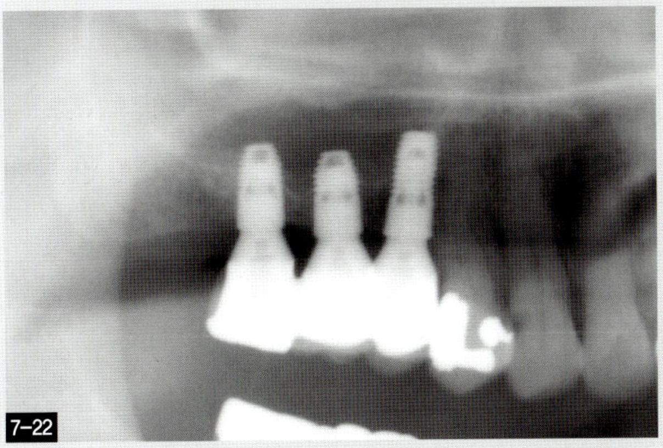
7-22

17번 부위에서는 연조직이 fixture 내부로 증식되어 있다. 16번 부위 자라 들어간 연조직을 제거하여 이상 유무를 관찰하였는데 이상이 없었다. 15번은 healing abutment가 정상적으로 체결되었기에 정상적인 치은의 모습을 보인다**(그림 7-20)**.

보철이 완료되었고**(그림 7-21)** 5년 경과 후 모습을 방사선 사진으로 확인하였는데 치조골 소실은 보이지 않았다**(그림 7-22)**. 임플란트-지대주 체결(fixture-abutment connection) 부위의 micro-gap 자체만으로는 치조골의 소실을 초래하지 않음을 볼 수 있다.

2. Platform switching의 진실

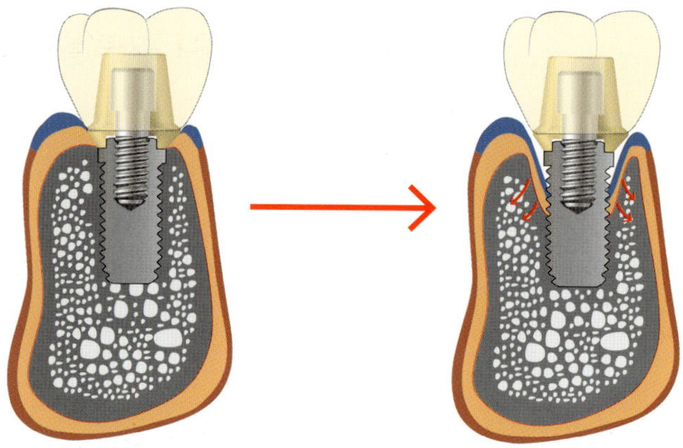

7-23

External connection 타입 임플란트는 보철 후 치조골의 소실을 보이는데 이는 정상적인 골 반응으로 간주되는 경향이 있다. 이러한 골 소실을 방지하는 이론으로 Platform switching이 있는데 이는 다음과 같다.

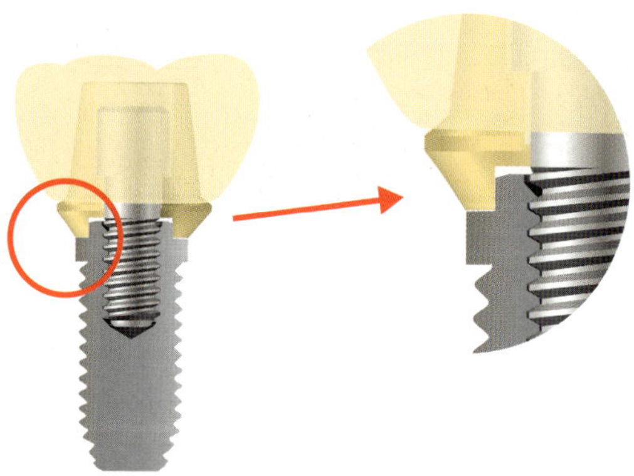

7-24

임플란트(fixture)와 지대주(abutment)사이에는 미세틈(micro-gap)이 존재한다.

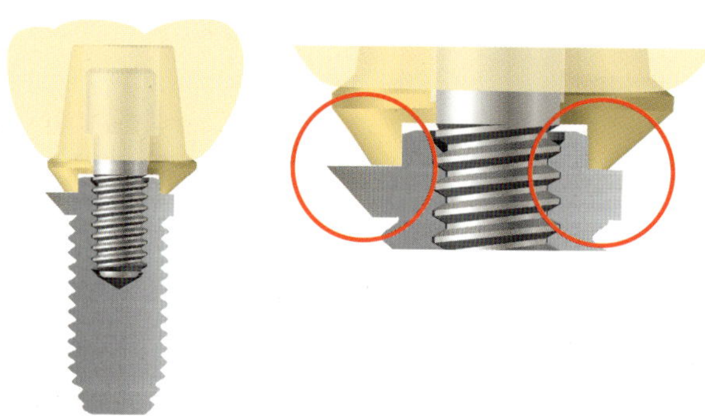

7-25

세균이 방출되는 micro-gap의**(그림 7-24)** 위치를 치조골로부터 멀리 이동시켜 치조골이 세균에 의해서 소실되는 것을 막고자 하는 개념이 platform switching이다. 이를 위해서는 2가지 방법이 가능하다. External connection 임플란트의 platform을 크게 만들거나 abutment 직경을 작게 만드는 것이 그것들이다**(그림 7-25)**.

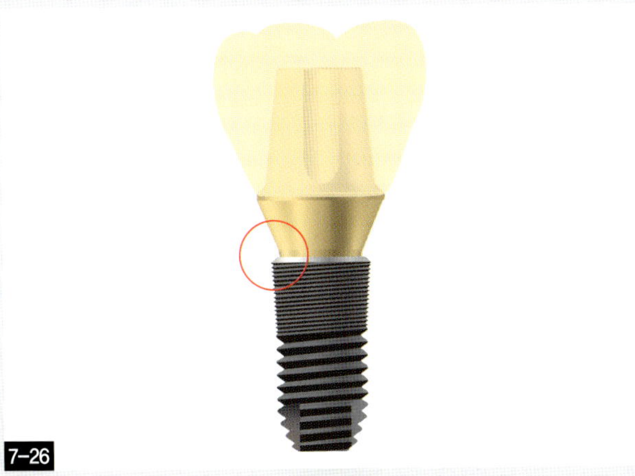

7-26

아스트라 형의 임플란트에서 치조골의 소실은 잘 일어나지 않고 필자의 증례들처럼 치조골의 양과 질이 증가한다. 이러한 골반응의 이유가 platform switching 때문이라는 주장이 있다. 그러나 실제로 살펴보면 그렇지 못하다**(그림 7-26)**.

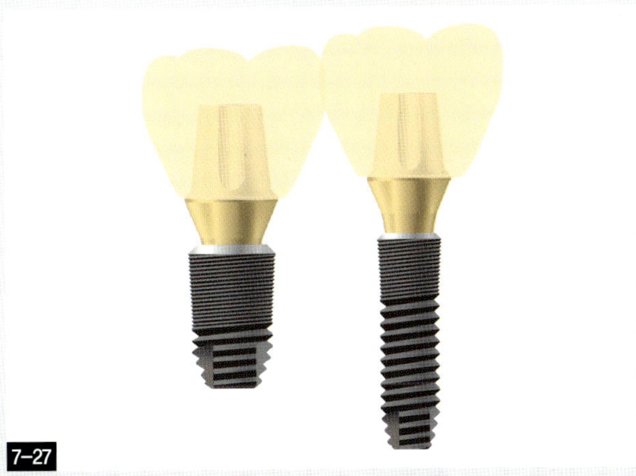

7-27

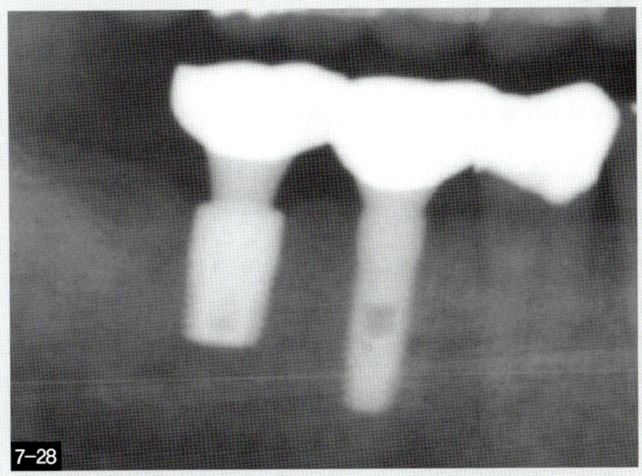

7-28

그림 7-27에서 좌측은 굵은 임플란트이고 우측은 얇은 임플란트다. 굵은 임플란트는 상대적으로 platform switching이 많이 되어 있고, 얇은 임플란트는 platform switching이 덜 되어 있다. 그렇다면 이론상 좌측 임플란트에는 치조골이 덜 물러나고 우측은 많이 물러나야 한다. 실제 임상 증례 방사선 사진을 보면**(그림 7-28)** 이러한 platform switching 개념과 반대되는 골 반응을 보인다.

이러한 증례들을 기초로 platform switching 이론으로 아스트라 형의 임플란트 골반응을 설명할 수 없다는 것을 알 수 있다. 그 이론에 따르면 47번 임플란트는 platform switching이 많이 되어 있으므로 치조골은 임플란트-지대주 체결부로부터 가까이 존재해야 하고 46번 임플란트는 platform switching이 적으므로 치조골은 임플란트-지대주 체결부와 멀리 존재해야 한다. 실제 임상 반응은 그 반대이다. 즉 platform switching은 임상에서 일어나는 모든 치조골 반응을 설명할 수 있는 이론이 아니다(특히 아스트라형 임플란트에서).

Chapter 8

1장의 결언

치조골의 소실은 치은의 소실 또는 치주낭의 형성을 초래하여 임플란트주위염을 만드는 주요 원인이 될 수 있다. 치조골의 소실이 왜 일어나는지 정리해 보고 임플란트의 장기적 예후를 보장하기 위하여 치과의사, 제품, 환자가 갖추어야 할 필요조건들을 알아본다.

치조골은 fixture-abutment interface에서 일정 거리만큼 물러난다는 이론은 적절치 않다. 필자는 '치조골은 공격인자로부터 일정거리만큼 물러난다'라고 생각한다. 그럼 공격인자는 무엇인가? 아래와 같이 정리해 보았다(아래 나열한 요소들이 변연골 소실을 초래한다).

- Micro-mobility
- Mucosal seal이 형성되지 않는(상피세포 부착이 안 되는) 지대주(abutment) 재료
- 보철물의 깊은 치은연하 변연(deep subgingival margin)
- 부착치은의 부재 또는 소실, 얕은 구강 전정(Vestibule), 소대(Frenum)
- 제거되지 않은 치과용 접착제(dental cement)

임플란트 치료의 장기적 예후는 의사요소, 제품 요소, 환자요소 이렇게 3가지에 의해 결정된다. 임플란트주위염을 예방 및 치료하기 위해 각 요소가 갖춰야 할 내용을 적어 본다.

의사 요소

- 나사 풀림이 없는 제품을 사용한다(지대주 흔들림이 없는 제품을 사용한다).
- 아스트라 형 임플란트 사용 시에 다회의(여러 번) 재조임을 꼭 한다.
- 환자의 주기적 내원 시 나사 및 지대주의 흔들림이 있는지 확인한다. 더불어 치은을 살짝 눌러서 배농이 되는지 여부도 확인한다. 필요시 탐침을 통하여 치주낭의 깊이를 측정한다.
- 지대주 재료는 mucosal seal이 가능한 것으로 선택한다(티타늄, 알루미나, 지르코니아).
- 임플란트에 상부 구조물을 체결했다 풀었다를 반복하지 않는다.
- 치은의 중앙에 식립한다(필요시 치은 이식 및 vestibuloplasty를 한다).
- 임플란트주위염 치료 시 오염된 임플란트 표면을 깨끗이 하면서 치주낭을 줄이는 수술을 한다(보조적으로 골이식을 한다).

제품 요소

- 나사 풀림 또는 지대주 흔들림이 없어야 한다.
- 기계적으로 쉽게 파절 되어서는 안 된다.
- Fixture top까지 나사가 존재해야 한다.

환자 요소

- 구강위생 관리를 철저히 한다.
- 정기적인 치과 내원을 통해 점검받는다(치주낭의 배농, 치은의 염증, 지대주의 흔들림, 나사의 풀림이 점검되어야 한다).

PERI-IMPLANTITIS

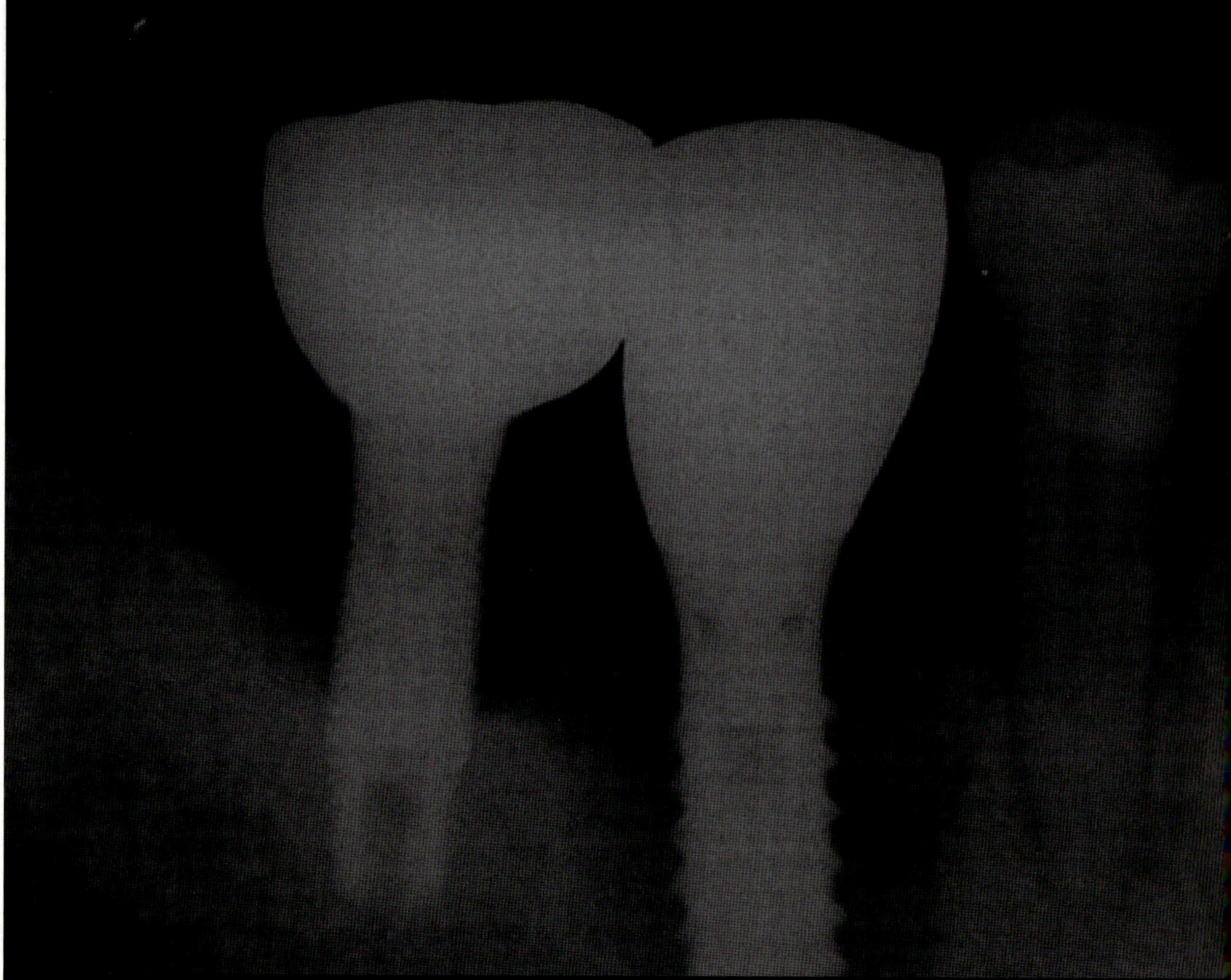

PART

2

PERI-IMPLANTITIS

Chapter 1

임플란트 찢어짐

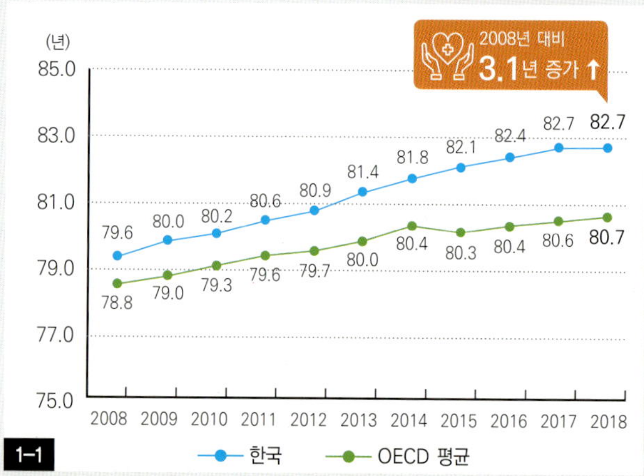

1-1

한국인의 기대수명(2020년 OECD 보건통계)

임플란트는 상실한 자연치를 대체하는 인공 기관이다. 따라서 인체에서 임플란트는 적절하게 기능할 수 있어야 하고, 인간의 기대수명이 늘어남에 따라 현재의 상황에 발맞춰 장기간의 예후가 안정적이어야 한다.

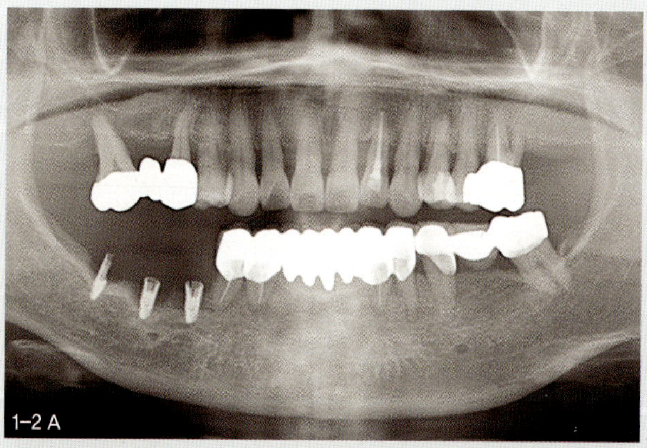

1-2 A

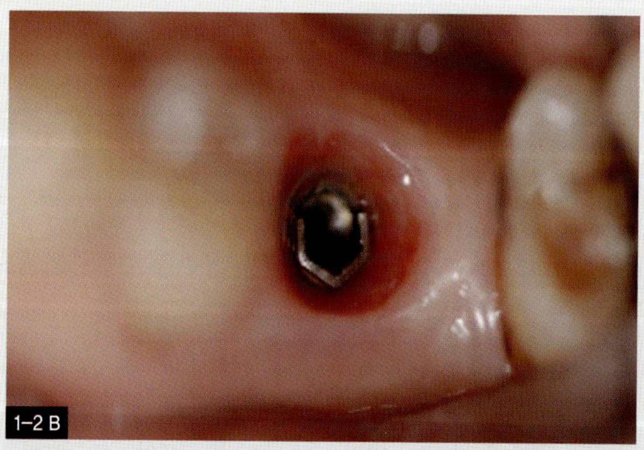

1-2 B

임플란트주위염(A)과 파절된 임플란트(A, B)의 방사선 및 임상 사진

구강 내에서 임플란트가 오랜 기간 적절히 기능하기 위해서는 임플란트 주위의 경 · 연조직에 나타날 수 있는 생물학적 합병증과 기계적 합병증이 없어야 한다.

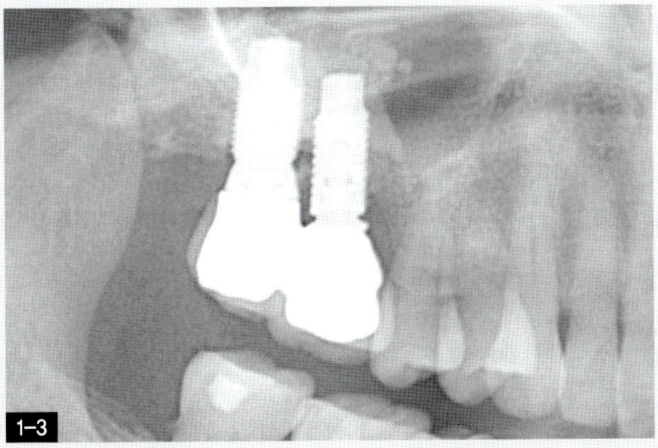

1-3

16번 임플란트에서 임플란트주위염이 발생하여 치조골의 소실이 관찰된다.

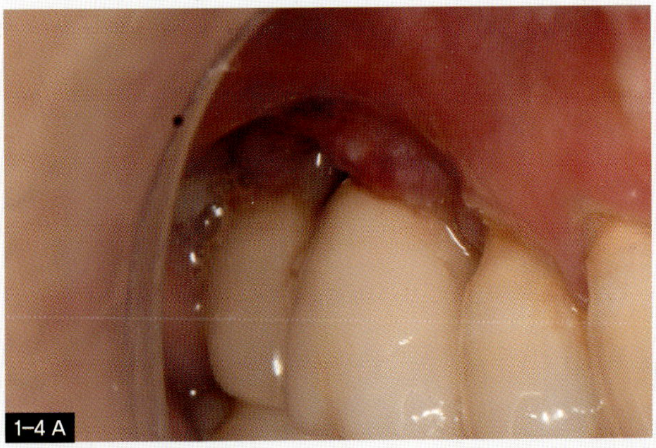

1-4 A

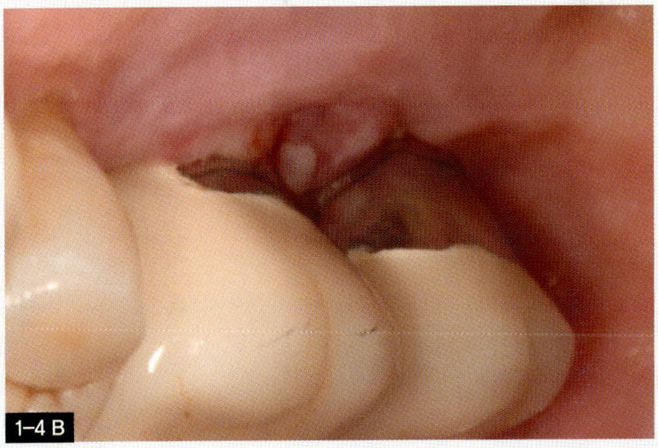

1-4 B

임플란트주위염이 발생하여 치은의 염증이 관찰된다. A는 협측 모습 B는 구개측 모습이다.

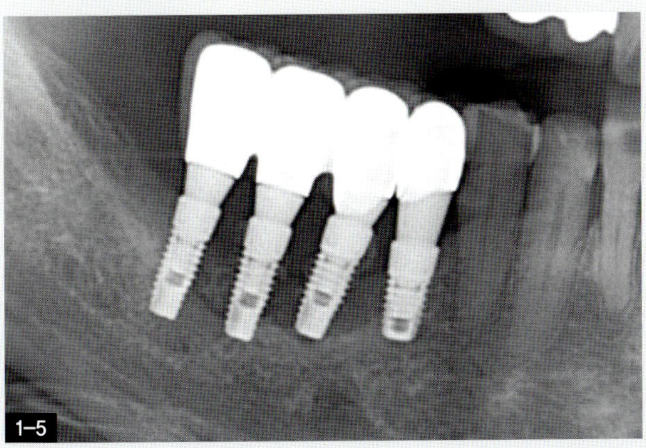

1-5

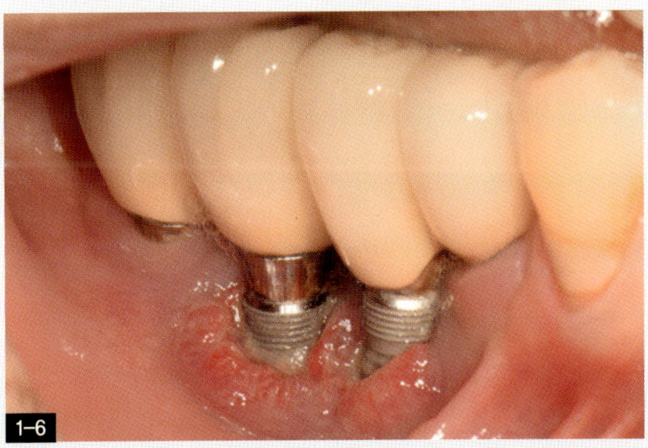

1-6

다른 임플란트주위염 임상 증례로, 치은의 과도한 염증과 치조골의 소실이 관찰된다. 치조골의 소실은 치은의 퇴축을 야기하여 임플란트의 나사산이 노출되었다.

2. Internal friction connection (내부마찰연결)

Internal friction connection은 implant–abutment connection의 안정성이 abutment 나사에 의한 preload뿐만 아니라 abutment의 외면과 임플란트의 내면 사이의 밀접 접촉에 의해 유지된다**(그림 1–9)**.

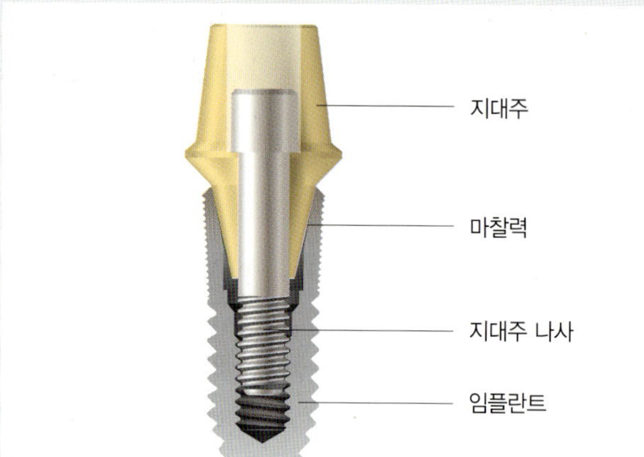

1–9

Internal friction connection의 종단면 모식도 2–piece abutment에서 임플란트와 연결 시, 사면의 밀접 접촉에 의한 마찰력을 나타내고 있음.

임플란트와 abutment 사이의 긴밀한 접촉은 마찰력을 발생시키고 이는 implant–abutment connection의 안정성을 높이는 데 큰 기여를 한다. 마찰력의 이와 같은 역할 때문에 internal friction connection은 friction–screw–retained connection (마찰–나사 유지 연결)이라 표현되기도 한다.

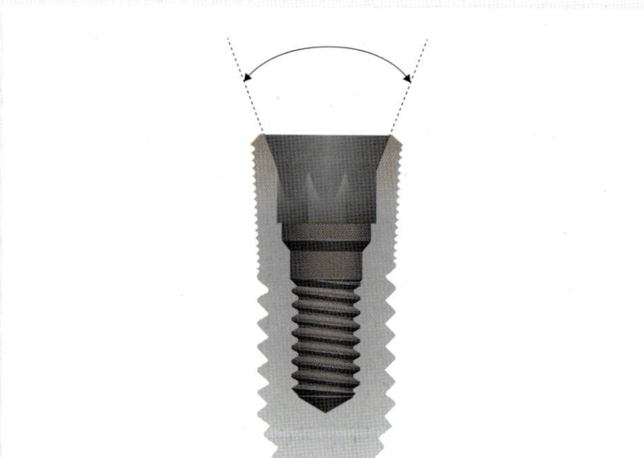

1–10 A

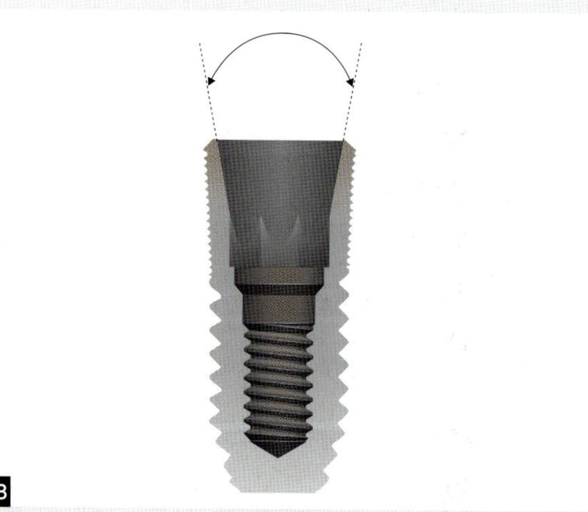

1–10 B

임플란트와 abutment 사이 계면의 임플란트 장축에 대한 경사도에 따라 implant–abutment connection 구조가 어떻게 차이가 나는지 보여주는 모식도 그 경사도가 클수록 임플란트와 abutment 사이의 접촉면도 줄어들고**(그림 1-10A)**, implant-abutment connection의 불안정성이 높아진다. 접촉 경사도가 작아지면, 접촉 깊이를 더욱 깊게 할 수 있어 접촉면도 보다 넓어지고**(그림 1-10B)**, implant-abutment connection의 안정성은 높아진다.

임플란트와 abutment 사이 계면의 임플란트 장축에 대한 경사도는 internal friction connection에서 abutment의 안정성을 결정짓는 중요한 요소다. 임플란트 장축에 대한 그 경사도가 커지게 되면, 구강 내 기능 시 임플란트가 파절 또는 찢어지는 현상의 빈도는 줄일 수 있으나 implant-abutment connection의 안정성은 떨어진다**(그림 1-10)**.

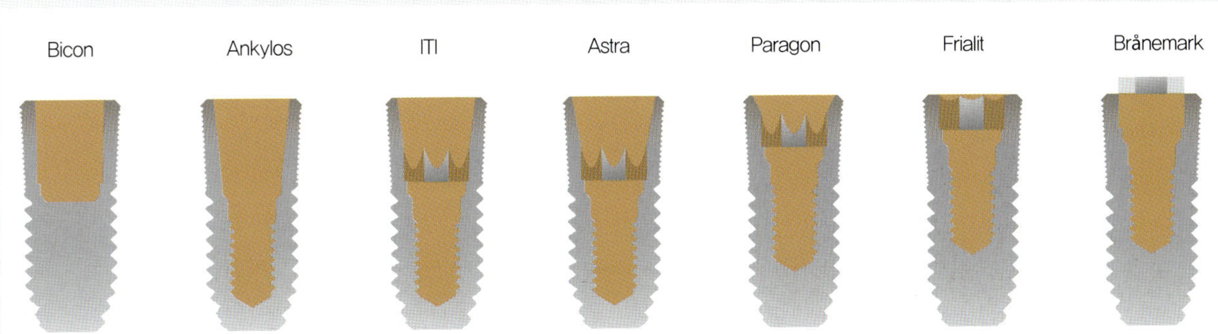

1-11
각 임플란트 시스템의 implant-abutment connection에서 나타나는 경사도

오른쪽으로 갈수록 경사도가 커져 결국 Brånemark 임플란트와 같은 external hex connection과 유사해진다.

생역학적으로 이처럼 경사도를 크게 하는 등의 이유로 임플란트와 abutment 사이의 마찰력을 줄이게 되면, implant-abutment connection에서 connection 나사의 preload가 그 안정성에 기여하는 정도가 커지게 되어 그 구조의 특성이 점점 external hex connection과 유사해지는 것을 알 수 있다**(그림 1-11)**.

2010년 정도부터 치과계에서는 임플란트의 합병증을 기계적 합병증과 생물학적 합병증으로 나누어 그 원인과 그에 따른 결과를 연구하고자 하는 경향이 있다.

임상 결과에 작용하는 여러 가지 변수 중, 한 가지 변수에 집중해서 문제를 파헤치는 것은 인과 관계를 보다 쉽게 살펴볼 수 있고, 다른 변수와의 상호 작용을 생각하지 않아도 되기 때문에 분명한 결론을 내릴 수 있는 장점이 있다. 그러나 이렇게 나누는 것은 생각을 보다 명확하게 하기 위한 수단일 뿐, 정말로 자연계가 그렇게 분류되어 있는 것은 아니다

치과의사가 임플란트의 기계적 합병증을 연구한다고 하여 생물학적 합병증을 배제한다든가, 생물학적 합병증을 연구하기 때문에 기계적 합병증을 생각하지 않는다고 하면, 이는 전반적인 임상 현상을 해석하는 데 있어 큰 오류를 범할 수 있다**(그림 1-12)**.

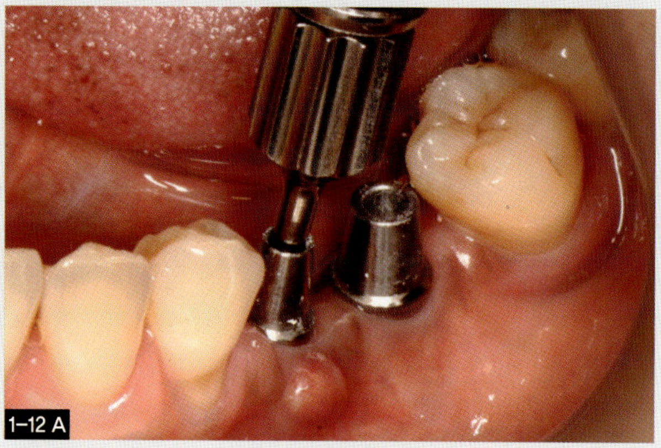

1-12 A

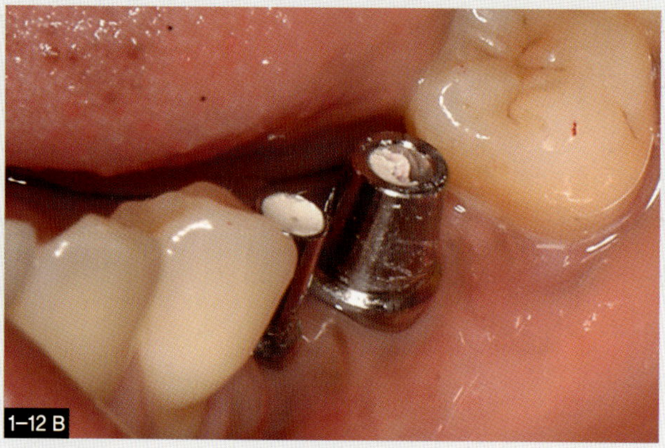

1-12 B

기계적 합병증인 나사 풀림을 해결함(A)으로써 생물학적 합병증인 치은염이 치료된 모습(B)

임플란트는 체내 뼈, 특히, 상 · 하악골에 삽입되어 있고, 체외로 구강 내에서 음식물이라고 하는 외부 인자와 기능적으로 연결되어 있으며, 그 사이를 abutment라고 하는 구조가 치은과 접촉하면서 체내 · 외를 교통하고 있다. 따라서, bone-implant 계면, gingiva-abutment 계면, implant-abutment 계면이 구강 내와 체내 환경에 동시에 노출되어 있어 종합적으로 보면, 어느 한쪽의 문제가 다른 한쪽의 문제를 일으킬 수 있다는 점을 쉽게 이해할 수 있다.

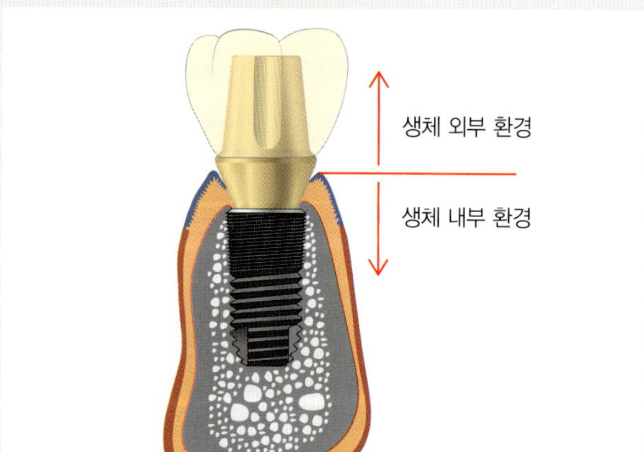

1-13

나사 풀림은 생체 내부와 외부를 차단해주는 치주 상피 세포의 부착을 파괴하여 생체 외부 세균의 생체 내부 침범을 허용한다.

실제로 abutment의 나사 풀림이 발생하여 implant-abutment connection의 안정성이 흔들리면(대표적인 기계적 합병증의 하나이다) abutment 주위로 부착이 형성되어 있던 치은 조직은 그 흔들림으로 인해 부착이 떨어진다. 이러한 부착 소실이 발생한 다음에는 치주낭이 형성되고, 여기에 치태와 치석이 자리 잡게 되면, bone-implant 계면에서의 골소실로 발전하여 임플란트 주위염(peri-implantitis)(대표적인 생물학적 합병증의 하나이다)이 나타나게 된다.

최근 여러 임상 연구에서 이와 같은 메커니즘에 기반한 결과들이 보고되고 있다. 임플란트의 기계적 합병증과 생물학적 합병증을 생각의 편의를 위해 인위적으로 나눴을 뿐, 임상에서는 종합적으로 살펴봐야 한다는 좋은 예이다.

위에서 언급한 임플란트와 abutment 사이 계면의 임플란트 장축에 대한 경사도와 abutment 나사의 조임력이 implant-abutment connection에 미치는 영향도 기계적 측면과 생물학적 측면을 두루 살펴보아야 할 주제이다.

경사도를 크게 해 마찰력을 줄여 implant-abutment connection의 안정성을 abutment 나사의 조임력에 의존하는 구조로 임플란트를 설계하고 사용하면, 나사 풀림이 발생했을 때 abutment는 바로 안정성을 잃어 흔들리게 되고, internal friction connection이든 external hex connection이든 이 같은 구조에서는 대부분의 저작력이 abutment 나사 쪽에 집중되기 때문에 abutment 나사의 파절이 일어날 가능성이 높다. 이 경우, 기계적으로 보면, 부러진 나사를 구강 내에서 제거하고, 새로 임플란트 지지 수복물을 제작하고 abutment 나사를 교체하는 작업이 임상적으로 비교적 용이하다 생각할 수 있다.

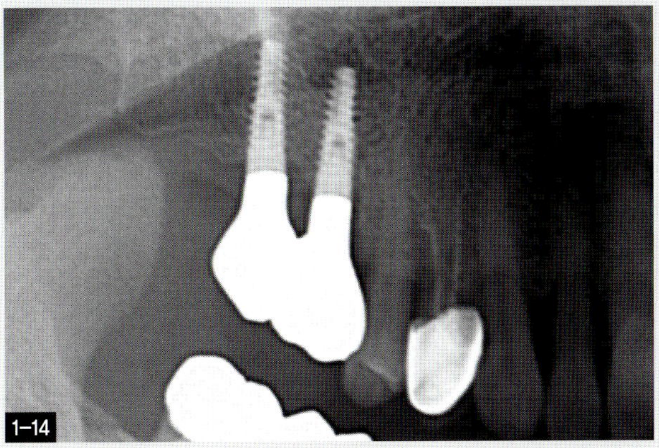
1-14

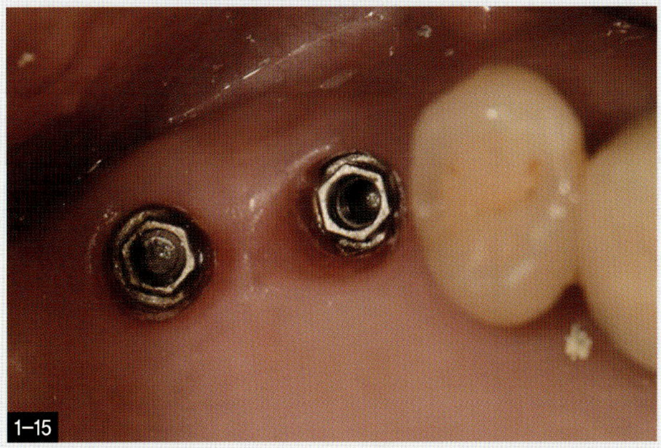
1-15

외부육각연결 임플란트에 문제가 생겼다.

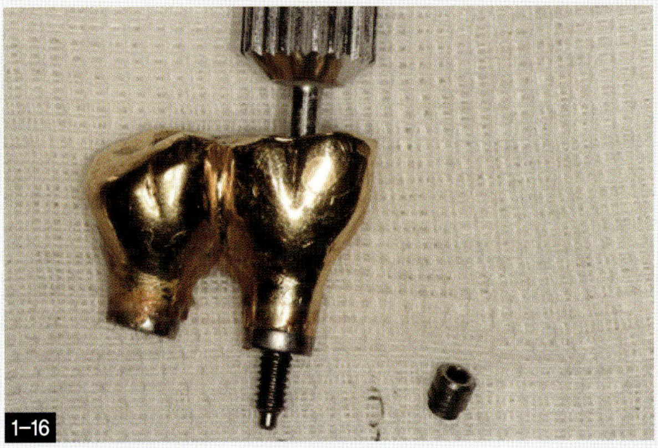
1-16

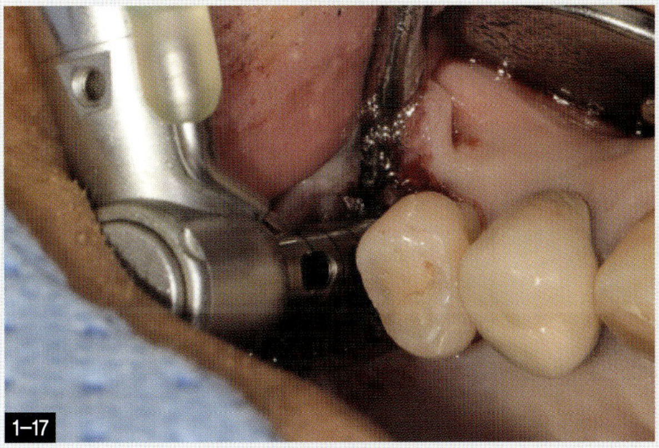
1-17

그림 1-16에서 보이는 바와 같이 abutment 나사가 지속적으로 풀리다가 결국에는 나사의 머리 부위가 파절되었다. 나사를 다시 조인 후 3개월 이내에 다시 풀어져, 추가로 나사를 조여서 문제를 해결할 수 없다고 결론을 내리고 임플란트를 교체하기로 했다. 필자는 주로 Trephine drill을 사용하여 제거한다(**그림 1-17**).

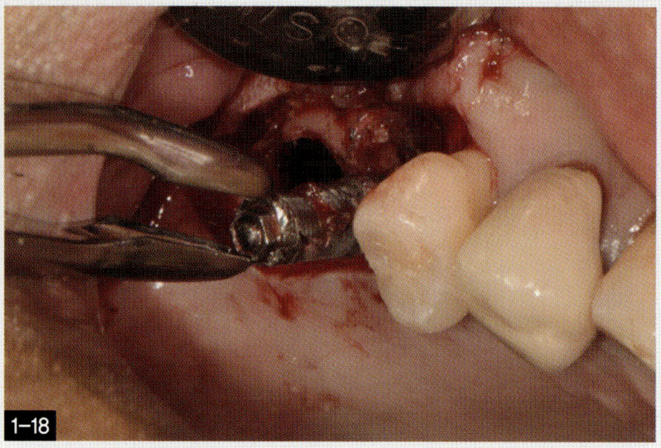
1-18

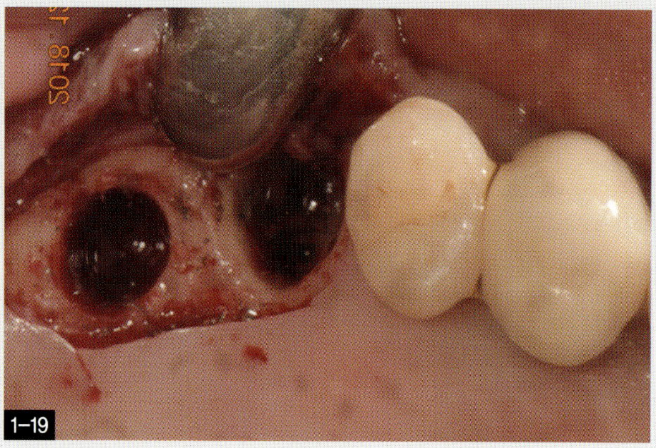
1-19

임플란트를 제거하는 모습**(그림 1-18)**과 제거 후 모습**(그림 1-19)**이다.

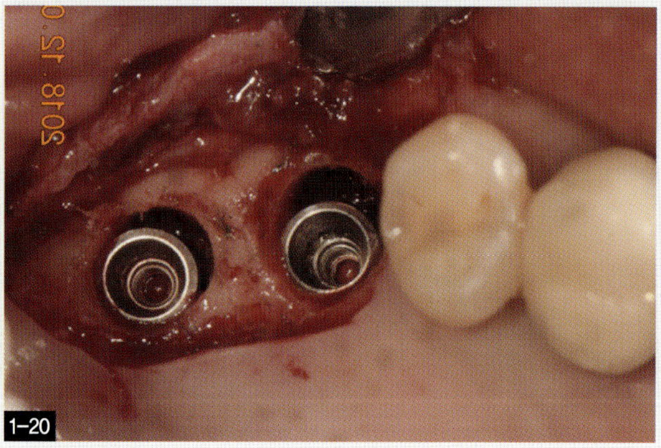
1-20

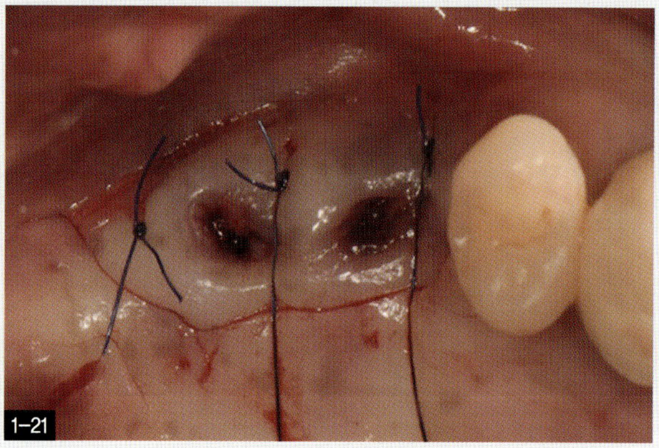
1-21

나사 풀림과 찢어짐이 적은 제품으로 교체하였다.

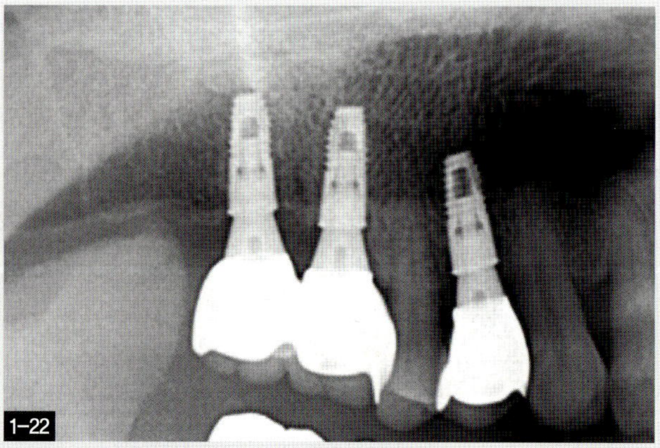
1-22

환자는 임플란트 교체 후 1년 반 동안 한 번도 나사 풀림이 없었다.

나사가 풀어진 경우 다시 조이면 문제가 해결된다고 생각할 수 있으나 현실에서는 계속 풀어진다. 원인이 나사에 있지 않기 때문이다.

그러나, internal friction connection에서 implant-abutment connection의 안정성에 계면 마찰력의 기여도를 줄이게 되면, external hex connection처럼 abutment 나사가 풀리면서 바로 그 안정성을 잃어 연조직 부착 소실과 뒤이은 임플란트주위염 등 생물학적 합병증의 발생 확률이 높아진다.

반대로, Implant-abutment 계면의 임플란트 장축에 대한 경사도를 줄여 마찰력을 높이면, 저작력이 abutment 나사에 집중되기보다는 implant-abutment 계면으로 분산되기 때문에 나사의 풀림이 있을 때, 기계적으로는 abutment 나사 파절보다는 abutment 자체의 파절이나 임플란트가 찢어질 확률이 높아 임상 상황에서 이러한 합병증에 대한 처치가 보다 까다롭다고 생각할 수 있다.

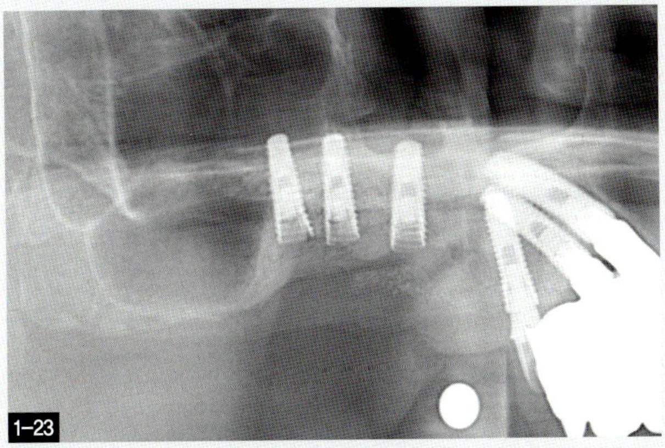
1-23

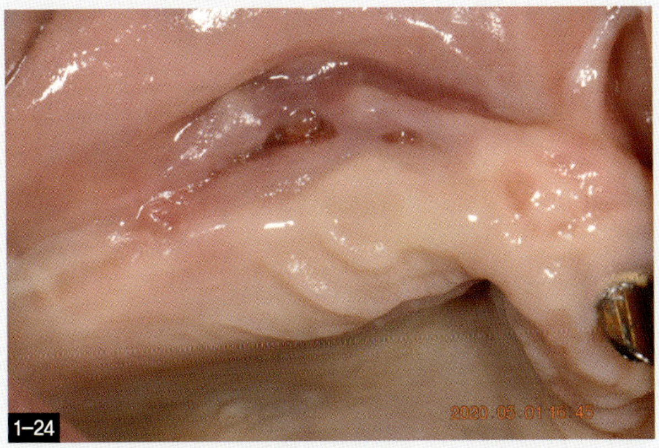
1-24

환자의 10번대 임플란트 3개가 찢어졌다. 처음에 심은 임플란트가 3년 전에 찢어져서 새 임플란트로 교체했지만 또다시 찢어진 것이다.

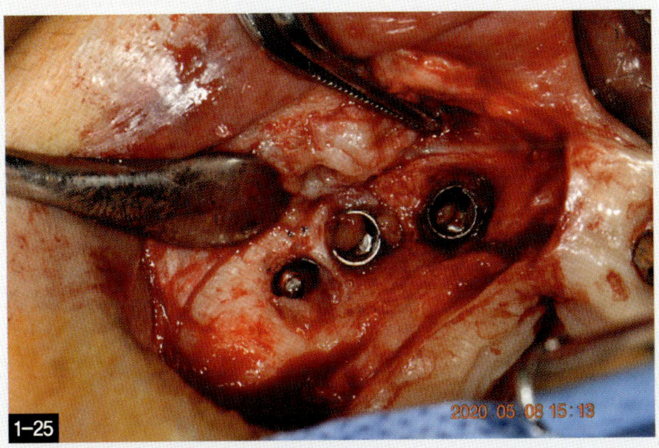

1-25

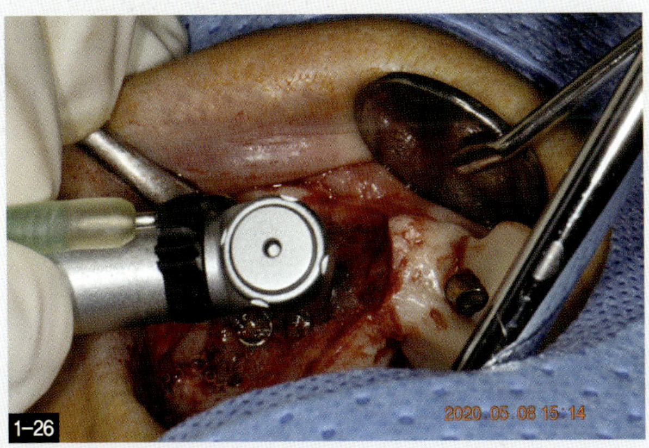

1-26

판막을 젖힌 후 찢어진 임플란트를 확인하였고 이를 제거하였다.

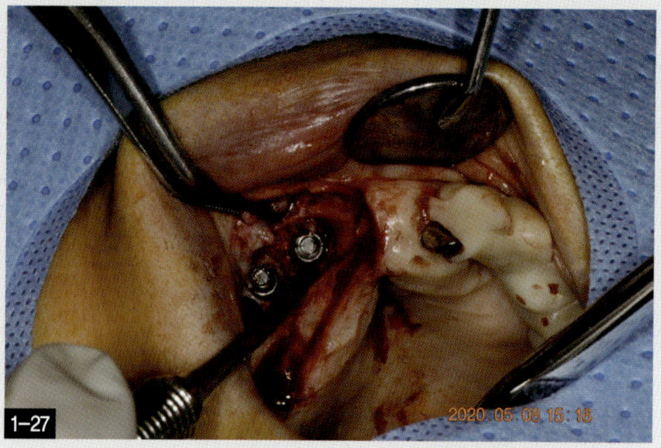
1-27

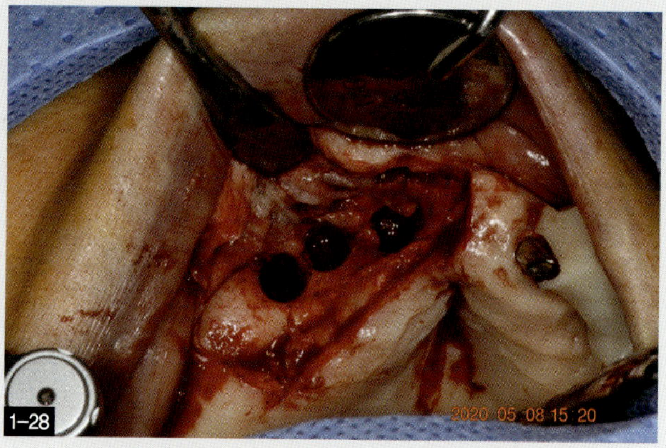
1-28

찢어진 임플란트를 제거한 후 형성된 골 결손부를 볼 수 있다.

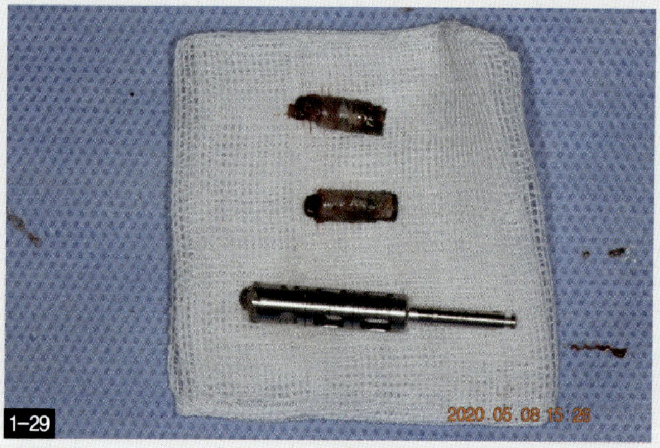
1-29

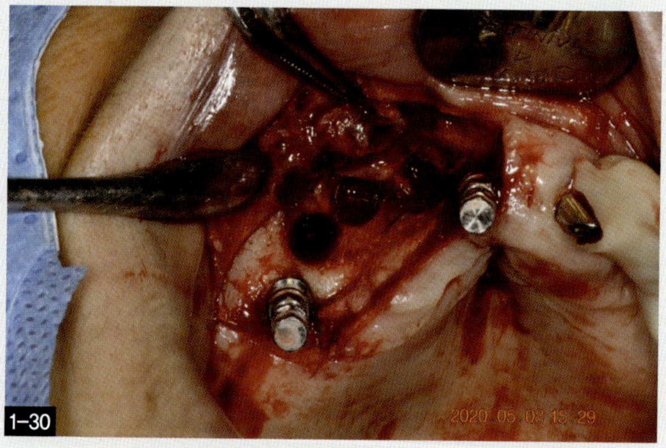
1-30

그림 1-29는 제거된 임플란트이며, 골 결손부에는 임플란트를 심지 못하고 그 전후에 심었다(**그림 1-30**).

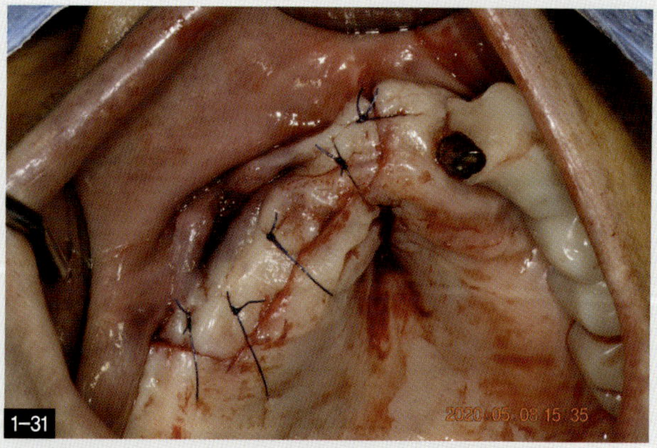
1-31

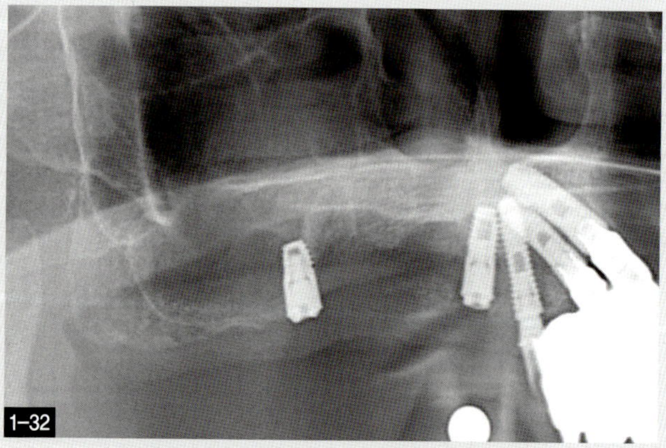
1-32

그림 1-31은 수술을 마친 후의 모습이며, **그림 1-32**는 방사선 모습이다.

Internal friction connection type의 임플란트는 보철 후 부작용으로 찢어지는 경향이 있다. 필자는 찢어진 임플란트를 제거 후에는 기존 제품과 다른 잘 찢어지지 않는 제품으로 식립했다. 그러나, 이와 같이 마찰력이 큰 implant-abutment connection 구조의 경우, abutment의 나사 풀림이 있어도 implant-abutment connection의 안정성을 어느 정도 보장할 수 있기 때문에 연조직의 부착 소실과 이로 인한 이후의 생물학적 합병증을 막을 수 있는, 임상적으로는 매우 큰 장점을 갖고 있다.

임플란트에서 implant-abutment connection의 기계적 구조는 임플란트 주위 점막염, 임플란트주위염과 같은 생물학적 합병증과 밀접한 관계가 있음을 알 수 있다.

또 한 가지 중요한 점은 이와 같은 생물학적 합병증과 더불어 임플란트 파절과 찢어짐 같은 합병증도 결국은 나사 풀림이라는 현상에서 시작하는, 어떻게 보면 모두 나사 풀림이라는—기계 구조상 자연적으로 발생하는—현상에 포함된다는 것이다. 그래서 치과의사는 나사 풀림의 생역학을 잘 이해하여 훌륭한 임플란트 지지 보철 치료를 환자에게 제공할 수 있어야 한다.

Chapter 2 나사 풀림의 생역학과 임상적 해석

임플란트 치료의 임상적 성공은 bone-implant, gingiva-abutment 계면뿐만 아니라, implant-abutment 사이의 계면에 영향을 주는 많은 요인에 의존한다.

임플란트 분야에서 가장 빈번하게 발생하는 합병증인 abutment 나사 풀림 현상으로 인해서 임플란트주위염이 발생하고 궁극적으로 임플란트 실패를 야기할 수도 있다**(그림 A, B)**.

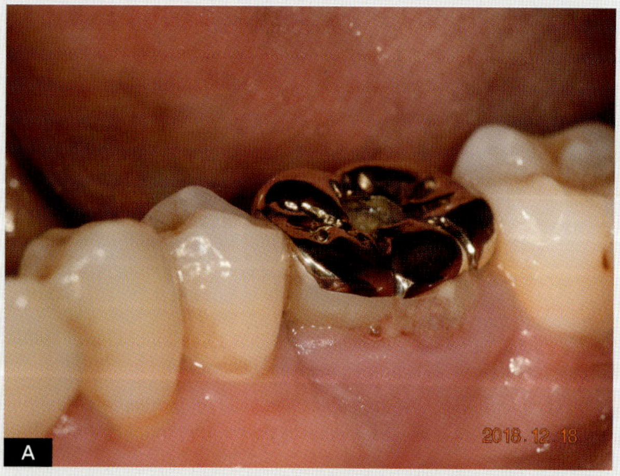

A

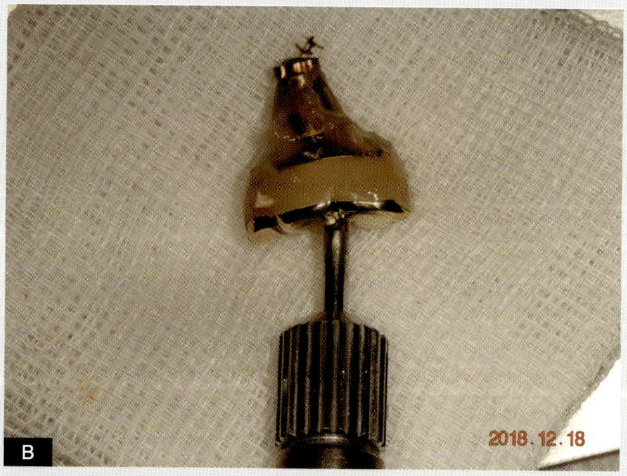

B

그러므로, 치과의사는 임플란트, abutment, abutment 나사로 구성된 Implant-abutment 계면을 잘 이해할 필요가 있다.

1. Implant-abutment의 생역학

Implant-abutment connection의 안정성은 임플란트의 장기간의 임상적 성공에 필수적인 요소이다. 진료실에서 일상적으로 관찰되는 불안정한 implant-abutment connection으로 인한 합병증에 대응하기 위해 이론적인 implant-abutment 계면에서의 생역학을 이해하는 것이 매우 필요하다. 현재까지 임상에서 사용되고 있는 임플란트는 external hex connection과 internal friction connection의 두 가지 중 하나의 연결 구조를 갖고 있기 때문에, 여기서는 screw-retained connection (나사연결)과 friction-screw-retained connection (마찰-나사연결) 두 가지 구조에 대한 생역학적 특징을 자세히 살펴볼 것이다.

1) Screw-retained connection

Abutment 나사에 의해서만 조여지는 implant-abutment connection인 screw-retained connection은 abutment를 임플란트에 결합시킬 때, abutment 나사를 조임으로써 그 연결이 유지되는 형태이다.

이런 종류의 접합 부분을 external hex connection이라 하는데, 임플란트의 맨 윗부분을 위에서 봤을 때, 육각형의 기하학적 부분을 관찰할 수 있기 때문이다**(그림 2-1)**.

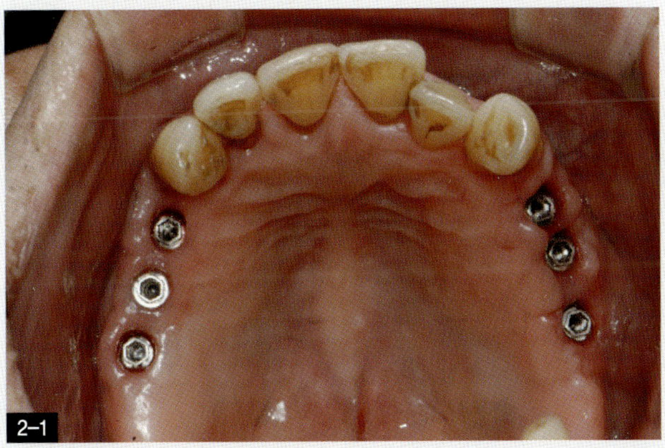

2-1

external hex conection 임플란트

임플란트 윗부분의 평평한 면이 abutment의 아랫부분의 평평한 면과 직접 접촉을 이루어 butt joint 계면을 형성한다.

Screw-retained connection은 abutment 나사의 조임력에 의해서만 안정화된다. Abutment 나사를 조이면, 이 나사는 신장되면서 preload가 발생한다. Implant-abutment connection의 안정성이 이러한 나사의 preload에 의존하기 때문에 preload는 나사 역학에서 매우 중요한 요소이다**(그림 2-2)**. Preload는 앞에 간략히 기술한 것처럼 implant-abutment connection에서 조임력으로 작용하여 연결 부위에 안정성을 부여한다.

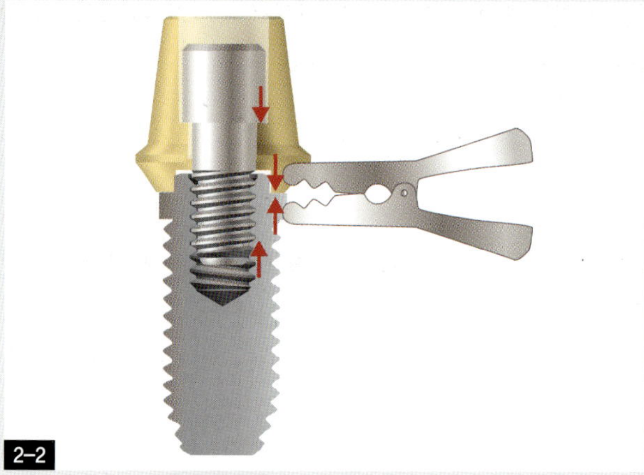

2-2

나사 조임에 의해 발생하는 Preload [조임력(clamping force)이라고도 한다]를 보여주는 모식도

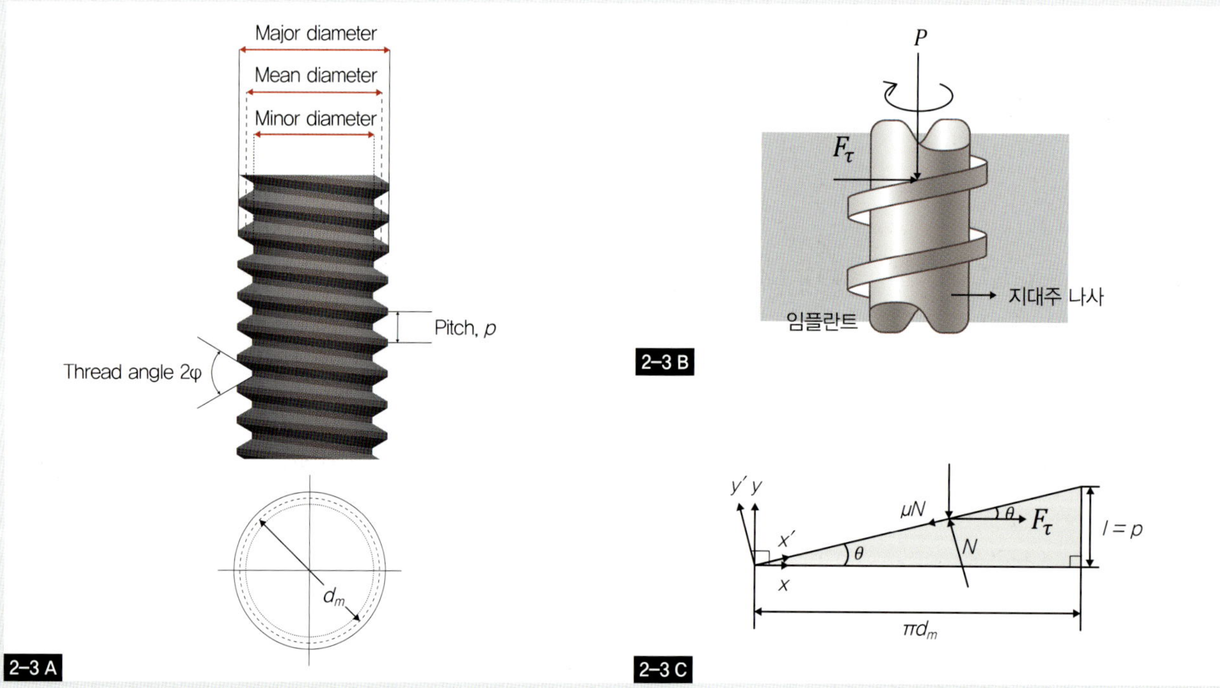

2-3 A 2-3 B 2-3 C

나사 역학에 사용되는 용어와 모식도

A: Major diameter는 나사의 나사산에서 가장 큰 직경을 말하고, minor diameter는 가장 작은 직경을 말한다. Mean diameter(d_m)는 나사의 평균 직경이라 할 수 있는데, 엄밀하게 major와 minor 직경의 평균값은 아니다. 중요한 것은 치과의사들은 임플란트의 직경을 이야기할 때, 나사 형태의 임플란트에서 major diameter를 이야기하지만, 기계공학전공자와 같은 다른 분야에 종사하는 사람들은 나사 직경을 이야기할 때, mean diameter를 이야기하는 경우가 많다. **B:** 지대주 나사를 조일 때, Preload(P)가 발생한다. **C:** 힘 분석을 위한 자유체그림(free body diagram)으로 B의 상황을 분석한 모식도이다.

그림 2-3에서 보듯이 나사는 중요한 몇몇 구성 요소가 있으며, 여기에 제시된 나사 구조는 나사의 Lead(l)와 Pitch(p)가 동일한 단일 나사산(single thread)이다.

나사 연결 구조는 나사 역학을 기본으로 하여 이론적으로 분석할 수 있다. 나사에 torque가 가해져 나사가 회전하기 시작하기 직전까지는 가속도가 0이라고 보고, x'축 방향으로의 힘의 균형을 아래와 같이 표시할 수 있다.

① $F_{x'} = -P \sin \theta + F_\tau \cos \theta - \mu N = 0$

P가 Preload이고 F_τ는 torque로 인해 발생한 전이력(transitional force)이다. N은 수직항력으로 두 마찰면 사이에서 나타나는 힘이다. μ는 나사산 사이의 마찰계수, θ는 나사의 리드각이다.
수직항력은 $N = P \cos \theta + F_\tau \sin \theta$로 나타낼 수 있기 때문에, 위의 식 ①과 조합하여 조임 torque(τ_t)를 계산하면 다음과 같다.

② $\tau_t = \frac{d_m}{2} F_\tau = \frac{d_m}{2} P \frac{\tan\theta + \mu}{1 - \mu \tan\theta}$ (d_m: mean diameter)

여기서 임플란트의 나사산 형태가 V 형태일 때(다수의 임플란트가 V 형태 나사산을 갖고 있다), 나사산 각(thread angle)이 2φ라 하면, 마찰 계수를 $\cos\varphi$로 나눠 주어야 한다. 따라서, 조임 torque는 다음과 같이 계산된다.

③ $\tau_t = \frac{d_m}{2} P \frac{l + \pi\mu d_m \sec\varphi}{\pi d_m - \mu l \sec\varphi}$

풀림 torque에 대해서는 힘의 방향이 반대인 것을 생각하면 된다.

전이력과 마찰력을 반대 방향으로 부호를 바꿔 정리하면,

④ $\tau_l = \frac{d_m}{2} P \frac{\pi\mu d_m \sec\varphi - l}{\pi d_m + \mu l \sec\varphi}$

엄밀하게 정지마찰계수와 운동마찰계수의 값은 차이가 있지만, 여기서는 힘의 평형상태에서 조임이 끝날 때와 풀림이 시작할 때 상황에 대한 고려이므로 마찰계수를 같은 값으로 가정하였다.
θ와 $\mu \sec\varphi$이 매우 작은 값이기 때문에 조임과 풀림 torque의 차이는 일차 함수 관계로 표시할 수 있다.

⑤ $\Delta\tau = \tau_t - \tau_l = P \frac{l}{\pi}$

Abutment 나사는 대부분 grade 5의 titanium 합금으로 만들어지는데, grade 5 titanium의 항복 강도(yield strength)는 약 827 MPa 정도이다.

항복 강도의 75% 이상의 preload를 갖게 되면 나사 풀림이 일어나지 않는다고 알려져 있는데, 이를 근거로 preload를 계산해 보면 나사 풀림을 막기 위한 최소의 preload는 620 MPa이 된다.
임상에서 abutment 나사는 나사산 깊이(thread depth)가 0.2 mm, 최대 직경(major diameter)이 2.0 mm 정도이고, 대략 3개에서 5개의 나사산이 임플란트의 암나사 부분과 맞물려 조여지게 된다.

2. Implant-abutment 계면의 조절

임플란트 지지 수복물의 수명을 장기간 보장하기 위해 abutment, abutment 나사 그리고 상부 보철물에는 가급적 문제가 없어야 한다. 임플란트 지지 수복물의 역학적, 생물학적 측면을 고려하고, 이를 임상적으로 잘 해석해야 환자의 구강 내에서 임플란트가 장기간 기능할 수 있다.
기계적인 합병증은 임플란트의 찢어짐 또는 파절, abutment 나사 풀림 또는 파절, 상부 보철물의 탈락 또는 파절을 포함한다.

이러한 부작용들의 임상 증례를 살펴보자.

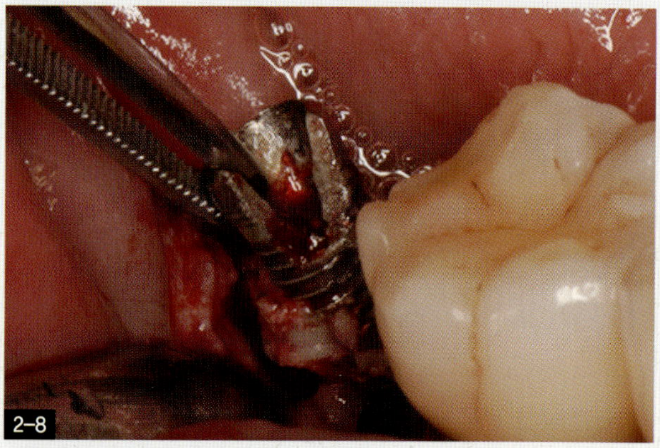
2-8

임플란트의 찢어짐, 꽤 두꺼운 임플란트지만 허무하게 찢어졌다.

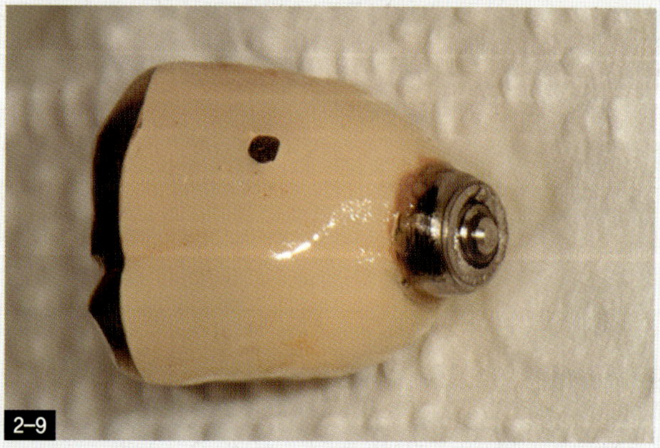
2-9

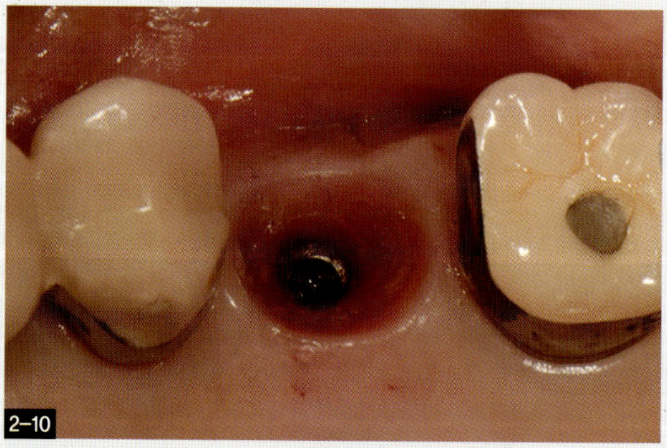
2-10

Internal friction connection 임플란트인데 abutment와 나사가 동시에 부러졌다.

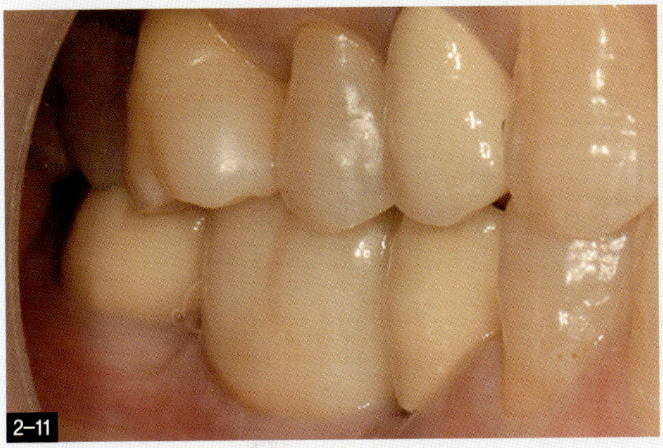
2-11

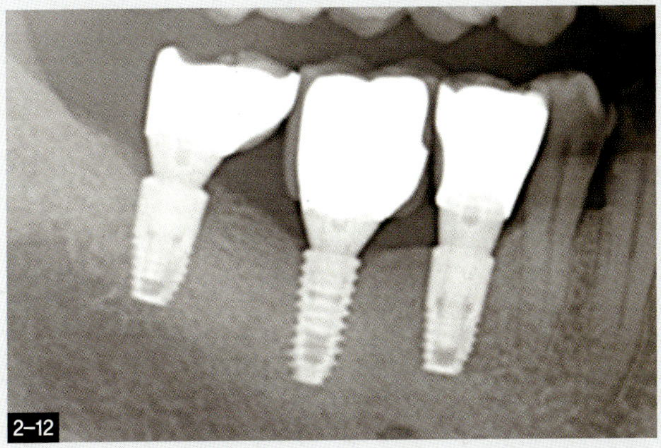
2-12

3개의 임플란트가 각각 식립되고 보철이 완료되었다.

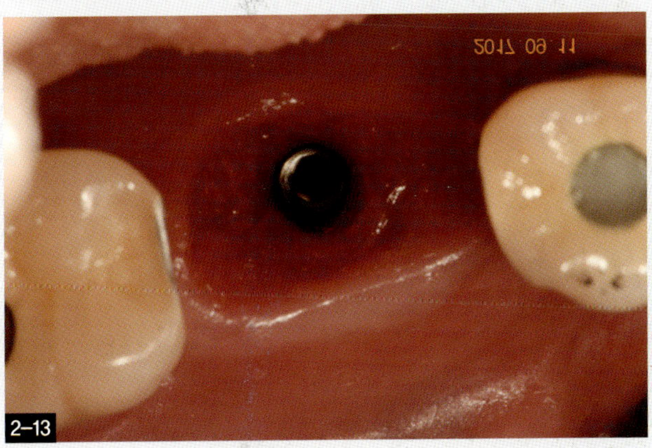
2-13

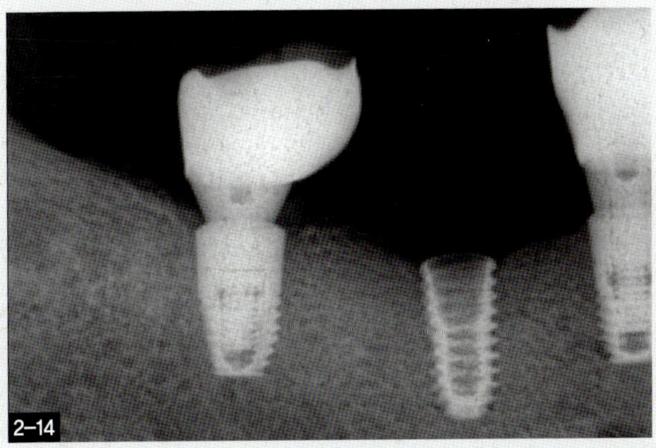
2-14

어느 날 환자는 abutment 나사가 풀려서 보철물과 함께 탈락된 채로 내원하였다.

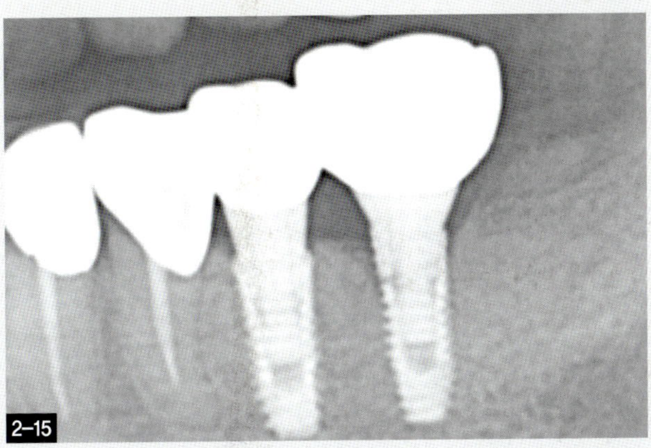
2-15

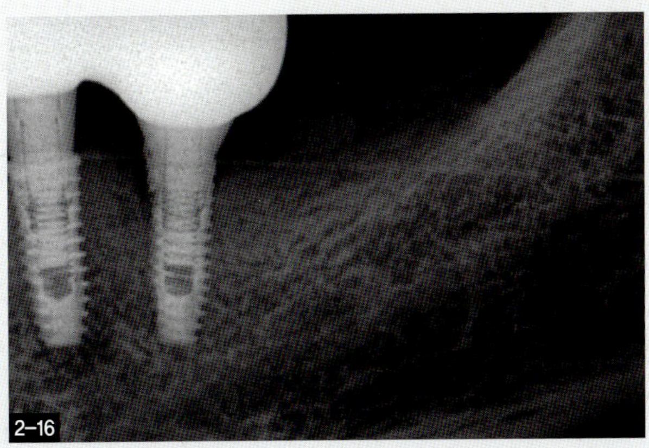
2-16

또 다른 임상 증례를 살펴보자.

파노라마상에서 37번 임플란트 파절을 보고 구내 방사선 사진상에서 확인을 하였다.

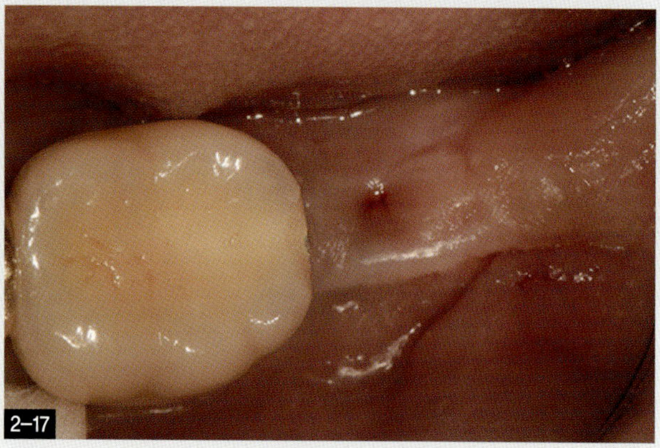
2-17

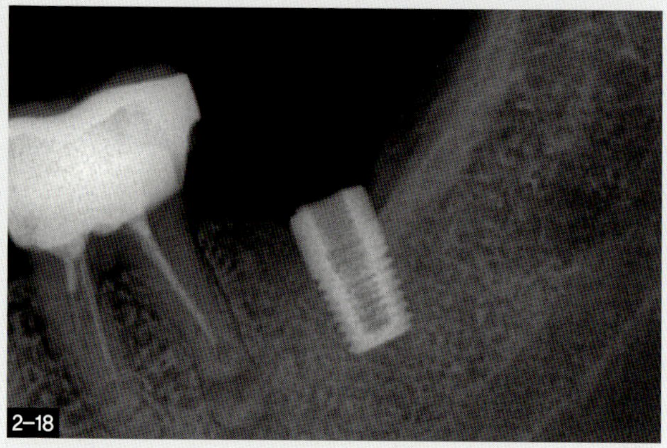
2-18

보철 이후 abutment가 부러지고 나사는 풀려서 나온 상태로 내원하였다.

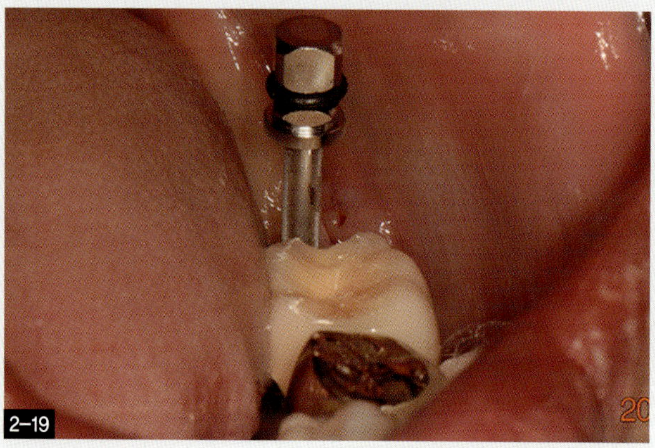
2-19

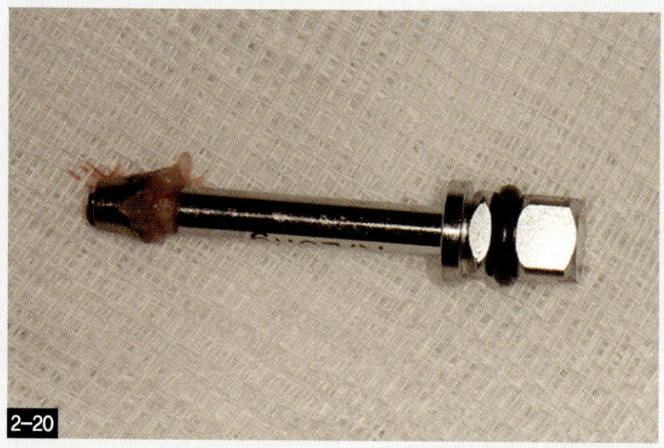
2-20

국내 임플란트 회사에서 만든 abutment 제거 도구를 이용하여 아주 쉽게 파절된 지대주를 제거하였다.

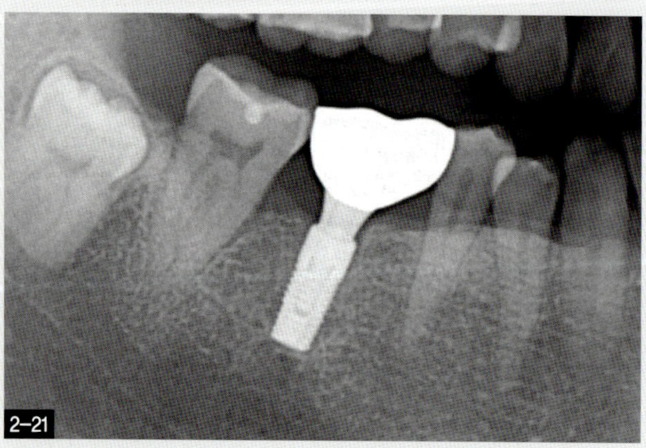
2-21

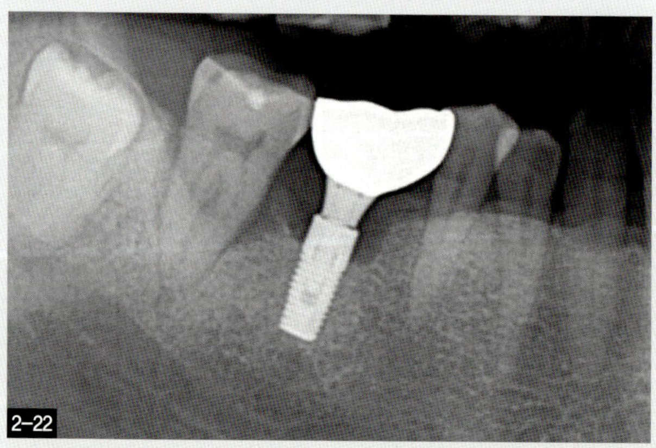
2-22

46번 임플란트 부분에 갑자기 임플란트주위염이 생겼고 abutment의 파절이 방사선 사진상에서 관찰된다. Abutment의 파절로 인한 abutment mobility가 mucosal seal을 파괴하여 세균의 침범이 허용되어 치조골의 소실이 발생하였다.

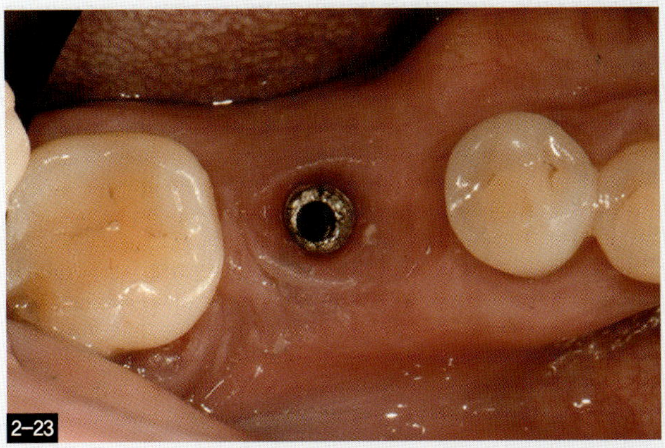

2-23

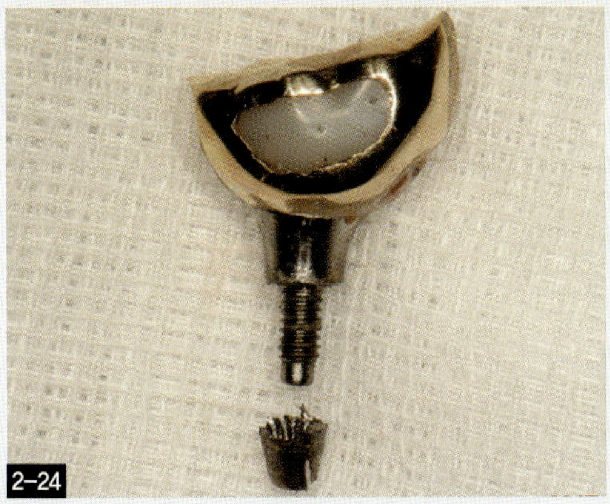

2-24

파절된 abutment를 제거하였다. 임플란트 크라운이 움직이면 나사 풀림 이외에 abutment 파절을 생각하여야 한다. 또한 abutment 파절 또는 흔들림은 임플란트주위염의 원인이 된다.

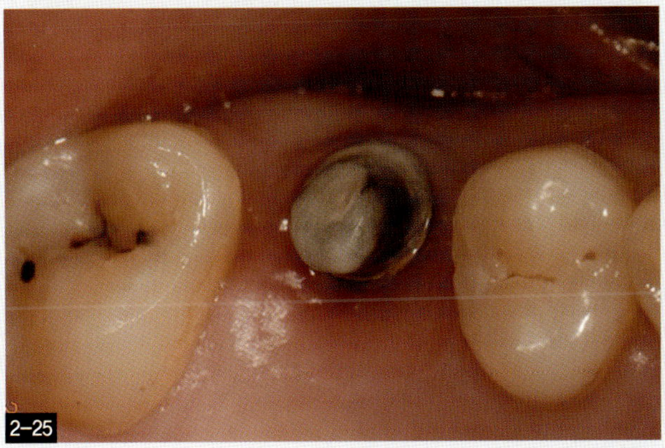

2-25

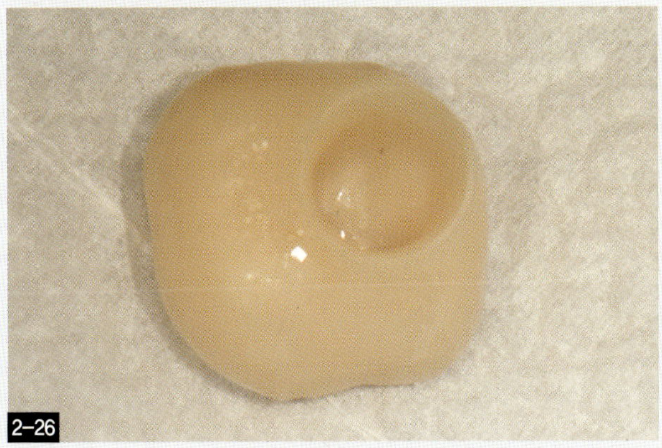

2-26

치관의 탈락을 주소로 환자가 내원하였다. 보철물 내면에는 접착제가 없고 abutment 표면에는 접착제가 남아있다.

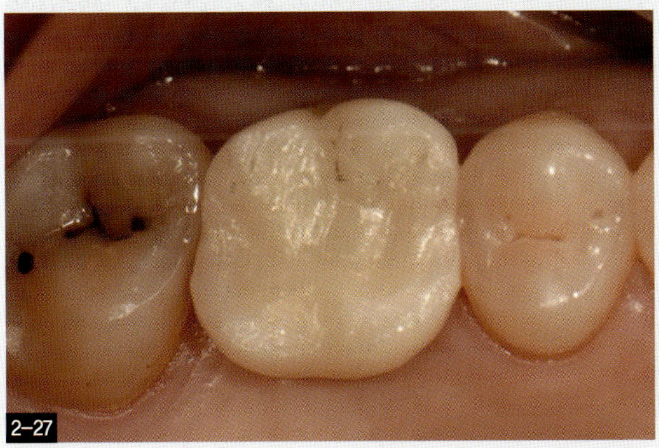

2-27

치관을 접착하였지만 다시 탈락될 것으로 예상된다.

1개 치아의 임플란트 보철에서의 접착제 소실은 치관의 탈락으로 끝나지만 여러 개의 임플란트 보철에서는 아래 증례와 같이 좀 더 복잡한 문제를 만든다.

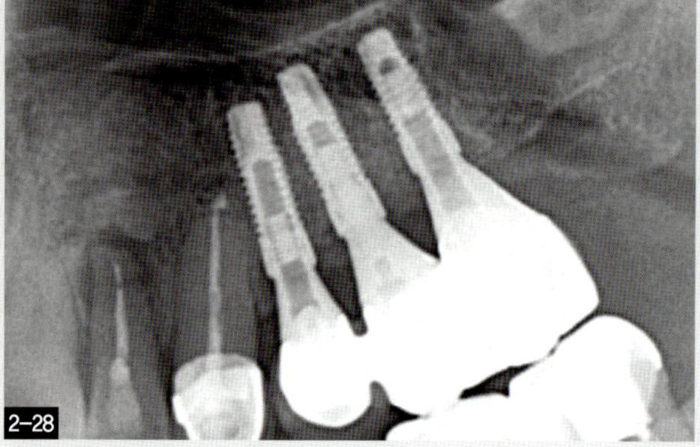
2-28

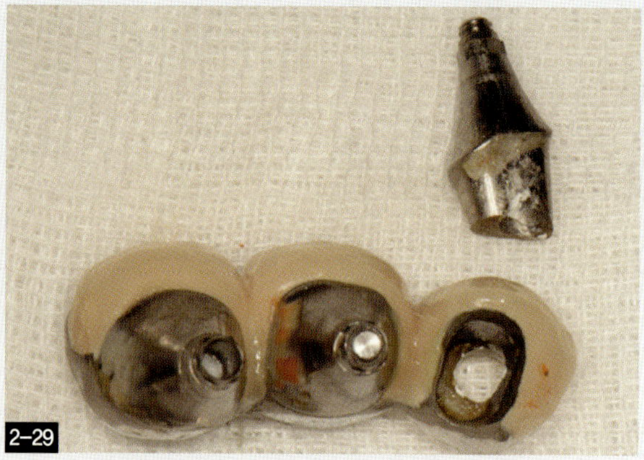
2-29

선배에게서 외뢰된 환자이다. 25, 27번 임플란트 abutment 나사가 파절되어 일부가 임플란트 내부에 남아 있다. 25번 보철물 내면에 접착제가 소실되어 있는 것을 볼 수 있다. 나사 파절과 직접적 관계가 있다고 생각된다.

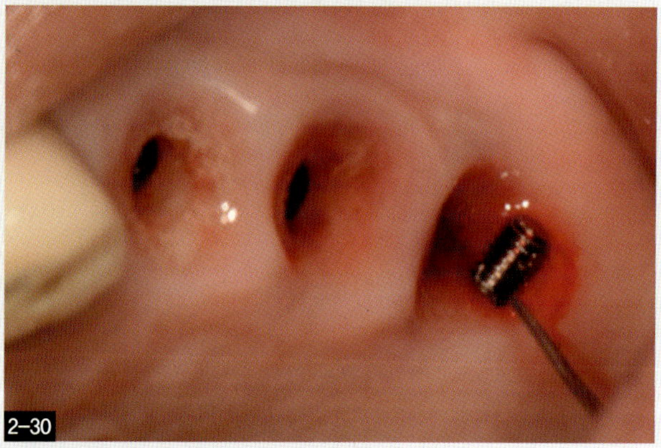
2-30

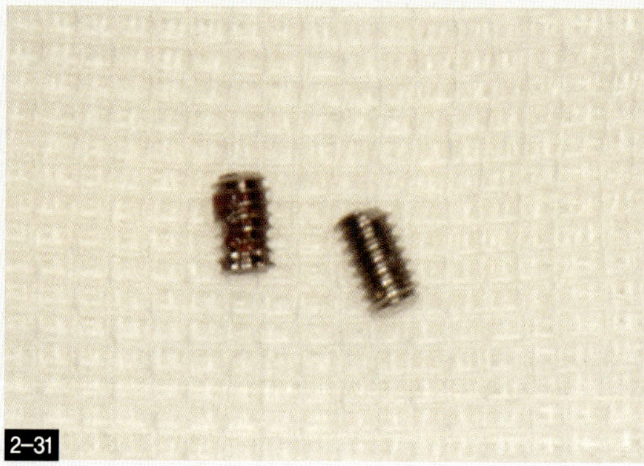
2-31

탐침으로 반시계 방향으로 돌려서 부러진 abutment 나사를 제거한다.

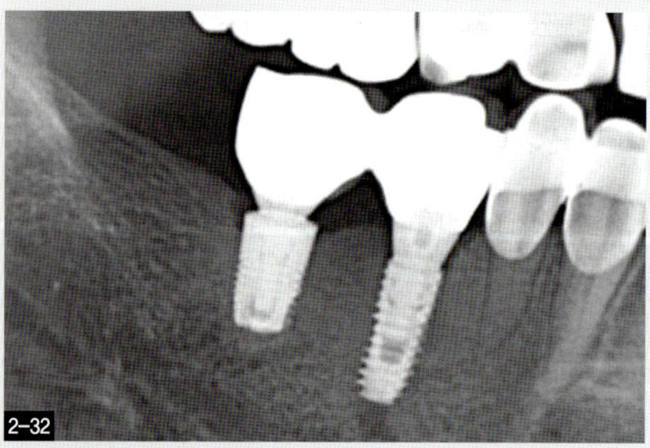
2-32

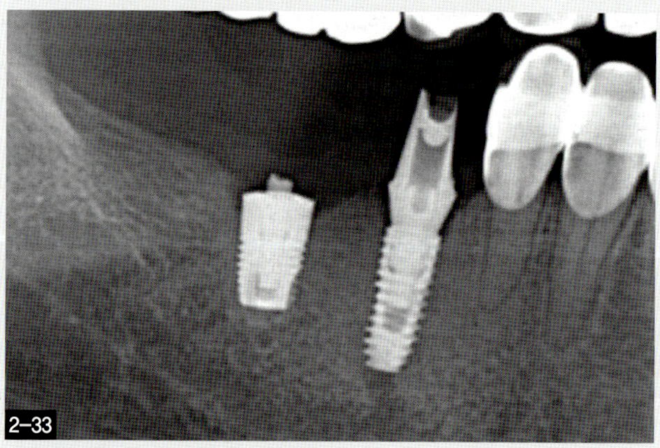
2-33

45번 임플란트에서 보철물이 빠지면서 46번 임플란트 abutment 및 abutment 나사가 파절되었다.

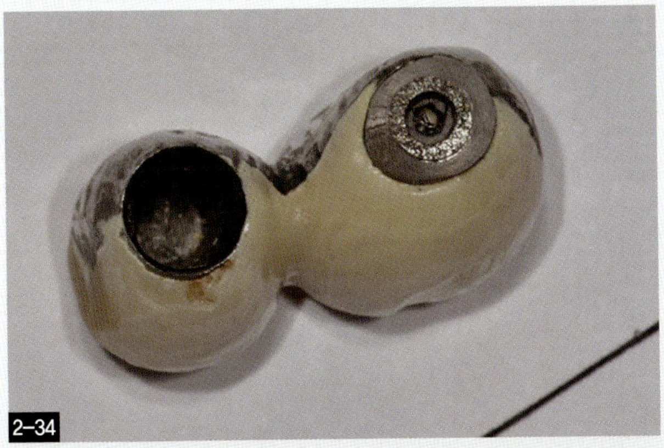
2-34

45번 보철물 내면에 접착제 소실이 보인다. 이로 인하여 모든 교합력이 46번에 집중되어서 이러한 기계적 문제가 생겼다고 판단된다. 낮은 보철물의 품질이 임플란트 부품의 파절 원인으로 여겨진다.

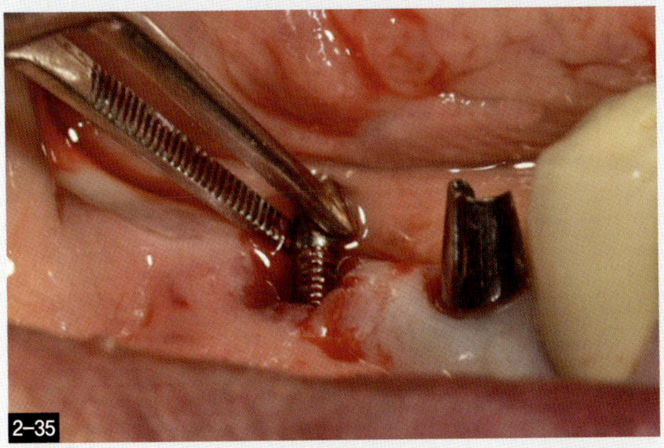
2-35

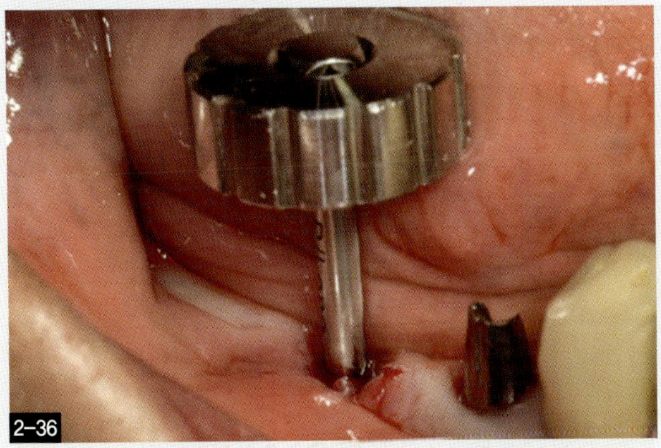
2-36

부러진 나사를 제거하고 남은 abutment 조각을 빼낸다.
다양한 원인에 의하여 임플란트 체결부에는 많은 문제들이 임플란트에서 발생하고 있다.

생물학적 합병증은 주로 임플란트 주위 조직에 발생되는 여러 가지 문제점들을 의미하는데, 세균의 침투가 주요한 원인으로 알려져 있다. 생물학적 합병증은 임플란트 주위 점막염과 임플란트주위염으로 나누어 생각할 수 있는데, 각각 자연치아에서의 치은염과 치주염에 대응된다. 임플란트주위염과 치주염은 그 시작과 진행이 서로 유사하고 세균의 분포도 유사한 것으로 알려져 있다. 과거엔 기계적인 합병증과 세균에 의한 생물학적 합병증을 독립된 현상으로 생각하였으나, 최근 연구들은 이 두 합병증 사이의 긴밀한 관계를 보여주고 있다.

이러한 긴밀한 관계는 연조직 부착(soft tissue seal)의 파괴가 임플란트주위염을 발생시킬 수 있다는 것이다. 왜냐하면 연조직 부착이 상실되면 세균의 군락화(colonization)와 침투를 허용하게 되고 결국은 임플란트주위염을 발생시킨다.

연조직 부착 상실은 부착치은(attached gingiva)의 부족과 얕은 전정(shallow vestibule), 높은 소대부착(high frenum) 등에 의해서도 나타날 수 있지만, 임플란트의 경우, abutment의 움직임에 의해 주로 일어난다.

Implant-abutment connection의 안정성이 결여되면, abutment의 움직임이 나타나기 때문에 임플란트와 abutment 사이의 기계적 연결부위가 임플란트 지지 수복물의 수명을 결정짓는 중요한 요소가 되는 것이다.

상부 보철물이 장착되면 implant-abutment 계면에는 세 가지 종류의 힘, 즉 수직력, 측방력, 회전력이 작용한다(**그림 2-37**).

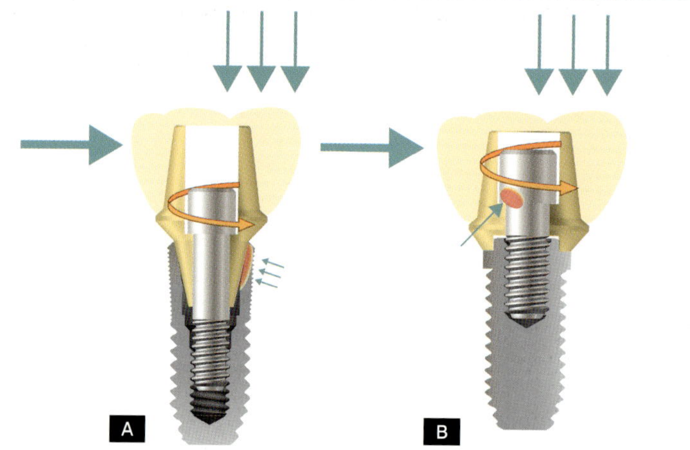

2-37
저작력이 작용했을 때(하늘색 화살표), Implant-abutment 계면에서 받는 수직, 측방, 회전력을 보여주는 모식도

Friction-screw-retained connection (A)이 screw-retained connection (B)에 비해 마찰면의 작용으로 보다 잘 저항할 수 있음을 나타낸다. Screw-retained connection (B)에서는 저작력에 의해 순간적으로 abutment가 임플란트에서 분리되는 micromovement (미세동요)도 확인할 수 있다.

대부분의 임플란트는 수직력에 대해선 구조상 강하게 저항할 수 있으나 측방력에 약한데, 이 측방력은 abutment에 작용해 abutment 나사가 풀리는 데 큰 영향을 준다.

일반적으로 implant-abutment connection 부위는 회전력에 견디도록 결합 부위에 육각형 모양의 회전저항 구조를 갖고 있다. Implant-abutment connection 부위는 abutment 나사, 육각 구조와 함께 이 세 가지의 힘에 대해 잘 저항하고 적절히 힘을 분산시켜야 오랜 기간 성공적인 임플란트 지지 수복물이 기능할 수 있다.

현대 치의학에서 최초로 상용화된 나사 형태의 Brånemark 임플란트가 대표적인 screw-retained connection (external hex connection)의 한 예이다. 수직력은 임플란트와 abutment가 맞닿는 튼튼한 platform에 의해 잘 견딜 수 있고, abutment 나사와 임플란트 상부의 육각 구조가 측방력에 버티며, 그 육각 구조가 회전력에도 저항하도록 되어있다.

문제는 저작력이 임플란트에 가해졌을 때, 모든 힘이 abutment 나사에 집중하고, 이 구조는 측방력과 회전력에 저항하는 힘이 약하기 때문에 implant-abutment connection 부위에 저작력이 작용할 때 흔들리는 단점이 있다. 그 결과, 연조직 부착이 이루어지지 못해 세균의 침투가 일상적으로 일어나 임플란트 주위 조직 염증이 나타날 확률이 높다. Abutment의 흔들림을 막으려면, 임플란트 상부의 육각 구조의 높이가 높아야 하는데, 임상적으로 이렇게 육각 구조를 높이면, 이후 연조직 판막을 덮는 과정 등이 너무 어려워져 대체적으로 그 높이를 0.7 mm로 유지해 저작력에 저항하는 구조라기보다 임플란트를 식립할 때 활용하는 장치 정도로 이해된다.

Implant-abutment connection의 안정성을 높이기 위한 다른 방법으로 경도가 높은 재료로 abutment 나사를 제작하거나 임플란트의 platform을 넓히거나 더 강한 torque로 조이는 것 등을 생각할 수 있으나, 임상적인 제한이 상당히 크다. 결론적으로 screw-retained connection으로 대표되는 external hex connection의 임플란트 시스템은 이러한 abutment의 흔들림을 근본적으로 막을 수 없다.

Friction-screw-retained connection도 역시 abutment 나사를 갖고 있으나, abutment 나사의 역할이 screw-retained connection에서와 같이 절대적이지 않다. Friction-screw-retained connection에서는 implant-abutment connection의 안정성을 두 구성 부품 사이의 마찰력에 보다 의존한다. 임플란트 제조사 중에는 오로지 이 마찰력에만 의존한 임플란트 시스템을 생산하는 경우도 있는데, abutment의 taper 각을 1.5° 로 거의 0° 에 가깝게 조절해서 abutment 나사 없이 abutment가 임플란트에 체결되도록 한다.

이처럼 임플란트 내사면과 abutment의 외사면 사이의 긴밀한 접촉은 구강 내 저작 등에 의해 발생하는 수직력, 측방력, 회전력에 abutment의 흔들림 없이 모두 대응할 수 있다. 따라서 연조직 부착 상실이 일어나지 않고 변연골 흡수를 억제할 수 있다.

생역학적 분석 부분에서도 설명했듯이, abutment와 임플란트의 접촉면이 임플란트 장축과 이루는 taper 각은 friction-screw-retained connection의 안정성을 결정짓는 중요한 요인이다. Taper 각이 클수록 안정성은 떨어지게 되고, abutment 나사의 의존 비중이 높아지게 된다. 이론적인 계산 측면에서는 생각하지 않았으나, 임상적, 공학적 측면에서는 friction-screw-retained connection에서 고려해야 할 한 가지 특징이 있는데, 그것은 abutment가 마찰을 통해 임플란트와 접촉하게 될 때, 처음에는 임플란트의 가장 윗부분에서만 접촉을 이루고 있다가 저작력 등을 통해 기능을 하면서 점차 임플란트 내사면 전체적으로 접촉면적이 늘어난다는 점이다. 반복 하중을 통해 임플란트의 상부가 벌어지기 때문에 발생하는 현상인데, 이로 인해 abutment가 조금씩 임플란트 안쪽으로 접촉이 깊어지게 된다.

따라서, abutment 나사에 걸린 preload가 감소하게 되어 나사 풀림이 일어나기 때문에 임상에서는 정기적인 내원 시 재조임 과정을 반드시 수행해야 한다. 재조임 과정을 건너뛸 경우, 궁극에는 abutment의 흔들림이 일어나 연조직 부착 상실과 임플란트 주위 조직의 질환을 야기할 수 있다.

모든 임플란트 제조사들이 자신만의 특수한 연결 구조를 갖고 있다고 광고를 하지만, 거의 대부분의 연결 구조는 위에서 기술한 screw-retained connection과 friction-screw-retained connection 중 하나로 분류할 수 있다.
치과의사는 implant-abutment connection 구조에 따른 메커니즘을 잘 이해하여 임플란트 주위 질환을 예방하도록 abutment의 흔들림을 막는 안정성을 임상에서 구현하기 위해 적절한 임플란트 시스템의 선택과 그 구강 내 관리에 주의해야 한다.

3. Implant-abutment 계면 주위에서의 경 · 연조직 반응

임플란트 지지 치아 수복물은 상실한 자연 치아의 기능을 대체할 수 있어야 하고, 장기간의 수명이 보장되어야 한다. 인간의 수명이 증가되면서, 이러한 인공 대체물의 수명은 점점 더 중요해지고 있다.

임플란트 시스템 자체의 기계적 문제점과 주변 연조직, 경조직의 합병증은 구강 내에서 임플란트 지지 수복물의 장기간 사용을 제한하기 때문에 나타나지 말아야 한다.

임플란트 주위의 해부학적 구조로는 치조골, 치조 점막, 치은 등이 있다. 치조골은 임플란트에 가해진 교합력을 전달받고, 치조 점막이나 치은은 구강 내 세균으로부터 치조골을 보호하는 역할(주로 치은이 그 역할이다)을 한다.

치조골과 치은은 상호 보완적이다. 치은의 건강은 하부의 치조골에 의해 유지되지만, 동시에 치조골은 그 상부의 치은의 보호 아래에서 건강하게 유지될 수 있다. 일반적으로, 임플란트 주위 치조골은 구강 내에서 교합력을 받기 시작한 후 처음 1년은 1–1.5 mm, 그 이후엔 매년 0.2 mm 이내의 흡수가 일어난다 알려져 있다.

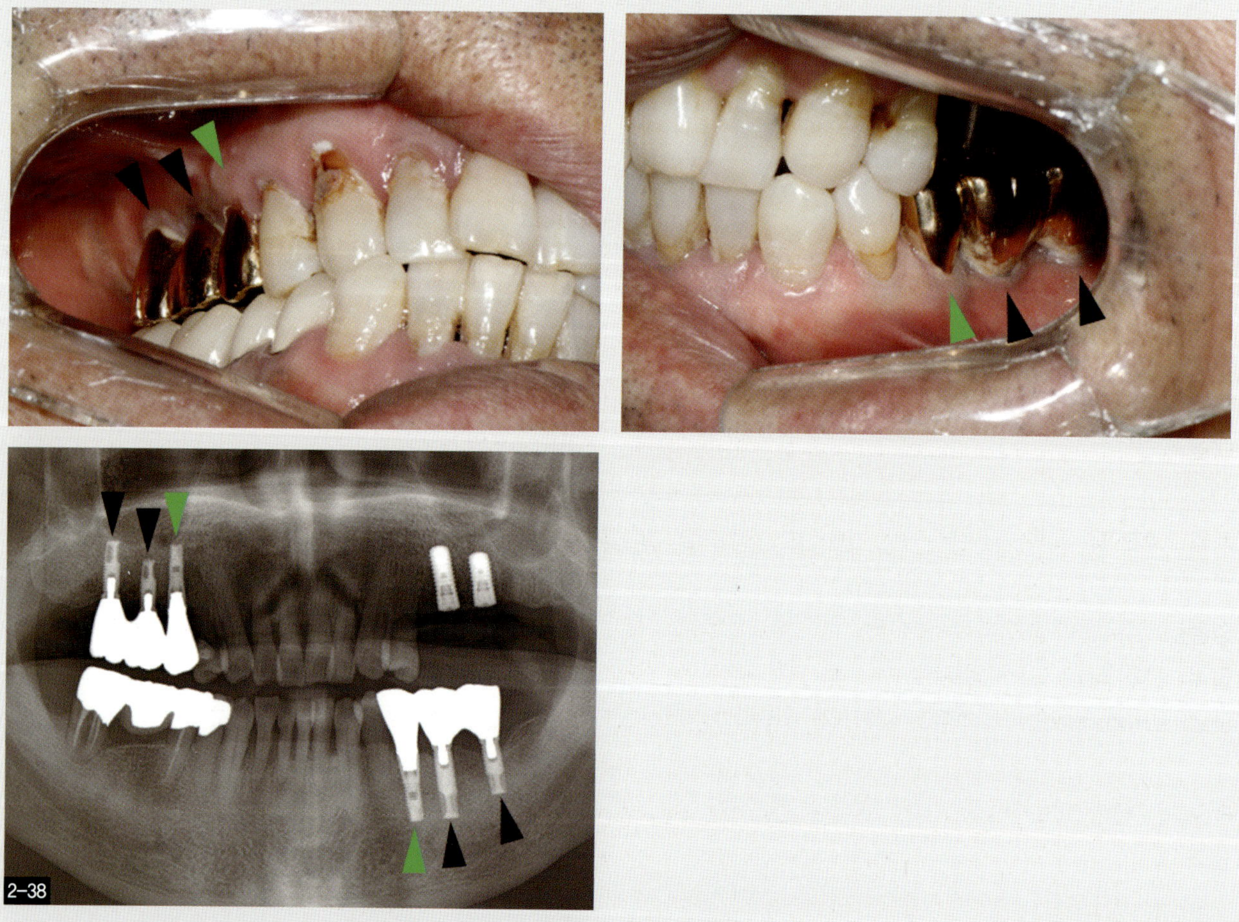

Friction-screw-retained connection과 screw-retained connection의 임상적 결과의 차이를 보여주는 예

그러나 이와 같은 연구 결과는 장기간의 Brånemark 임플란트 시스템, 다시 말해 implant-abutment connection이 불안정한 screw-retained connection 구조를 갖고 있는 임플란트 시스템의 임상결과로부터 얻은 내용이다.

Friction-screw-retained connection의 임플란트 시스템은 상대적으로 골흡수량이 적으며 몇몇 임상 연구에서는 교합력을 받은 이후, 오히려 치조골의 증가를 보여주기도 한다(**그림 2-38**).

Friction-screw-retained connection (녹색 화살표)의 임플란트는 치조골 높이가 유지 또는 증가하고 치조골량이 어느 정도 유지된 모습을 보인 반면, screw-retained connection의 임플란트(검은색 화살표)는 점차 치조골 높이가 감소하고, 치조골량 또한 흡수된 모습을 보인다.

교합력이 적용된 이후, 치조골의 흡수가 정상적이라면, 가급적 임플란트의 길이가 긴 것을 사용하는 것이 임플란트 지지 수복물의 장기간 사용을 위해 유리할 것이다. 또한, 임플란트 식립 후, 골이식을 필수적으로 하여 이와 같은 생리적인 골흡수에 대응하는 것이 좋을 것이다.

하지만, 긴 임플란트 식립 및 골이식 수술은 환자에게 보다 침습적인 술식이고, 수술을 시행하는 치과의사에게도 많은 부담이 된다. 가끔, 임플란트 길이가 길어 환자의 해부학적 구조를 침범하여 환자의 신경 손상 등의 문제를 야기할 때도 있다.

따라서, 골흡수를 가급적 유발하지 않는 friction-screw-retained connection의 임플란트 시스템을 이용하여 임플란트를 식립하면 길이를 줄일 수 있고, 골이식도 최소로 하게 되어 술자의 수술 부담을 덜고, 환자에게는 최소 침습 술식(minimal invasive technique)을 시행할 수 있어, 구강 내에서 기능 이후에는, 치조골 높이를 유지할 수 있는 경향으로 임플란트 치료 방법이 변하고 있다.

치조골은 치아가 있을 때 흡수되지 않는다. 그러나 치주염이 발생하면, 치조골은 비가역적으로 파괴된다. 치주염만 없다면, 대부분의 치조골은 치아의 적절한 기능 하에서 원래의 골량과 골질을 잘 유지한다. 치아가 교합력을 받으면, 이 힘은 치주인대로 전달되어 치주인대가 적절히 치조골을 자극해 이처럼 골량과 골질을 유지한다.

치아와 치조골 사이의 이러한 관계는 임플란트와 치조골 사이에서도 어떻게 반응할 것인지를 예측할 수 있게 해 준다.

임플란트주위염이 없고, 임플란트 주위 치조골이 적절히 자극을 받는다면, 그 치조골의 골량, 골질 역시 잘 유지될 수 있음을 알 수 있다. Astra Tech 임플란트 시스템이 이 개념을 처음 적용한 임플란트를 고안하여 치과의사에게 공급하였고, implant-abutment connection이 적절히 치조골을 자극해 그 골량과 골질이 증가함을 임상적으로 보여주고 있다.

Frost의 가설은 치조골에 가해지는 strain에 반응하여 osteoblast가 활성화되어 골량과 골질이 유지되는 메커니즘을 잘 나타낸다.

많은 임플란트가 최근 수십 년 동안 구강 내에 사용되고 있으나 대부분 초기의 건강한 상태를 유지하고 있지 못한다.

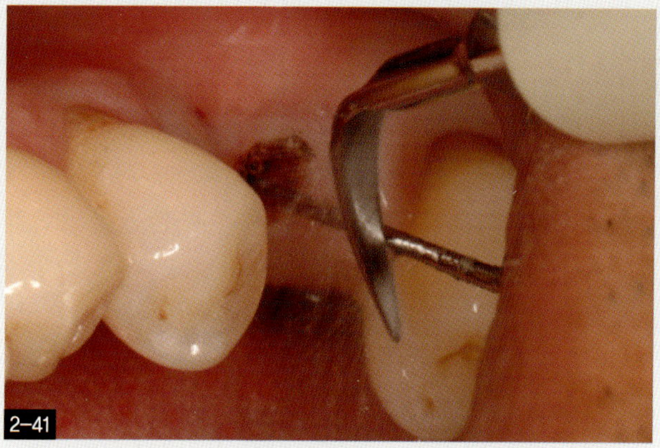
2-41
탐침에 초음파를 가하면서 반시계 방향으로 회전하는 모습

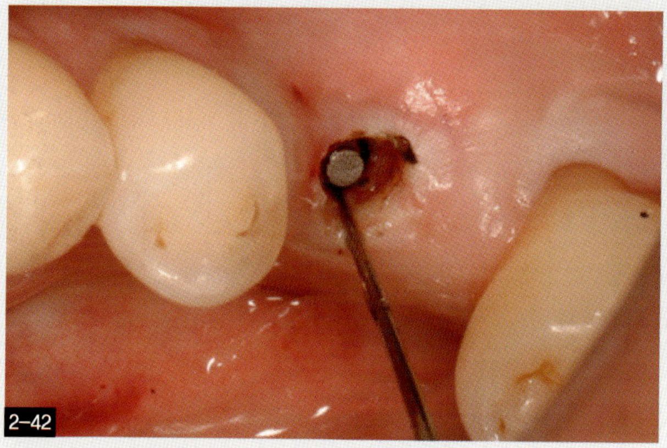
2-42
부러진 나사는 헐렁해져서 반시계 방향으로 회전하여 나온다.

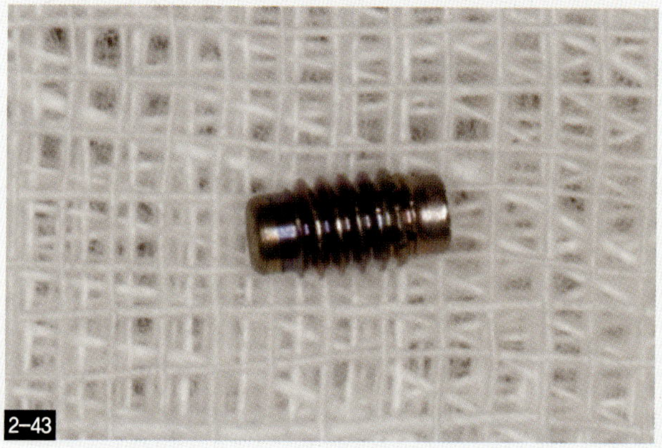
2-43
제거된 screw 파절편

2) Abutment 파절

Friction-screw-retained connection 임플란트에서 나사의 역할은 적고 주로 임플란트 내부와 abutment 외부의 마찰력으로 체결 안정성이 보장된다. 이런 경우 나사는 이미 풀어져서 헐거워져 있어도 abutment는 안정성을 유지하는 경우가 매우 많다.

나사는 이미 다 풀어져 있는 이런 경우 측방압에 의하여 abutment의 파절이 일어날 수 있다. 환자가 보철물의 흔들림을 주소로 내원하는 경우 나사만 조이고 환자를 보냈는데 하루 이틀 만에 다시 보철물이 흔들린다고 내원하면 단순 나사 풀림을 의심하지 않고 abutment 파절을 동반한 나사 풀림을 의심해 보아야 한다.

필자는 이런 경우 #330 bur를 이용하여 부러진 지대주 내부에 세 군데 부분 절단을 행하여 제거하기도 한다. 너무 깊게 절단하면 임플란트 내부를 손상시킬 수 있으므로 매우 조심하여야 하고 한두 군데만 해서는 잘 안 나오는 경향이 있다. 대략적으로 세 군데 정도를 정하여 돌아가면서 조금씩 절단을 하면 어느 순간 부러진 지대주(abutment)가 튀어나온다.

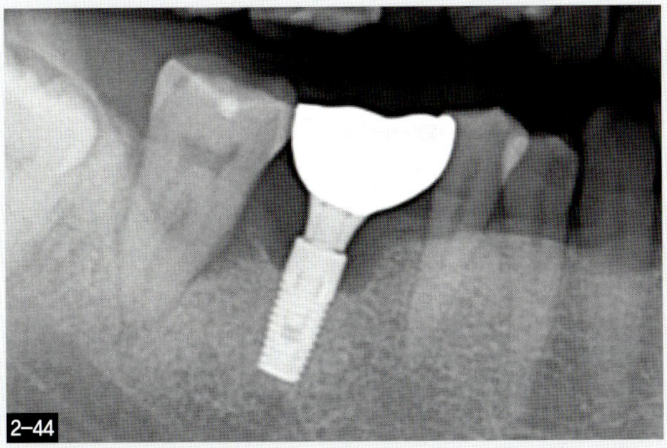

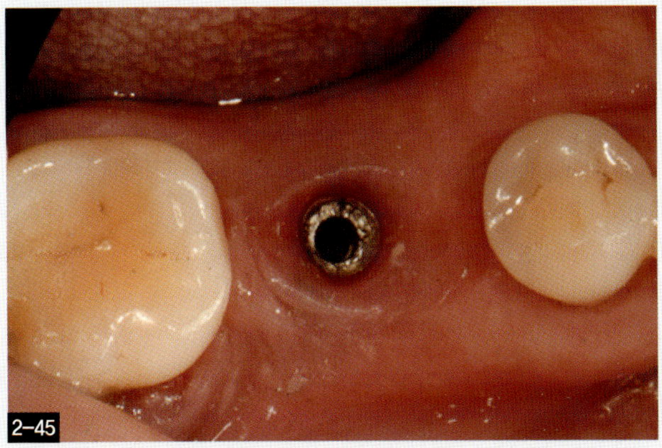

환자는 보철물이 흔들린다고 내원하였다. 나사 조임을 하였으나 다음날 다시 흔들려서 내원하였다. 보철물을 제거해 본 결과 단순 나사 풀림이 아니고 abutment 파절이 관찰되었다. 교합면으로 접근하여 high-speed #330 bur를 이용하여 상부에 약 3개 정도의 부분 절단(**그림 2-45**)을 통하여 부러진 지대주를 제거하였다.

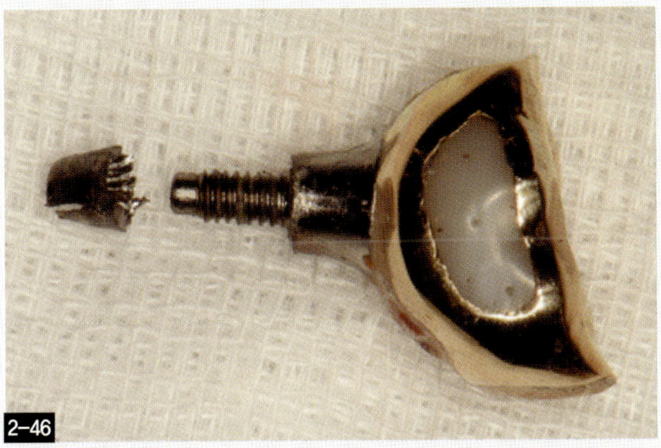

제거된 abutment 모습이다.

나사는 풀어지고 abutment가 부러진 상태에서 환자가 일정 시간을 지체 후 내원하면 연조직이 임플란트 부위를 덮게 된다. 이런 경우는 절개를 하여 부러진 abutment를 노출 시켜야 한다.

아래 증례는 환자가 보철물 탈락 후 일정 시간이 경과 후 내원한 상태이다.

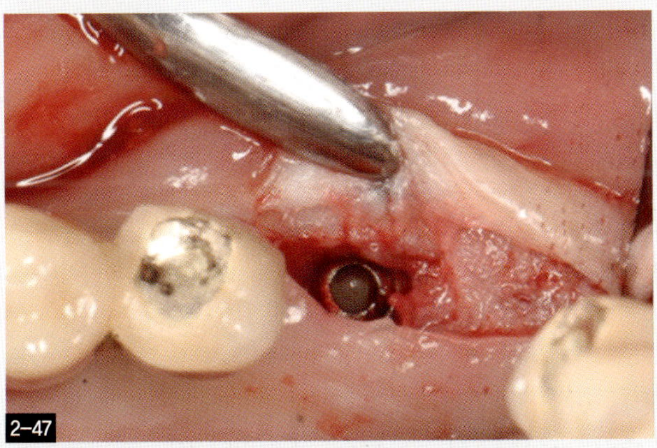

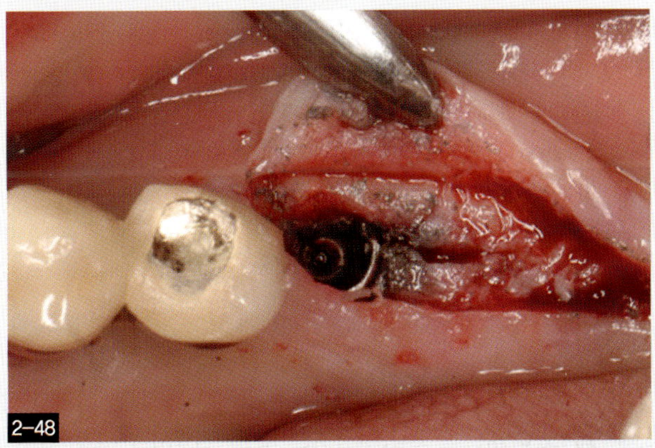

임플란트를 피개한 연조직을 절개한 모습으로(**그림2-47**), #330 bur를 사용하여 부러진 abutment를 제거하였다(**그림 2-48**).

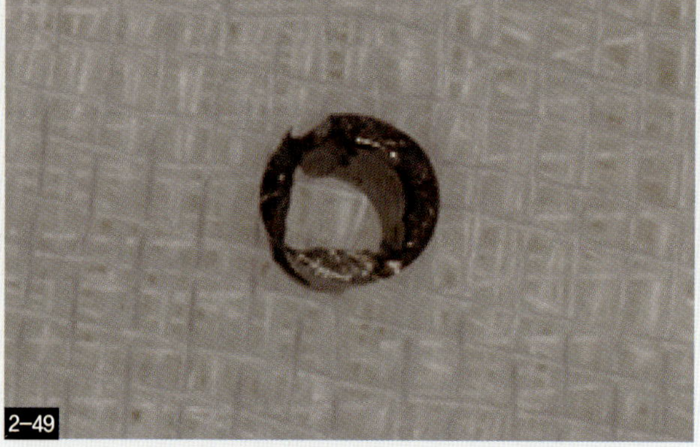
2-49

그림 2-49는 #330 bur를 이용하여 세 군데 부분절단한 모습이다.

Abutment가 파절된 임상증례들이 매우 많이 일어나서 국내 임플란트 제조사들은 대부분 이를 제거하는 키트를 제공하고 있다. 나사가 파절되지 않았거나 파절된 나사가 제거된 경우는 파절 abutment 제거 키트를 사용하는 것이 매우 간편하다.

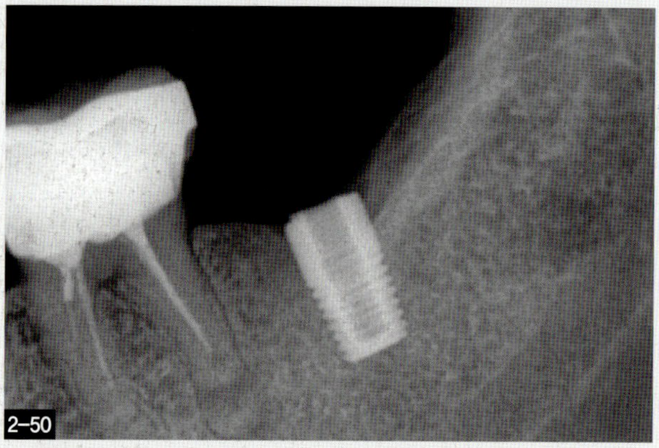
2-50

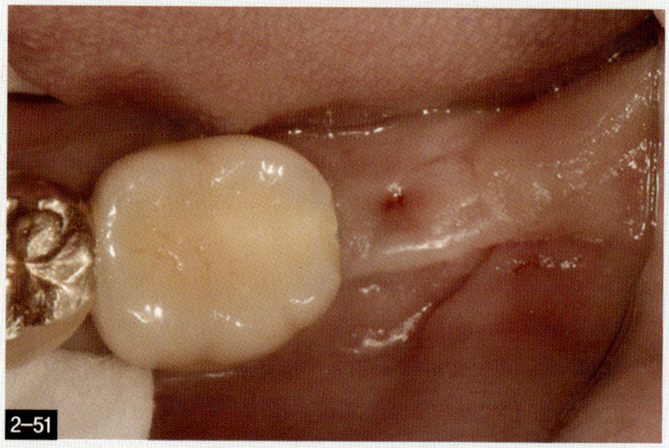
2-51

방사선 사진상에서 abutment가 파절되고 보철물과 abutment 나사는 탈락함을 알 수 있다**(그림 2-50)**. 보철물 탈락 후 아주 빠르게 치은이 덮이게 된다(환자는 보철물 탈락 1일 후 내원)**(그림 2-51)**.

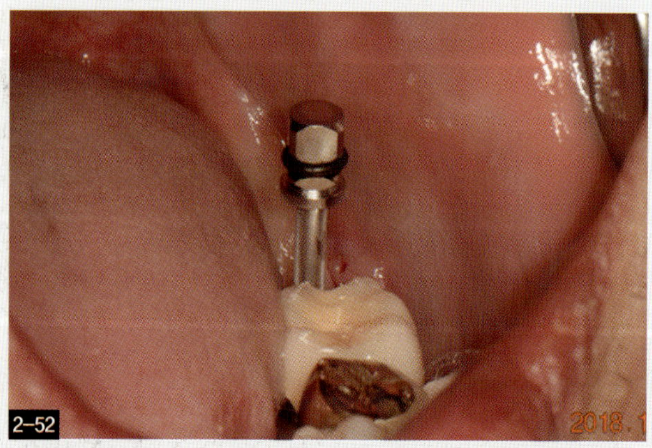
2-52

국내 임플란트 제조사가 제공하는 파절 abutment 제거 키트를 사용하고 있다.

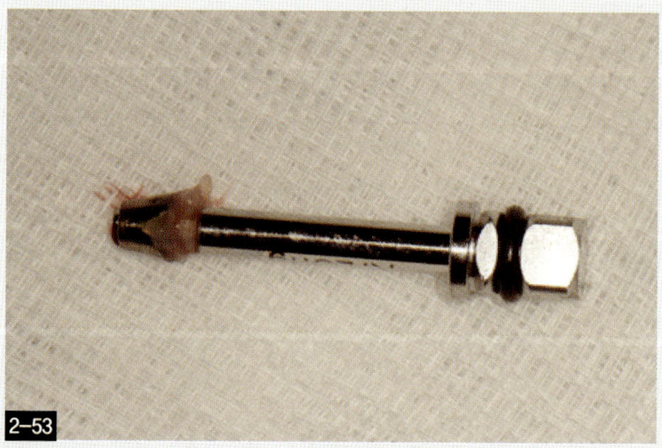
2-53

키트를 이용하여 부러진 abutment가 쉽게 제거되었다.

3) Abutment와 나사 동시 파절

때로는 abutment와 나사가 동시에 파절되는 경우도 있다. 그러한 경우 필자는 나사를 먼저 제거한 후 abutment 제거를 시도한다.

나사는 탐침에 초음파를 가하여 제거하고 abutment는 제거 키트를 주로 사용한다.

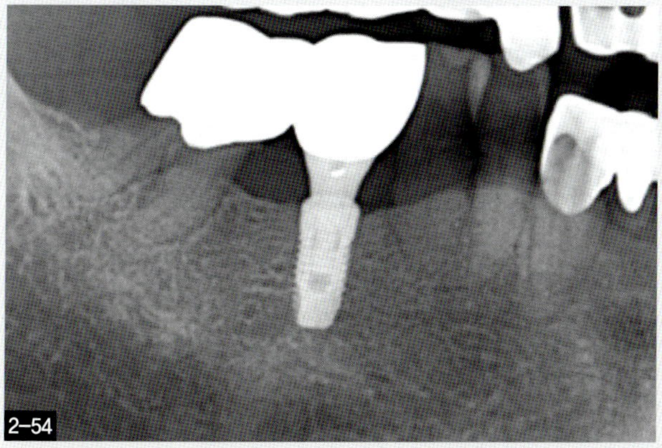
2-54

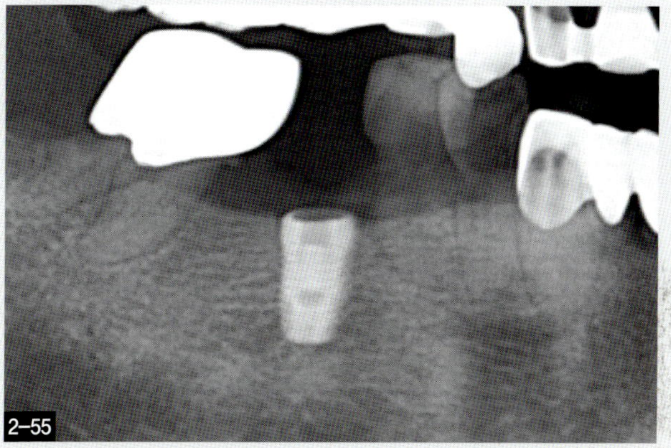
2-55

Abutment와 나사의 동시 파절로 환자가 내원하였다. 방사선상에서 동시 파절이 관찰된다.

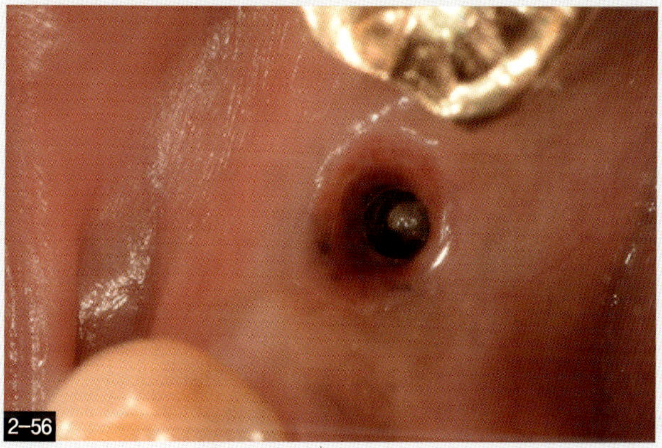
2-56

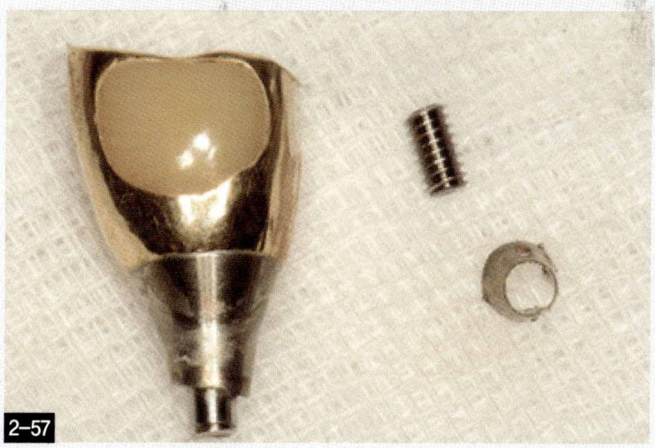
2-57

그림 2-56은 abutment와 나사가 동시 파절된 구강내 사진으로, 하나씩 제거된 abutment 및 나사를 볼 수 있다**(그림 2-57)**.

부러진 나사를 제거하는 경우 초음파를 가한 탐침으로 열심히 하였으나 안 되는 경우가 가끔 있다. 이런 경우 필자는 약간 위험하지만 high-speed #330 bur를 사용한다. Abutment 제거에만 사용하는 것이 아니고 부러진 나사 제거에도 사용하는 것이다.

회전하는 #330 bur를 부러진 나사의 측면에 살짝 순간적으로 아주 짧게 접촉하게 한다. #330 bur는 시계방향으로 회전한다. 시계 방향으로 회전하는 #330 bur가 부러진 나사의 측면에 접촉하면 나사는 반시계 방향으로 회전하게 된다. 이러한 반시계 방향의 회전은 부러진 나사를 나오게 만든다.

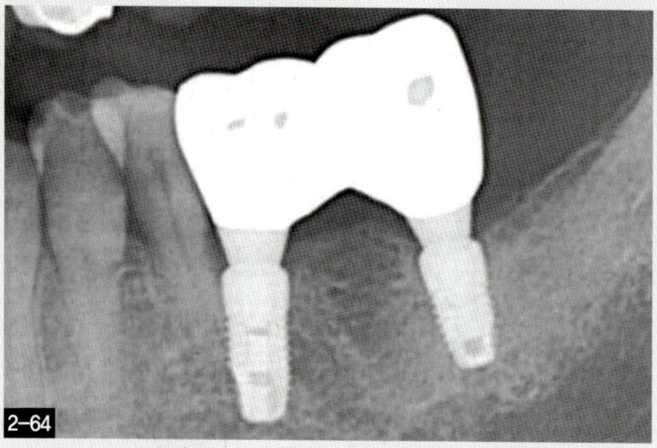
2-64

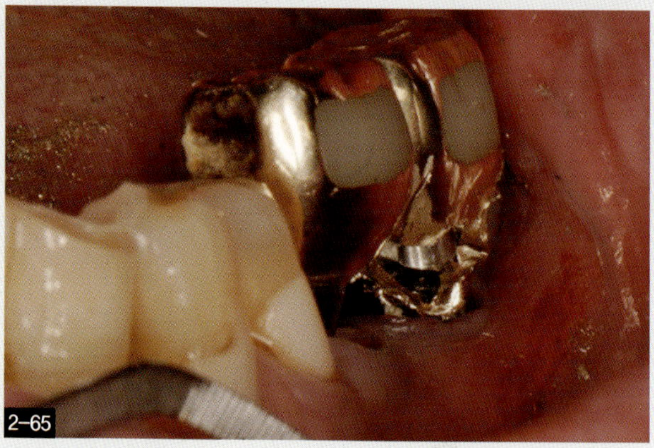
2-65

환자는 보철물의 흔들림을 주소로 내원하였다. **그림 2-64**에서 36번 임플란트에서 1-piece abutment의 나사 부분 파절이 관찰된다.

필자는 이런 경우 멀쩡한 37번 지대주를 수평 절단한다. #330 bur를 사용하면 5분 이내에 절단이 가능하다. 일반적 방식으로 보철물을 절단하면 시간이 매우 많이 걸린다. 특히 보철물이 비금속이거나 세라믹이면 엄청난 노력과 많은 양의 bur가 소모된다.

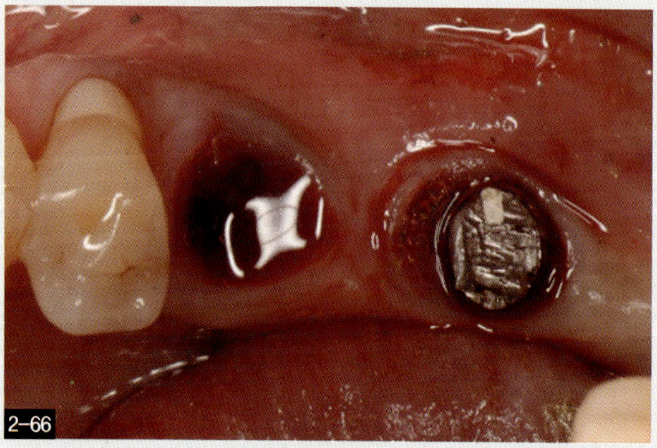
2-66

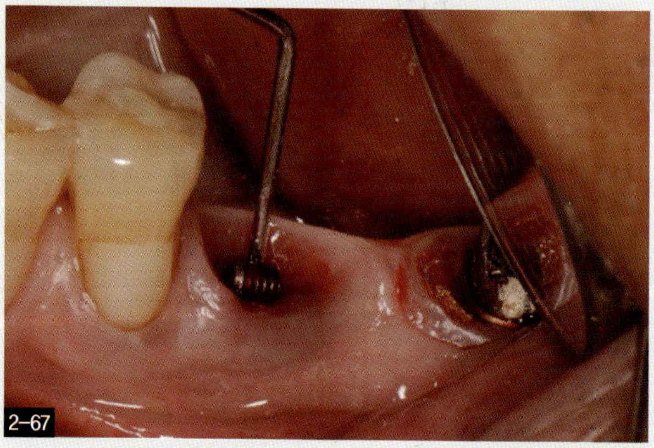
2-67

37번 abutment의 절단으로 보철물이 쉽게 제거되었으며 초음파를 가한 탐침을 사용하여 부러진 나사를 쉽게 제거하였다. 수평 절단된 37번 지대주는 plier를 사용하여 강하게 파지한 상태에서 역회전 하면 쉽게 풀린다.

Abutment의 외형이 원형이라서 plier가 abutment에서 미끄러지면 abutment의 옆면을 갈아서 면을 만든 다음에 plier를 사용하여 파지하면 미끄러지지 않는다. 상부에 홈을 파서 일자 드라이버를 사용할 수도 있다.

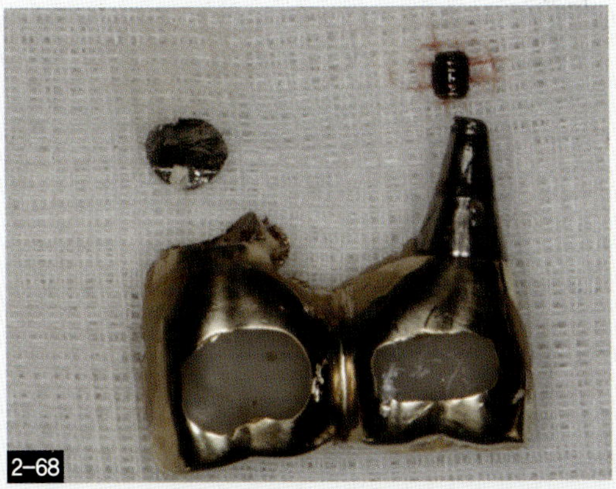
2-68

그림 2-68은 초음파를 이용한 탐침으로 제거된 나사와 수평 절단으로 제거된 abutment와 보철물 모습이다.

다음 환자는 보철물의 흔들림을 주소로 내원하였다. 역시 1-piece abutment의 파절이 관찰되었다.

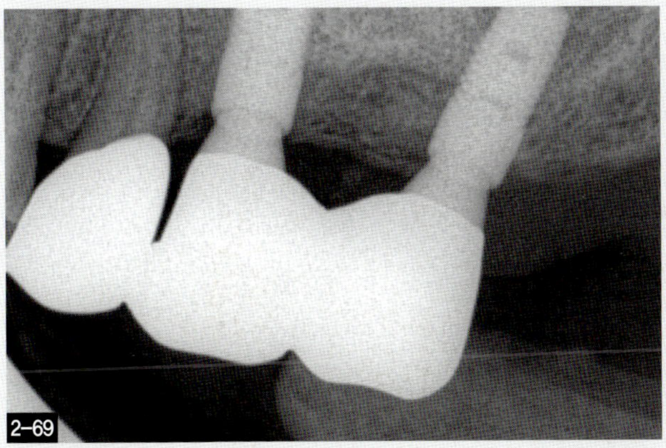
2-69

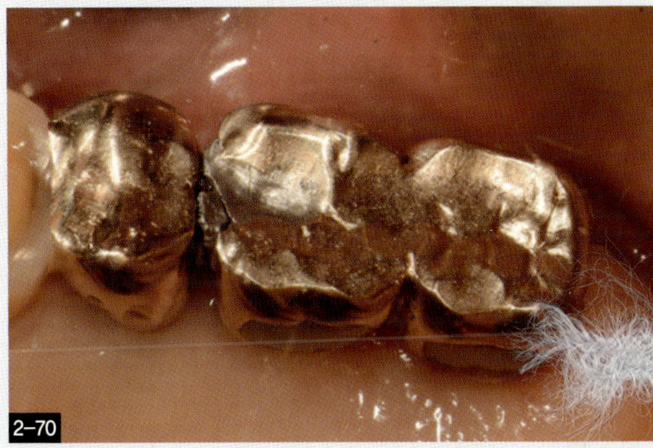
2-70

방사선 사진에서 27번 1-piece abutment 나사부위 파절이 관찰되며, **그림 2-70**은 구강내 모습이다.

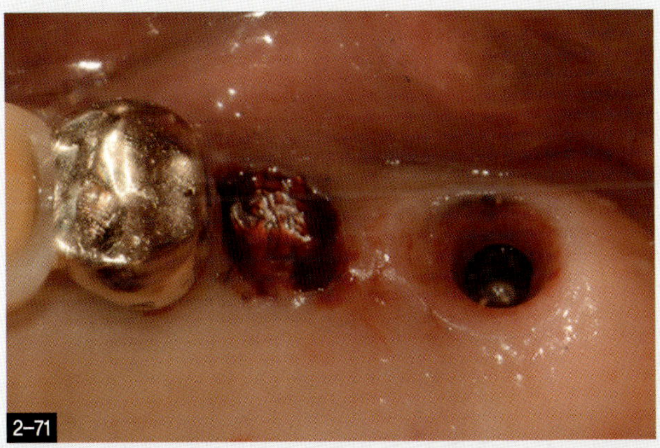
2-71

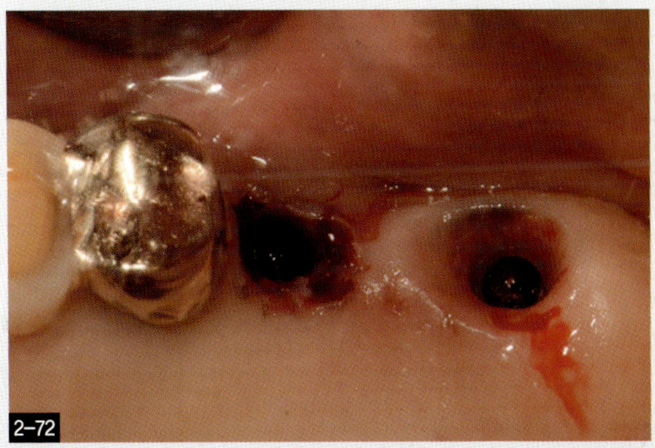
2-72

26번 1-piece abutment의 수평 절단을 볼 수 있다. **그림 2-72**는 수평 절단된 1-piece abutment와 파절된 나사를 제거한 모습이다.

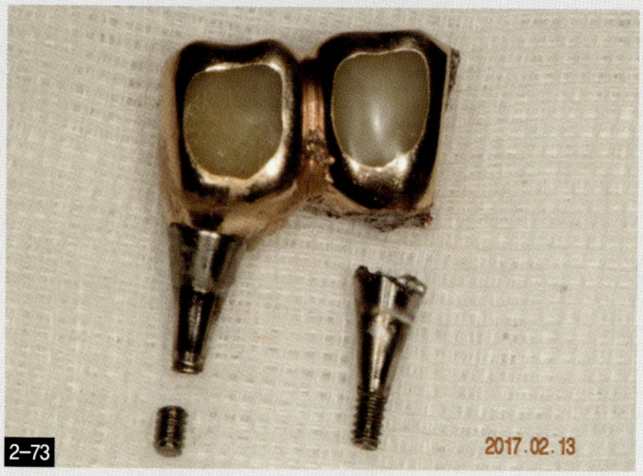

2-73

그림 2-73은 파절된 나사 및 보철물을 제거한 모습이다

이상으로 1-piece abutment의 파절 시 임상적으로 쉽게 해결하는 팁들을 알아보았다. 임플란트 나사가 반시계 방향으로 회전하여 풀어진다는 잘못된 지식으로 이러한 시술이 이루어져서 의사와 환자는 고생을 하였다. Friction-screw-retained connection 임플란트는 교합력을 받게 되면(특히 측방력) 임플란트 상부가 벌어지게 된다. 이러한 임플란트 상부의 벌어짐은 preload를 소실시키면서 1-piece abutment 나사 부위에서 bending을 만들어 결국 1-piece abutment 나사 파절을 만든다.

5) 나사 및 abutment에 벌어지는 문제를 해결하는 실질적 해결책

임플란트 나사에서 벌어지는 일은 나사의 문제이고 abutment에서 벌어지는 일은 abutment의 문제라고 생각할 수 있다. 그러나 기본적으로 임플란트에 가해지는 교합력을 임플란트 구조물 중에서 어느 부위가 부담하고 있는지가 중요하다.

교합력이 임플란트 나사에 주로 가해지면 나사가 부러지거나 풀어지는 일이 발생하고 그러한 힘이 abutment에 집중되면 지대주파절이 일어날 것이다. 그러므로 이러한 문제를 전체적 관점에서 봐야지 부분적으로만 보면 근본적 해결책이 나올 수 없다.

현실적으로 우리나라에는 거의 대부분의 치과의사들이 friction-screw-retained connection 임플란트를 사용하고 있으므로 이에 대하여 해결책을 제시해 본다.

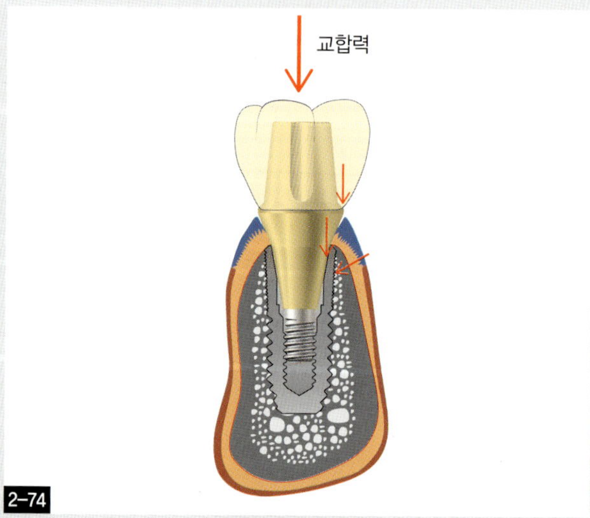

2-74

그림 2-74에서 보이는 바와 같이 교합력은 치관에 가해지지만 각각의 부품을 거쳐서 결국 치조골에 전해진다. 임플란트의 장기적 예후에서 이러한 교합력은 각각의 부품 중에서 가장 취약한 부위에 집중되며 문제를 만든다. 그중에서 우리 치과의사들은 나사 부위에서 가장 많은 사고들을 관찰하는 바 그 부분이 가장 취약한 부분으로 간주된다.

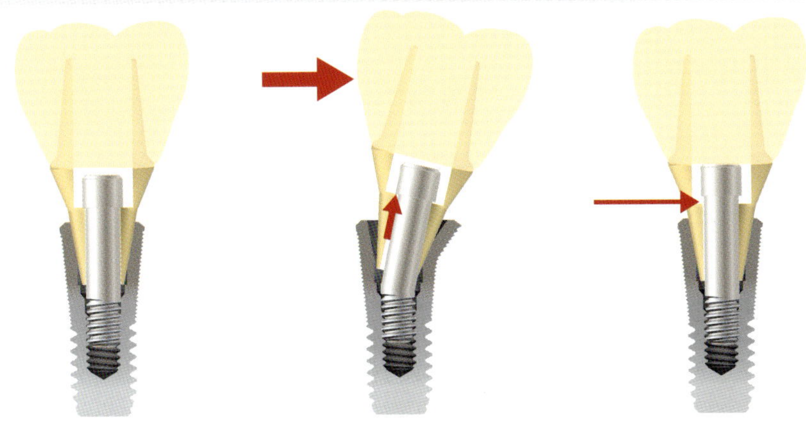

2-75
임플란트 치관에 작용하는 측방력이 preload를 없애는 모식도

임플란트 나사 및 abutment에 가해지는 모든 힘은 위 그림처럼 결국 임플란트 상부에 있는 내측 벽에 작용한다. 이 내측벽이 교합력을 잘 견뎌주면 나사에는 별다른 문제가 발생하지 않는다. 내측벽이 잘 견뎌주지 못하면 이 힘은 결국 나사까지 전달되어 나사가 풀어지거나 부러지는 온갖 문제가 발생한다.

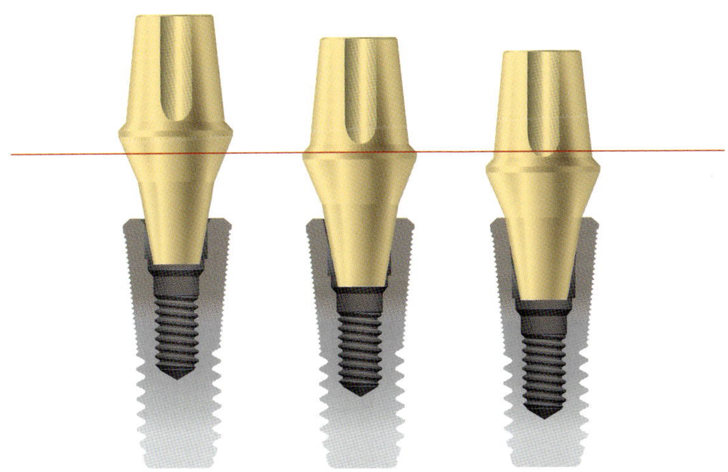

2-76

Friction–screw–retained connection 임플란트에서 내부 체결 부위는 **그림 2-76**처럼 세 가지로 분류될 수 있다.

체결부 안정성은 abutment와 임플란트 접촉 길이의 4승에 비례하므로 abutment가 임플란트 내부로 깊게 들어갈수록 체결부 안정성이 증가하고 나사에 가해지는 외력은 감소하여 나사 풀림 및 나사 파절의 가능성은 낮아진다.

또한 abutment의 파절은 임플란트 최상부에서 일어나는데 이 부분의 abutment 직경이 커져서 abutment 파절의 가능성도 낮아진다.

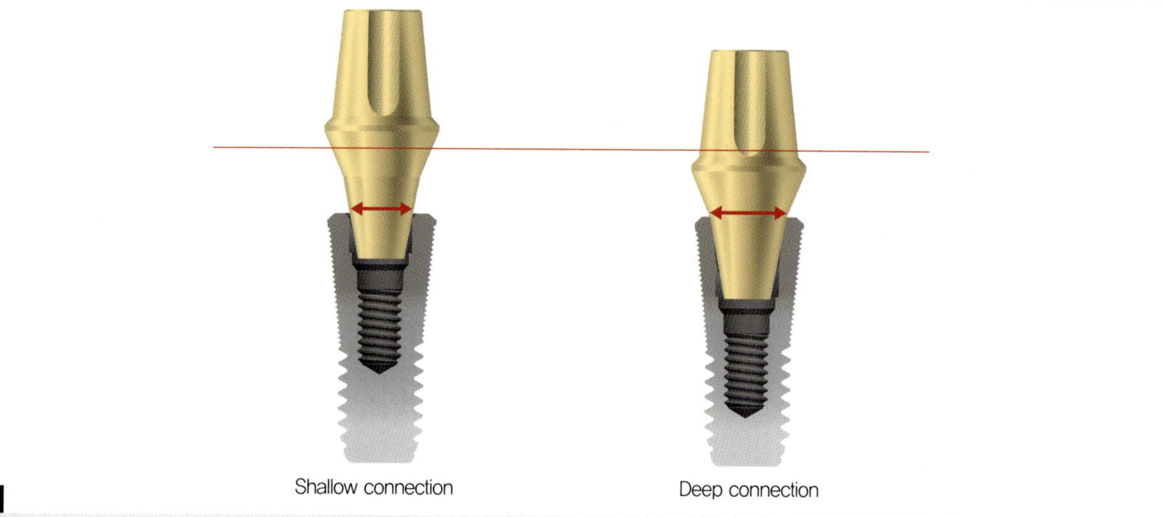

2-77

그림 2-77처럼 임플란트 체결부가 깊어지고 넓어지면 abutment 파절 및 나사 풀림 등 많은 문제점이 생길 가능성이 낮아진다.

Chapter 3

2장의 결언

- 지대주의 흔들림은 mucosal seal을 파괴하여 임플란트주위염의 원인이 될 수 있다.
- 임플란트 나사 풀림은 측방력에 의한 pre-load 감소에 기인한다.
- 내부 마찰형 임플란트에서 체결부 안정성은 임플란트-지대주 접촉면 길이의 4승에 비례한다.
- 내부 체결부 접촉면을 늘리는 deep connection은 나사 풀림, 나사 부러짐, 및 지대주 파절을 예방할 수 있다. 그 결과 임플란트주위염의 예방에도 기여한다.

참고문헌

BOZKAYA, D. & MUFTU, S. 2003. Mechanics of the tapered interference fit in dental implants. J Biomech, 36, 1649-58.

BOZKAYA, D. & MUFTU, S. 2005. Mechanics of the taper integrated screwed-in (TIS) abutments used in dental implants. J Biomech, 38, 87-97.

FROST, H. M. 1992. Perspectives: bone's mechanical usage windows. Bone Miner, 19, 257-71.

HERMANN, J. S., BUSER, D., SCHENK, R. K. & COCHRAN, D. L. 2000. Crestal bone changes around titanium implants. A histometric evaluation of unloaded non-submerged and submerged implants in the canine mandible. J Periodontol, 71, 1412-24.

HERMANN, J. S., SCHOOLFIELD, J. D., SCHENK, R. K., BUSER, D. & COCHRAN, D. L. 2001. Influence of the size of the microgap on crestal bone changes around titanium implants. A histometric evaluation of unloaded non-submerged implants in the canine mandible. J Periodontol, 72, 1372-83.

JEONG, C. G., KIM, S. K., LEE, J. H., KIM, J. W. & YEO, I. S. L. 2017. Clinically available preload prediction based on a mechanical analysis. Archive of Applied Mechanics, 87, 2003-2009.

Kim JJ, Lee JH, Kim JC, Lee JB, Yeo IL. Biological Responses to the Transitional Area of Dental Implants: Material- and Structure-Dependent Responses of Peri-Implant Tissue to Abutments. Materials (Basel). 2019 Dec 22;13(1):72.

LANG, L. A., KANG, B., WANG, R. F. & LANG, B. R. 2003. Finite element analysis to determine implant preload. J Prosthet Dent, 90, 539-46.

Lee JH, Kim JC, Kim HY, Yeo IL. Influence of Connections and Surfaces of Dental Implants on Marginal Bone Loss: A Retrospective Study Over 7 to 19 Years. Int J Oral Maxillofac Implants. 2020 Nov/Dec;35(6):1195-1202.

MISHRA, S. K., CHOWDHARY, R. & KUMARI, S. 2017. Microleakage at the Different Implant Abutment Interface: A Systematic Review. J Clin Diagn Res, 11, ZE10-ZE15.

PALMER, R. M., PALMER, P. J. & SMITH, B. J. 2000. A 5-year prospective study of Astra single tooth implants. Clin Oral Implants Res, 11, 179-82.

PJETURSSON, B. E. & HEIMISDOTTIR, K. 2018. Dental implants - are they better than natural teeth? Eur J Oral Sci, 126 Suppl 1, 81-87.

SAHIN, C. & AYYILDIZ, S. 2014. Correlation between microleakage and screw loosening at implant-abutment connection. J Adv Prosthodont, 6, 35-8.

SHERIF, S., SUSARLA, H. K., KAPOS, T., MUNOZ, D., CHANG, B. M. & WRIGHT, R. F. 2014. A systematic review of screw- versus cement-retained implant-supported fixed restorations. J Prosthodont, 23, 1-9.

SHIGLEY, J. E., MISCHKE, C. R. & BUDYNAS, R. G. 2004. Mechanical engineering design, New York, NY, McGraw-Hill.

SIMONIS, P., DUFOUR, T. & TENENBAUM, H. 2010. Long-term implant survival and success: a 10-16-year follow-up of non-submerged dental implants. Clin Oral Implants Res, 21, 772-7.

TSURUTA, K., AYUKAWA, Y., MATSUZAKI, T., KIHARA, M. & KOYANO, K. 2018. The influence of implant-abutment connection on the screw loosening and microleakage. Int J Implant Dent, 4, 11.

Yeo IL. Modifications of Dental Implant Surfaces at the Micro- and Nano-Level for Enhanced Osseointegration. Materials (Basel). 2019 Dec 23;13(1):89.